未来型歯科医院をつくろう

コンセプト・デザイン・プロセス・人財

編集

康本　征史

著

康本　征史（柏市・康本歯科クリニック）
武智　宗則（タカラ スペースデザイン㈱）
築山　雄次（福岡市・つきやま歯科医院）
清水　裕之（さいたま市・しみずデンタルクリニック）
渡辺　　勝（春日部市・わたなべ歯科）
竹歳さおり（高崎市・いぶき歯科クリニック）
阪口　歩里（大津市・中橋歯科医院）
白石　一則（東京都・エムズ歯科クリニック）
濱田智恵子（HM's COLLECTION）
小窪　秀義（宮崎市・こくぼ歯科）

（執筆順）

医学情報社

序

　21世紀はすでに10年が過ぎようとしています．失われた10年といわれた日本において歯科界は，予防歯科の導入を図ることで，従来の"削ってつめる，治療中心の歯科"から大きく展開を変えてきたといえます．しかしながら，およそ68,000軒ある歯科医院のなかでどのくらいの数の歯科医院が予防歯科を導入しているのかはっきりとした数字があるわけではありませんし，予防歯科というやり方が全国共通ということでもありません．

　つまり，予防歯科という考え方は広まったものの，歯科医院（治療中心の診療体系）のなかで普及しているとは言い難いのが，現状といえます．なぜ，（歯科医師，歯科衛生士に）考え方として理解されているにも関わらず，歯科医院（患者さん）には普及していかないのでしょうか．

　このような問題意識から，2009年9月22日，23日神戸国際会議場にて，第2回定期健診型歯科医院のつくり方シンポジウム「疾患を生まない，生ませない仕組みつくり」を，志を同じくする仲間とともに開催しました．このシンポジウムのメインテーマに「疾患を生まない，生ませない仕組みつくり」という強いメッセージを掲げた理由は，"われわれは，そのような力・影響力を十分に持っている"という認識があったからです．チーム医療を目指し努力してきた歯科医院には，本当にそういう力があるということを，これから努力を始めようとする，あるいはすでに始めている歯科医師，歯科衛生士，コ・デンタルスタッフにみてもらいたかったのです．おかげさまで，参加者たちからは多くの喜びの声をいただくことができました．

　シンポジウム後，当日参加することができなかった全国の皆さんからDVDの販売に関する問い合わせも多く寄せられましたが，今回は，私自身の考え方を整理しつつ，シンポジウムでご発表いただいた演者の内容を本書にまとめました．紙面の都合で，シンポジウムのすべての内容をご紹介できませんでしたが，予防をとりいれた歯科医院が地域で成功する道筋を本書で示せたのではないかと思います．ぜひ熟読していただきたいと思います．

2010年9月

康本 征史
第2回 定期健診型歯科医院のつくり方
シンポジウム　実行委員長

CONTENTS

I 未来型歯科医院とは
未来型歯科医院のつくり方 ── 康本　征史 ── 7

II 未来型歯科医院のデザイン
これからの歯科医院に求められる空間デザイン
～ゾーンプランニング～ ── 武智　宗則 ── 25

III 未来型歯科医院へのプロセス
1. 疾患を生まない，生ませない
   歯科医院となるために ── 築山　雄次 ── 45
2. 18坪ユニット3台から分院開設までの11年，
   そしてこれから ── 清水　裕之 ── 53
3. ヘルスケア型診療を続けることで
   見えてきたもの ── 渡辺　勝 ── 69

IV 未来型歯科医院の人財・TC
1. いぶき歯科クリニックでのTCの役割
   ～受付とTC業務を兼務～ ── 竹歳さおり ── 87
2. TC&DC：
   トリートメント・コーディネーター ── 阪口　歩里 ── 97
3. エムズ歯科クリニックにおける
   TCの役割と考え方 ── 白石　一則 ── 105
4. スタッフ教育
   ～役割を大切に～ ── 濱田智恵子 ── 115
5. クライアントが，喜んで自分自身に
   投資し始める医院づくり ── 小窪　秀義 ── 119

I 未来型歯科医院とは

未来型歯科医院のつくり方

康本 征史
康本歯科クリニック　院長／柏市

PROFILE
康本 征史（やすもと まさふみ）
1991年　東北大学卒業後，医療法人健真会村山歯科医院勤務
1994年　康本歯科クリニック 開設
2000年　予防歯科センター 開設

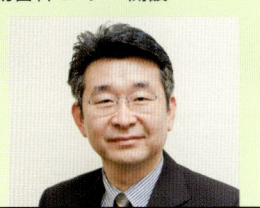

はじめに

　当院は，2000年に1階に予防歯科センターを開設し，10年が経過しました．数多くの患者さんとの関わりの中で感じたことは，「予防」という言葉の持つ難しさが普及を妨げている大きな要因となっているのではないか，ということです．

　歯科において「予防しましょう」という言葉の使い方は，患者さんにとっては「ホームケアや生活習慣の改善によって達成する」ことを意味しているのではないでしょうか．このことは，現在日本歯科医師会がテレビCMにおいて「むし歯予防のために歯磨きをしましょう」とか，「正しい歯磨きを行ってください」と放映してきたことに関係していると思われます．テレビCMを見る限り，「正しく歯を磨けばむし歯にならない」という誤解が，国民に生じても仕方がないといえます．一方，論文を見る限りにおいて，ホームケアによるむし歯予防の優位性を示すものは見当たらないにも関わらずです．

　このように"予防"は，本人が自宅で行うもの，コーラやチョコなどの嗜好品の食べすぎに注意すればことたりるものと誤解されているのです．しかし，当院だけでなく予防歯科を導入している歯科医院においては，必ずプロフェッショナルケアを行い，かつできる限りフッ素の利用をすすめていると思います．つまり，現場担当者たちは，"ホームケア"だけではなく，"ホームケア＋プロフェッショナルケア＋フッ素の利用"によって，むし歯の発生を抑えているのです．

　今回，あえて"予防型歯科医院をつくろう"ではなく"未来型歯科医院をつくろう"としたのは，国民に誤解されている"予防"という言葉ではなく，"未来"という言葉が持つ，新しい歯科医院の利用法を期待していただけるようにとの想いからです．読者の皆様におきましても，これまでの状況にとらわれることなく，より良い未来を信じてお読みいただきたいと思います．

求められる医療水準の変化

　昭和40年代50年代は，「むし歯の洪水」と呼ばれていました．その当時の歯科治療は，急患対応が主であり，予約診療というよりも先着順に

次から次へと除痛処置を行っていくことが多かったと思われます．国民の要望に応えるかたちで歯科大学も大幅に増え，年間3,000人の歯科医師が新たに生まれていくようになりました．

　その結果，歯科医院が全国で毎月100件以上開設され，昭和63年頃には人口10万人あたりで57人を超えるほど，歯科医師が充足されてきたのです．今では，およそ68,000軒もの歯科医院が全国にあり，コンビニ（全国で約50,000軒といわれる）よりも遥かに多い状況となりました．

　歯科医院が充足される前は，患者さんは，朝から歯科医院の入り口に並んでいました．待ち時間も長く，患者さんの大きな不満となっていましたが，どこの歯科医院も同じ状況でした．この「どこも同じだった状況」を当時の医療水準と言い換えることができます．つまり，医療水準とは，時代とともに変わるものであり，つねに「その当時の…」と表現されていくものなのです．歯科医院が患者さんで溢れている時代には当たり前だったことでも，現代では問題視されるようなこともたくさん出てきました．

　例えば"予約診療"です．以前なら待つのが当たり前で，患者さんも不満を抱えながらも我慢をしていましたが，今では「誰もが予約時間通りに診療を受けられるべきだ」と考えています．

　また，以前はステンレス製のコップでうがいをしていましたが，衛生意識が高まり，ディスポーザブルの紙コップが今では当たり前になっています．ほかにもグローブの着用，治療の説明などいくつもあげられますし，皆さんも毎日の診療において「以前とは違うなぁ」と経験されていることと思います．

　診療側においても大きく変わりました．デジタル機器が増え，細かいところまで見えるようになりました．また，インプラント治療により欠損補綴の考え方も大きく変わりました．マイクロスコープ，CAD/CAMなど機械製品の発明，コンポジットレジン，ボンディング材などの材料の進化，唾液検査，CTなど新しい診断機器も増えています．以前と比べると，遥かに高いレベルの医療水準を求められています．

　逆にいえば，このように医療水準が高くなっているのにも関わらず，歯科医院の機材，診療体制が以前のままとなっている場合には，受診者の医院選択において不利となり，ひいては患者数の減少を招くことにもつながっていくと考えられます．

　インターネットを利用すれば，患者さんは，全国の歯科医院の情報を得ることができます．そのため，現在通院している歯科医院といつでも比べることができるわけです．「今までこれでやってきたから」という考え方では，新たな地域のニーズに応えられかねないといえるのです．

　この医療水準とは，一体何を指すのでしょうか？　治療技術でしょうか，あるいは，CTやマイクロスコープのような最新設備のことでしょうか．私は医療水準を①治療技術，②医院設備（ハード），③スタッフなどサービス（ソフト）の3つのカテゴリーに分けて考えるようにしています．ひと昔もふた昔も前であれば，「俺の腕があれば…」で良かったかもしれませんが，今では，上記の3つのカテゴリーの総合点で医療

水準のレベルが決まると考えています（図❶）．

　治療技術には，患者さんからみて"わかりにくい技術"と"わかりやすい技術"があると思います．前者は，治療の差です．患者さんは，同じ歯の治療を一度に1カ所でしか受けません．治療した歯を医療水準と比べるために，別の医院でもう一度外して被せ直すことは現実ありえません．そのため，その治療の良し悪しを図ることが難しいのです．ラーメン屋さんのように食べ歩きができないのです．地域の口コミの総和で何とか推し量る以外にない，医療の特性です．

　後者は，メニューの差です．A歯科の看板には"一般歯科"とだけ書かれており，B歯科の看板には"一般歯科，小児歯科，矯正歯科"と書かれていたとします．患者さんから見れば，A歯科の方がメニューが少ない，つまり「子供は診てくれないんだわ」と判断されることになってしまいます．かといって，たくさんあれば良いというわけでもないのが難しいところです．

　医院設備（ハード）においても，同じようなことがいえます．例えば，"ユニットの能力"などはわかりにくいのではないでしょうか．むしろ，座面がふかふかして座り心地が良い方が好まれると思います．わかりやすさでいえば，待合室の椅子，キッズスペース，トイレの快適さ，紙コップ，エプロンなどのディスポーザブル製品，CT，X線をはじめとしたデジタル機器，カウンセリングルームやオペ室などがあげられます．ほかにも，駐車場の広さや診療日，診療時間もハードの中に含まれていることを忘れないでください．

　スタッフなど，サービスはどうでしょうか．一番わかりやすいのは人数です．「ここはスタッフがたくさんいるのね」という言葉は「安心できるわ」という意味と取れます．皆さんも，知らないお店に入って，誰もスタッフがいなかったり，少なかったりして声をかけてもらえなかったらどうでしょうか？不安になりませんか？私ならすぐにお店を出てしまいます．

　私の師匠である栂安秀樹先生（帯広市開業）から教えていただいた言葉に「不安が不満を呼び，不信を生む」という言葉があります．ただでさえ行きたくないと思いながらも勇気を出して来院した患者さんにとって，唯一の味方はスタッフなのですから，ユニットでひとりぼっちになったら，さぞ不安だと思います．

　医療水準は，時代によっても地域によっても違うことから，自身の医院が置かれている環境をよく分析しなければなりません．都内と地方，オフィス街と住宅地では，来院患者層も診療日も診療時間も異なってい

求められる医療水準が著しく上がっている

技術	設備	人
● 修了書 ● 学位など ● 専門医連携 ● HPなどで紹介	● CT ● マイクロスコープ ● CAD/CAM ● 個室 ● オペ室 ● 感染対策など	● 歯科衛生士 ● 歯科技工士 ● TC ● 臨床検査技師 ● 臨床栄養士 ● 保育士

→ 一つの歯科医院でできることが，限られてきた！

図❶　求められる医療水準の変化

ます．地域の望む医療とかけ離れたものであれば，それが素晴らしい医療であっても求められないことが起こります．ですから，自院周辺の地域で何が求められているのか，あるいは，これまでどういうものが提供されてきているのか，不満や要望はどういうものかについて情報収集を行うことで，提供されている医療水準・求められている医療水準がわかってきます．

さらには皆さんの歯科医院は，それぞれの地域で求められている医療水準ラインに対してどのような位置にあるのか知る必要があります．医療技術，医院設備，スタッフサービスの1つひとつについて考えてみてください．そして，1つでもラインを下回るカテゴリーがあるならば，改善していってください．ラインよりも上にあるカテゴリーをさらに上げるよりも，下にあるカテゴリーをラインに近づけた方が総合点としては良い評価となるようです．

最終的には，どのカテゴリーでも医療水準ラインより下に位置してはなりませんが，ここで注意が必要になります．医療水準ラインよりも大きく上に出るためには，セミナーなどの講習会に積極的に参加することや，医療機器の購入，スタッフ教育などに多額の投資が必要となります．したがって，経営上の観点から，まずは，医療水準ラインを目指しましょう．そのうえで，得意分野を伸ばしていくと良いと考えられます．

国が考える歯科医院の医療水準

さて，ここで求められている医療水準を具体的にイメージして考えてみましょう．実はすでに，厚生労働省が，臨床研修施設基準の中や保険改正の中で"国が求める医療水準"を提示していると考えています．当院も協力型臨床研修施設として指定を受けておりますが，その内容は非常に具体的なものです（図❷）．

臨床研修施設基準は，"歯科医師を育てることのできる歯科医院"という意図でつくられているため，勤務経験（現在は7年以上）がある歯科医師が常勤で（換算で）複数いることが条件となっています．

歯科医師数をおよそ10万人とすると，仮に2人でしたら，歯科医院数は単純に5万件になりますから，どんなに頑張っても18,000軒は条件を満たせません．

また，歯科衛生士数は，歯科医師数と同じかそれ以上となっているので，3人なら3万件（就業者数9万人で計算，免許取得者数は21万人），つまり半数以下の歯科医院が条件を満たせなくなります．

さらに学べる環境として医局の面

厚生労働省が提示しているこれからの歯科医院像

- 歯科医師（臨床経験7年目以上）2名以上
  →臨床研修施設基準
- 歯科衛生士　最低2名　理想は更に数名
  →06年保険改正
- AED設置，口腔外バキュームなど，安全対策，感染対策
  →08年保険改正（外来管）
- 歯科技工士　1名以上　技工室
  →10年保険改正
- 十分な広さの医局（机），図書室（学ぶ環境）
  →臨床研修施設基準
- 高次病院，地域病院との提携
  →診診連携，病診連携

図❷ これからの歯科医院の具体像

積や図書の充実などもあげられています．2008年の保険改正においては，安全対策（ＡＥＤやモニターの設置）や感染対策（口外バキュームの設置）を行うことで，通称外来管は30点が張り付けられました．厚労省がわざわざ保険点数を張り付けるということは，普及していないから促進したいという意図があってのことです．

　2010年の保険改正では歯科技工士の常駐，技工室の設置に対して保険点数が張り付けられました．在宅訪問関連では，他の医療機関，高次病院との連携についても求められています．

　このように国が考える歯科医院の医療水準については，徐々に明らかにされており，一部，すでに始まっているレセプトのオンライン化で一通りのモデルの提示が完了することになります．

　現実には，8割以上の歯科医院には歯科医師が1人しかいませんし，歯科衛生士も同じような状況です．歯科技工士については，歯科技工所の勤務者が30,000人台でここ何年も増えていない現状があり，ますますその人数は少なくなると危惧されています．

　増えすぎた歯科医院は，1つひとつがより小さな規模となり，スタッフ数も3人程度となっています．マンパワーの不足は，安心安全の面からも疑問符が付きます．だからといって，国が示すような医療水準を満たそうとするならば，投資金額も含め経営リスクが伴ってしまいます．安心安全な医療の提供を求めながら，医療費の削減を図り実質的に医療収入を減少させる政策を国が実施するならば，歯科医院経営がより困難な状況を迎えるのは避けようがありません．そこで，今回，"未来型歯科医院のあるべき姿"をデザインし，地域の健康に寄与しつつ，歯科医院の発展を実現する事業モデルを提案していきたいと考えております．

未来型歯科医院を考える前に

　今までの歯科医院のデザインは，「痛い，取れた，腫れた」といった救急対応型としてつくられてきました．待合室の壁の向こう側に診療台が並び，受付と同時にユニットに通され，簡単な問診の後，すぐに治療．終われば，十分な説明もなく，次回の予約へ．これをひたすら繰り返すかたちが一般的でした．美容室と同じような流れです．

　しかし，時代の変化に伴い患者さんの口腔内も大きく様変わりしました．少子化の影響ともいわれていますが，まず，子供の口腔内からむし歯が激減しました．今では12歳のDMFTは2.0を下回り，先進国並みとなりつつあります．

　また，われわれ歯科医師の教育も変わりました．なるべく神経処置（抜髄）をしなくなったのです．これは，20年後の歯根破折を防ぐためと考えられています．その結果何が起こったでしょうか．当院を訪れる患者さんの口腔内を見ていると，30歳代以下の口腔内と50代歳以上の口腔内には明らかに大きな違いがあることに気がつきます．

　前者の口腔内には，処置歯が少なく，クラウンが入っていても抜髄されていません．一方，後者の口腔内は処置歯が多く，クラウンが入っていれば大抵失活歯となっています．さらに欠損歯，欠損補綴が多いこと

から，時間の経過とともに歯根破折などのリスクが高くなっていきます．

このように，年齢群によって口腔像・疾患像がはっきりと分けられる器官（臓器）は少ないといえます．もっといえば，30歳代以下の口腔内は，疾患が少ないうえに，あっても非常に軽症例が多く，むし歯であればコンポジットレジン充填処置で，歯周病であれば基本治療で治癒が可能です．50歳代以上では，疾患が多いうえに，残存歯が少なく，咬合力なども絡み，非常に複雑な症例が増えます．欠損症例も多いことから，治療後も大きなリスクを抱えてしまいます．歯周病においても，中等度以上の難症例が増え，さらに糖尿病など全身疾患の影響を受ければ，ますます複雑となります（図❸）．

歯科医院は，旧来，先ほども述べたような救急対応を中心とした医療を展開してきました．時代の変化は，疾患構造の変化を生み，"急性型から慢性型へ"と変わりました．しかし，歯科医院のデザインは急性期型で培われたノウハウによって現在もつくられているため，子供から高齢者まですべてを対象にしたものになっています．そのため，30歳代以下にとっては，過大設備投資になっていますし，反対に，50歳代以上にとっては過少設備投資になってしまっています．一言でいえば中途半端なのです．

別の見方で受診者像をとらえると，"何かあったときに歯科医院に行く人"と"何もなくても定期的に利用する人"とに分けられます．

前者は，医療機関の利用法として最もポピュラーであり，医科では今でもほとんどの患者さんがこのような受診行動をとっています．疾患にかかる前に事前に診察を受けるのは，インフルエンザの予防接種ぐらいでしょうか．

歯科においては，"何かあったら受診する"場合には，徐々に口腔内の状況が悪化することをわれわれは経験的に知っています．

だからこそ，何十年も国民に対し「予防をしましょう，歯を磨きましょう」と啓発してきたのですが，残念ながら，患者さんの受診行動を変えることは今もできていないようです．

後者は，定期的にチェック・メインテナンスを受けていることで，現状維持が図られていますし，仮に疾患が生じても最小限の治療で済みます．定期的に来院し，医療者から自身の口腔内の状況について説明を受けるだけでなく，最新の歯科医療情報を入手することもできています．

以上のことからも，"未来型歯科医院をつくる"場合には，どのような利用者像を描くか，その像に合わせた歯科医院のデザイン，設備を含めたシステムを考える必要があります．

年齢群による口腔内の違い

30歳代以下の口腔内	50歳代以上の口腔内
●処置歯が少ない ●金属が入っていない ●冠が入っていても生活歯がほとんど ●欠損がない ●歯周病は軽度 →むし歯も少なく，歯周病もなく，欠損歯もない．あっても，軽症例が多い 将来的にも，疾患発症コントロールが可能	●処置歯が多い ●金属修復が多い ●冠が入っていれば大抵失活歯 ●欠損が多い ●歯周病は中度～重度 →むし歯（過去）が多く，歯周病もあり，欠損歯が多くて，非常に複雑な状況 失活歯も多いため，将来的にも根破折などのリスクが高く，疾患発症コントロールが難しい

図❸　年齢群によるの口腔内の違い

まずは，（2つの年齢群）×（定期または不定期利用）= 4パターンの歯科医院について解説をします．

1. 年齢群（30歳代以下）×不定期利用の場合

　口腔内の状況は，むし歯の処置歯も未処置歯も少なく，失活歯や欠損歯も少ない．歯周病もいわゆる若年性歯周病でなければ，歯肉炎〜軽度歯周病レベルです．全身疾患を持っているケースも少ないといえます．

　一方，子供の来院が多くなると考えられることから，矯正に対応する力が求められると想像できます．ただ，何かあったら来院するという患者さんばかりとなると，「取れた，腫れた，痛い」という急患対応型になるので，泣き出す子供も少なからず出てくるために，スタッフ数に余裕が必要になるといえます．

　このようなことから，求められる医療技術としては，小児への対応力，矯正への対応力に，歯髄保護，MI（ミニマム・インターベンション）の考え方からコンポジットレジン修復，接着への深い理解などが必要となります．

　また，親しらず抜歯以外の外科系処置，大がかりな補綴処置がないと予測できることから，担当歯科医師の豊富な臨床経験が求められるわけではなさそうです．そのかわり，小児の発達や成長に関する知識，食育などの知識が求められるのではないでしょうか．

　医院設備は，親子連れを想定して図❹にまとめてみました．駐車場は（母親にとって）車を止めやすいということが重要です．急患，電話応対が多いことから，受付は2人で仕事ができるように広めにつくる必要があります．また，歯ブラシなどの口腔ケアグッズ販売も見込めることから，できる限り充実させる必要があります．症例の頻度を考えれば，CTスキャナー，X線やマイクロスコープなど高度医療機器の設置は，稼働率が少ないと考えられることから見合わせた方が良いといえます．スタッフは，受診者の中心である子供たちから年齢の近い，若いスタッフが必要といえますが，子育て経験を持つスタッフも保護者のお母さんたちの良き相談相手となれることから，できれば勤務してもらいたいものです．

30歳以下の年齢群をメインターゲットにした医院設備

医院外
- 駐車場
  1台当たりのスペースは広め

待合室
- キッズコーナー
- 親子で座れるソファ
- 広いトイレ（親子で入れる）
- デスク型カウンター

診療室
- ユニット間隔は広め，パーテーション高め
- ユニット脇に子供用の椅子
- 定期健診用ユニット（ドリルフリー）
- セファロ付レントゲン

ショップの充実
- 歯ブラシなど口腔ケアグッズ
- おやつなど食育に関する商材
- ニュースレターなど定期刊行物

図❹　30歳以下の年齢群をメインターゲットにした医院設備

2. 年齢群（30歳代以下）×定期利用の場合

　対象となる利用者像は1と大体同じですが，定期的にメインテナンスに通う層がいる場合は，当然，定期健診用の設備，スタッフが必要で

す．医療技術としての歯科医師は，先ほどと同じに考えて良いと思います．

医院設備としては，定期的にメインテナンスに来られる受診者のために，歯科衛生士専用ユニットが必要となります．できれば，治療ブースとは異なる場所に設置できれば良いと思いますが，建物の関係上，どこでも広げられるわけではありませんので，その場合には例えば"水曜の午後は健診の日"といったように曜日で分けると良いと思います．

増改築が可能な場合には，できる限り来院者が落ち着ける環境を心がけると良いでしょう．個室に近いかたち，あるいはプライバシー重視でデザインをすることが求められます．というのも，口腔内に何も問題がないからこそメインテナンスに来ているわけですから，スタッフと受診者のコミュニケーションは，口腔以外の話題になりがちだからです．

予約のとり方が従来の診療時と異なり，3カ月先，6カ月先となることから「うっかり忘れてしまう」ことがよくあります．そのため，期日が近づいてきたらご自宅などにはがきや電話でお知らせすることもよく行われます．

連絡に必要なはがきは誰が用意するのか，宛名は誰が書くのか，連絡にしたにも関わらずキャンセルが出た場合には，再度電話などで連絡するのかなど，業務フローを整理しておかないと，受付が混乱し，日々の診療にも影響が出てしまうことがあります（図❺）．

一般に歯科治療は，疼痛の除去，噛めないなどの機能障害の改善などが目的となるので，その目的のためには多少の痛みや不便について，患者さんに我慢を強いる場合もあるのは仕方がありません．

しかし，メインテナンスにおいては，もともと患者さん側も痛みを伴うとは思っていないことから，担当者である歯科衛生士は医療と医療サービスの違いについて，理解しておかなければなりません．というのも，歯石がついていたら取りたくなるのはわかりますが，その結果，出血や痛みを与えてしまっては，患者さんの期待から大きくずれてしまうことになります．その結果，「もう定期検診には行きたくない」という患者も出てくるのです．

子供の定期健診の場合には，継続管理することが，お子さんにとって1つの成長記録といえます．したがって「○○くんの歯の健康ノート」のような個人ファイルの作成が保護者からも喜ばれます．定期健診を続けていくことで，歯科医院の患者さんから優良な顧客へと変わり，より強固な信頼関係を築くことができるのです．

定期健診の予約上の注意点

3カ月先，6カ月先なので，受診者が予約を忘れてしまうのを防止するため

①事前に予約確認の連絡をする方法を検討する
　・はがき
　・電話
　・Fax
　・e-mail
②いつ送るのか
③リストは誰がまとめるのか
④住所，メールアドレスの確認方法は
⑤印刷（あるいは手書き）業務は，誰がどのタイミングで行うか
⑥コストはどのくらいかかるのか
⑦変更の電話対応方法
⑧それでも無断キャンセルした場合の対応法は

→治療と違って，受診者側に歯科医院に行かなきゃ！という意識が強くない点で，これまでの予約と大きく異なる

図❺　予約のとり方の注意点

3. 年齢群（50歳代以上）×不定期利用の場合

　先ほどの2までとは大きく異なり，口腔内は数多くの処置歯があります．使われている修復物の金属もアマルガムから金銀パラジウム合金，ゴールドからポーセレンまで様々です．治療した時期も当然ばらばらですし，なかには，何度もやり直した歯もあります．クラウンが入っていれば，残念ながら大抵は失活歯となっており，根尖部に問題のある歯もでてきます．さらに，歯周組織にも問題が生じている場合には，1口腔単位の治療が必要になるケースも少なからずあるのが現実です．

　そのような複雑かつ全体的な治療においては，十分な検査および綿密な治療計画が必要となってきます．そのため，治療にあたっては，①必要な検査を行って現状の問題を抽出，②将来起こりうる問題を抽出，③現在とりうる治療法によって計画立案，④最善かつ最適な治療計画を患者さんに説明すること，が必要となってきます．

　さらには，そのような複雑かつ高度な治療計画を実施するだけの技術を持ち合わせることが歯科医師には求められるので，絶えずセミナーなどで研修を積んでいかなければなりません．

　治療期間は長く，治療費用もかかることから，患者さんには十分な説明をし，納得をしてもらわなければなりません．特に，不定期に来院する患者さんに大きな補綴処置を行うことは，その予後の管理も含めて様々な意味でのリスクを抱えることになります．

　さらに，このような医療技術を支えるためには，医院設備も重装備にならざるを得ません．X線CTや，マイクロスコープ，レーザーなどの高度医療機器は，その精密さゆえに高額であり，またそれを使いこなすためにさらに研修が必須となります．もちろん，その対価として自由診療が存在し，適切な治療費を設定することは可能です．

　中等度～重度歯周病や糖尿病等の全身疾患を有する患者さんも来院することから，スタッフについても，単に歯科の知識だけではなく，医科における知識も身につける必要があります．

　優秀な歯科衛生士を複数雇用することで，当然給与面での負担も多くなるのは避けられません．外部委託（フリーランス）の利用なども検討することが経営上からも求められるでしょう．

4. 年齢群（50歳代以上）×定期利用の場合

　来院者の口腔内の状況は，先ほどの3と同じと考えられます．定期的にメインテナンスに来ていただける場合には，治療後の予後についてもチェックできることから，患者さん，医院双方にとって大きなメリットがあるといえます．もちろん，定期健診用のユニットの設置はもちろんのこと，健診を忘れないための予約システムや長期継続管理のノウハウなど解決すべき困難な課題はたくさんありますが，それでも，50歳以上の年齢群を対象にする場合には，長期的な視野に立った信頼関係の構築が，安定した歯科医院経営には必須といえます．そして安定した経営によってこそ，高度医療機器の稼働率向上が図られていくわけです．

この年齢群は，口腔内だけでなく生活環境も多様なことから，歯科医師あるいは歯科医院は，医科との連携，介護分野との連携，さらには高次医療機関（総合病院や大学病院）との連携が必要となります．長期継続患者さんに，介護が必要となるケースや口腔以外の疾患で入院されるケースもたくさん出てくるからです．それでもこの年齢群における医療はダイナミズムがあり，医師としての達成感や充実感が得られますし，患者数が見込め，治療に専念できる環境を実現できるのであれば，多くの歯科医師の理想に近いといえます．

"健康"と"病気"

さて，ここで"健康"と"病気"について考えてみましょう．これまで，"健康とは病気でないこと．病気とは健康でないこと"という2元論でとらえてきました．そして"健康でない人"が歯科医院に来院してきたわけです．

しかし，現代は"病気は健康の1ステージ"という1元論で考えていくのが良いでしょう．というのも，不定愁訴が非常に多くなっているからです．また，一言に健康といっても，そこにはランクがあり，健康レベル1（病気ランク）から健康レベル4（高い健康ランク）（図❻）まで分けてとらえるとわかりやすく，口腔内においても同じように健康レベルによって分けることが可能です．

つまり，これまでの対象者は，健康レベル1（病気ランク）や健康レベル2（低健康ランク）であり，それよりも高いレベルは，病気ではないということから歯科医院に訪れることはなかったのです．（参考図書；『自分を育てる』高橋和己著　三五館）未来型歯科医院を考えるとき，この2元論から脱皮し1元論から，対象者をとらえていきたいと思うのです．そしてそれは，1元論における健康レベル3，4の人たち（2元論では病気ではない人）を歯科医院にどうやって集めるか，ということであり，新しくも難しい課題となっているといえます．

未来型歯科医院を考える

未来型歯科医院のミッションは，"疾患を生まない，生ませない医院つくり"です．そのためには，これまでのようなホームケアに偏った口腔管理ではなく，歯科医院におけるプロフェッショナルケアを定期的に受けることが必要となりますので，その受け皿をつくらなければなりません．

理想的には，乳歯列が完成する3歳前後から始めたいものです．当院では，2歳後半（第一乳臼歯萌出）から定期健診が始まります．乳歯列

一元論4つの健康ランク

健康ランク 4 （高次健康ランク）	覚醒と睡眠との区別が明瞭で，昼間の眠気を感じない．毎朝体の軽さを感じる．快食，快眠，快便
健康ランク 3 （普通健康ランク）	ほぼ規則正しい睡眠時間をとり，1日の疲れを感じながら心地よく就寝できる．規則正しい食欲，排便がある
健康ランク 2 （低健康ランク）	知らず知らずのうちに健康ランクが下がってきている体調不全が慢性化している状態．そのため，体調に対する感受性が鈍くなっている
健康ランク 1 （病気ランク）	明らかな病気のランク 病気が治るまでの間は，日常生活が制限される状態

『自分を育てる』高橋和己著（三五館）より一部抜粋

図❻　一元論における4つの健康ランク

における口腔管理は，最終目標である永久歯列でのカリエスフリーに向けた教育の時期ととらえ，食を中心にしたより良い生活習慣の獲得，歯磨きなどホームケア技術の習得を目指しています．

年齢別に，4歳まで，4〜6歳，6〜8歳，それ以上に分け，一人ひとりの発達状況を観察しながら必要な情報，技術を提供していくカリキュラムをつくっています（図❼）．

情緒の発達を見ながら口腔管理を進めていきますが，4歳児以下ではユニットに1人で座ることは難しいため，保護者に抱っこしてもらって口腔内をチェックするか，あるいは，待合室のソファなどで行います．

乳幼児の口腔ケアは，3歳までは保護者がすべて行うことから，必ず保護者と一緒にお子さんの口腔内を観察します．4歳を超えると，歯科治療に対する耐性もでき，カリエス治療が必要であればユニット上で行うことになります．その際，母子分離することを基本としています．情緒の発達が母子分離できないレベルの場合には，歯科処置も，痛みがない限り単治で済ますようにしています．

4歳を超えると，歯科衛生士によるTBIもお子さん本人に対して指導が始まります．保護者に対してもホームケアにおいて「お子さん自ら歯磨きを行い，その後仕上げ磨きを行う」ように指導します．これは，小

子供の成長──生まれてから小学校卒業まで

年齢	6カ月	1歳	1歳6カ月	2歳	3歳	4歳	6歳	7歳	8歳	9歳	12歳	13歳
乳歯	萌出開始	乳前歯萌出完了（上下4本ずつ）	第一乳臼歯	乳歯列完成		乳前歯抜ける				乳臼歯が抜ける		永久歯列完成
永久歯	乳前歯抜ける									小臼歯が生え始める	側方歯群もほぼ生え揃う	第二臼歯萌出

食事：
- 離乳食：初期（ドロドロゴックン）／中期（舌でつぶせる モグモグ）／後期（歯ぐきでつぶせる カミカミ）／完了期（前歯でかみきれる，奥歯ですりつぶせる）
- 幼児食：カチカチ 咀嚼運動の完成／大人より少し柔らかめ
- 遊び食べ，こぼす／すくう，口などで食べる
- 手づかみしやすい形／前歯で噛み切れる大きさ／平らで大きいもの／スプーンやフォークで扱いやすいもの／小さいもの，大きいものなどいろいろ
- 乳汁以外の食事／保育者と1対1の介助・援助／食への興味・意欲／食を楽しむ，味わう，比較する 友達と共に食べる／残す，分ける，ためておく，ゆずる 食事のマナー，社会食べ
- 一口量学習期／食具使用学習期 乳臼歯咀嚼学習期／食生活を豊かに

歯磨き：ぬぐう→歯ブラシに慣れる→習慣づけ／6歳臼歯に注意／仕上げ磨き／少しずつ自分でいろいろできるようになる／本人磨き

精神や感情・脳の発達：人見知り 小さなものに興味を示す／利き手を示す 「ダメ」を理解する／おしゃべり／手を洗う 行動する前に考える／分離不安／分離不安が少なくなる／ハイハイ／二本足歩行・手指を使う／自我の発達

ひと言で表すと：宇宙人／怪獣／犬／サル／人間 4歳

図❼ 子供の成長

学校以降，お子さん本人に口腔管理が移行するときに備えてのことです．保護者が長期にわたってお子さんのホームケアを行うと，中学生以降保護者の管理から外れたとき，本人のケア技術が未熟なだけでなく，磨くことに対して興味がないこともあって，むし歯が余計にできるように思われるからです．

　乳歯は基本的にすべて永久歯に生え変わるため，極論でいえば，むし歯であってもなくても構わないと考えています．もちろん，むし歯が原因で食事ができないと困りますが．保護者には，乳歯のむし歯は，生活習慣の結果であり，そこから何を学んで永久歯列のカリエスフリーに向けて生活改善を行っていくかを考える良い機会だと話しています．

　4歳から徐々に歯磨きを自分自身で行うことにより，時には，乳歯にむし歯をつくりますが，一喜一憂せずに継続して指導する必要があります．この時期の口腔ケアは，保護者50％，お子さん50％と考えています．

　6～8歳になると，永久歯のカリエスフリーを目指すうえで最も重要な第一大臼歯の萌出が始まります．小学校入学とともに保護者のお子さんの口腔ケアへの意識が弱くなりがちですが，第一大臼歯が完全に萌出するまで，保護者には仕上げ磨きを続けてもらっています．

　8歳以降，第一大臼歯の萌出が完了すると，その後の永久歯への交換は，第一大臼歯よりも前方になります．お子さんの成長による技術の向上とも重なり，永久歯のカリエスのリスクは減弱します．この時期の口腔ケアは，お子さん自身でするものですから，歯科衛生士から繰り返しTBIを受けていきます．乳歯列から混合歯列，永久歯列を継続的に管理することで，歯並びについても適時，情報提供できることから，最適なタイミングで矯正治療に着手することができます．また永久歯列が完成する12歳までは，保護者による生活上の管理も行き届くことから，12歳のDMFTは，"0（ゼロ）"を目指すことができますし，当院でも定期健診者の90％は達成しております．

　いわゆる"魔の6年間"が中学入学から高校を卒業するまでの期間ですが，子供のころから定期健診に来院している場合には，通院することに慣れていることや，スタッフとの人間関係ができていることもあって，長期の休み（夏休みや冬休みなど）には歯科医院を訪れてくれます．そして，このまま定期検診の期間は変わっても，定期健診を継続することで，良好な口腔内が保たれていくことでしょう．

　現在では，むし歯も歯周病も予防法が確立されています．口腔内の細菌の菌量レベルをコントロールすることで，感染予防は難しくとも発症予防は可能となっています．

　したがって，口腔内の菌量をきちんとコントロールするためには，どのような菌が口腔内にいるのかを調べて把握しておく必要があります．これまで，歯科治療は，裸眼（見えたもの）で診断していました．現在では，唾液検査をはじめ検査方法が確立されつつあることをふまえ．未来型歯科医院では，患者が訴えたこと（主訴）や歯科医師が見えたもの，経験だけで判断せず，口腔検査を併用して診断していくシステムを構築することだといえます．

歯科医師，歯科衛生士であれば，むし歯は，細菌の存在だけではないことをよく知っており，ステファンカーブについてお子さんに説明したことは誰でもあるはずです．つまり，あくまで生活習慣の結果が口腔内のむし歯であるという考えができることから，その口腔内状況からお子さんの生活習慣（主にお菓子，飲料などの食生活）が想像できます．
　そして，歯科医院に定期的に来院することで，この生活習慣に歯科が深く関与することが可能になるのです．
　食に対する指導は今後とても重要です．歯科医院のスタッフに，治療を行うのに必要な人材（歯科医師，歯科衛生士，歯科技工士）のほかに，管理栄養士が必要な時代になったのです．一度身についた子供の頃の食習慣は，長く継続するといわれます．そうであれば，より良い食習慣を歯科医院に定期的に通院している子供時代に，身につけてもらうことが理にかなっています．その役割は，専門家としては管理栄養士，また栄養学を学んだ歯科衛生士に担ってもらいたいと思います．
　これまで述べてきたように"むし歯や歯周病はすでに過去の疾患"であり，どうすればそのような疾患にかからずに生活していくことができるかについても理解が進んできました．問題は，そのような地域の新しいニーズを受け入れる歯科医院が少ないことです．あるいは，そのような歯科医院があっても，地域の人々に伝わっていないことなのです．
　私は，口腔内の状況を年齢群としてわけ，30歳代以下が通院する「ヤングファミリー歯科（小児歯科の対象範囲を広げる）」として，これまでと違うミッションを持った歯科医院が地域には必要だと感じています．軽症例に対応するキュア部門，定期健診を行うケア部門，食生活を指導するサービス部門を持つ歯科医院が必要なのです．もちろん，どんなに疾患がなくなっても歯科医師が不要になることはありえません．ただし，その役割はできる限りミニマムにすることはできます．歯科医師中心キュア中心の歯科医院ではなく，歯科衛生士中心ケア中心の歯科医院が，いわゆるかかりつけ医院（一次医療）となって，全国に普及してほしいと考えています．
　前述した年齢群（30歳代以下）×定期利用＋健康レベル3，4の方々が来院できる歯科医院をつくっていきたいと思っています．その医院では，むし歯があっても軽症（抜髄がめったにない）で，歯周病にかかってもそのほとんどは初期治療で治癒する．抜歯などは，乳歯か親知らず，矯正のための転位歯抜歯であり，補綴は，全部冠やブリッジは稀であり，そのほとんどはコンポジットレジン充填修復となるでしょう．
　少し話がそれますが，歯科医師のキャリアを形成していく時，皆さんはどう考えていますか．私が国家資格を取り，臨床現場に入ったときは，「まずやってみて」といわれながら，様々な治療をつたない技術ではありましたが，毎月たくさん行ってきました．今でもその臨床数に違いはあっても，基本的には同じではないかと思います．しかし，料理の世界では，調理師免許をとった料理人に「まずは，なんでもつくってみて」という指導は行われないはずです．まずは下ごしらえから始まり，調達（見る目をやしなう），焼き場など，より技術の必要とされる場所

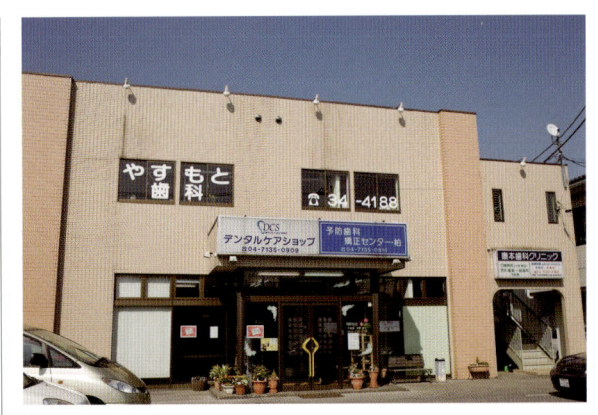

図❽ やすもと歯科医院全景

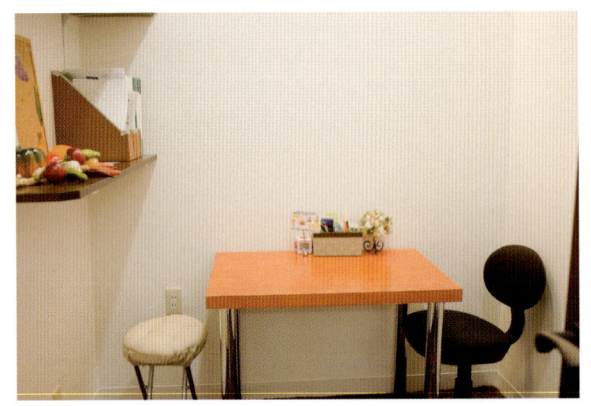

図❾ 1階 健康相談室

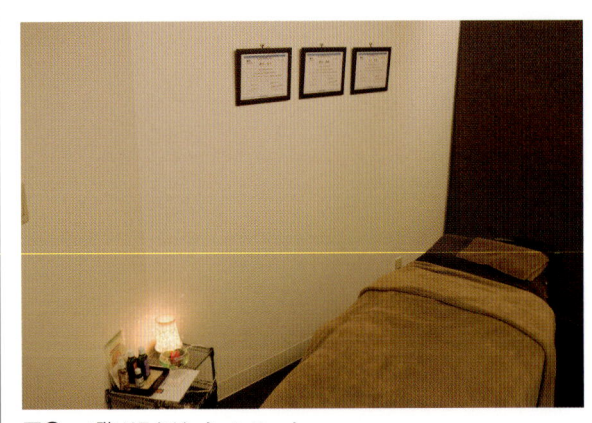

図❿ 1階 リラクゼーションルーム

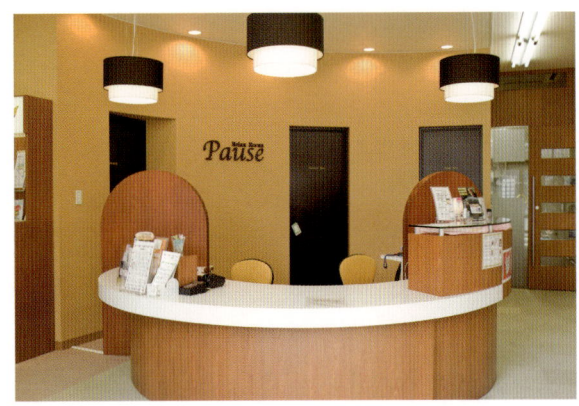

図⓫ 1階 受付

にステップアップされていくのではないでしょうか．あるいは，最初は，日本料理（和食）を学び，次に中華，イタリアンなど，ほかに進むことも一つのキャリアアップ法なのだと思います．

残念ながら，歯科医師にはこのようなステップアップ，キャリアアップコースがありません．カリキュラムすらありません．今春国家資格を取った歯科医師が，まず何から学べば良いのか，提示すらできていないのです．「やってみなさい，がんばりなさい」失敗したら「もっと勉強しなさい」では，伸びるものも伸びず，まず，患者さんが受け入れません．

"ヤングファミリー歯科"の普及を目指すもう1つの理由は，歯科医師のキャリアアップコースを提示したいからです．全体から見れば，限られた対象の軽症例をまずはきちんと治癒させる診断力・技術力をつけ，その後，高次病院へと進む道を提示できればと考えています．仮に開業するのであれば，高次病院にて複雑な歯科治療を行う診断力・技術力を身につけてからでも遅くはないと思います．

では，このような歯科医院（図❽〜⓱）を現実につくるとき，その規模，デザインはどういうものなのでしょうか．キュア・ケアサービスが一体となった歯科医院は，これまでどこにもつくられてきませんでした．

当院は，平成6年に歯科医院を開設しましたが，その後2年に1度の増改築を繰り返し，現在に至ります．当初ユニット3台から，現在は11台．キュア用5台（図⓭），ケア用5台（図⓰），矯正用1台という構成です．

建物の構造上，1階が予防歯科センター（ケア），2階が歯科医院（キュア）となっています（図❾）．1階には，さらに食相談を行う健康相談室，リラクゼーションのためのエステ室（図❿），デンタルケアグッズ購入のためのショップが併設されています（図⓬）．

当初，キュア専用歯科医院としてスタートしてから16年，多くの試行錯誤の結果，複合施設となりました．開設場所が，田舎であることから，どうしても軽症者対象というわけにもいかないこともあって，2階キュア部門においてもＣＴやオペ室など重装備な医院設備となったこ

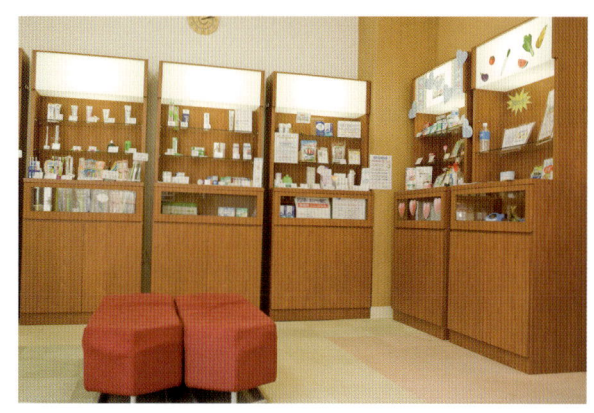

図⑫ 1階 ショップ陳列スペース

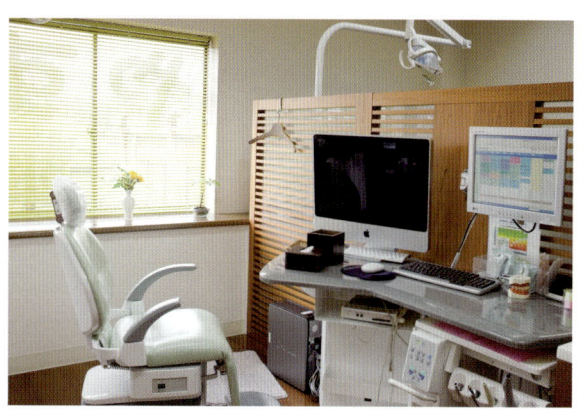

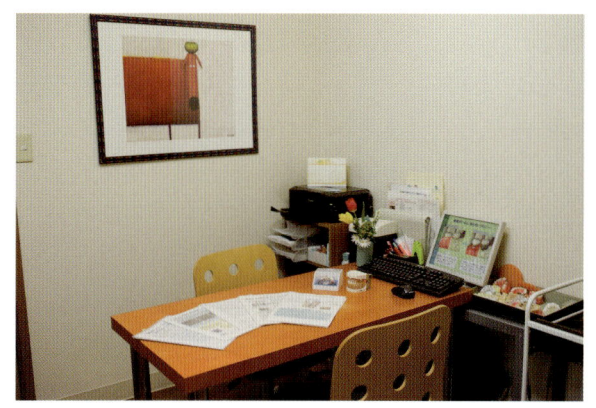

図⑬ 2階 治療室

図⑭ 2階 治療相談室（TCルーム）

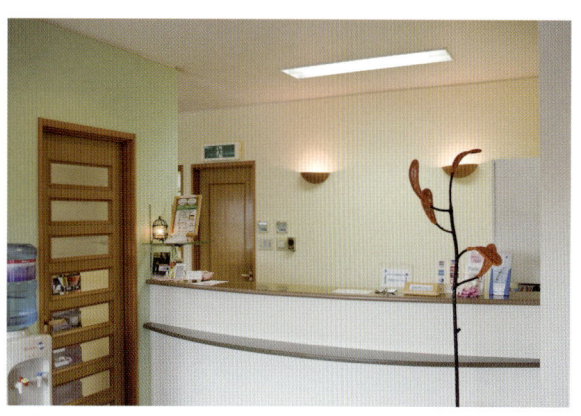

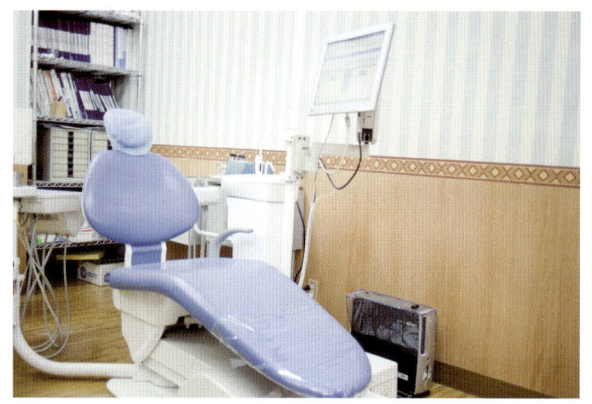

図⑮ 2階 受付

図⑯ 1階 予防処置室

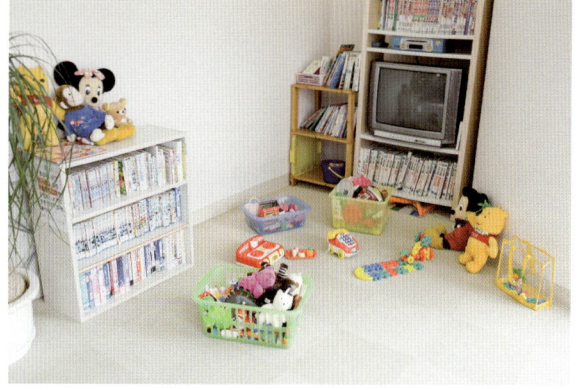

図⑰ キッズルーム

と，スタッフもTCから臨床検査技師まで多くのスタッフ構成となってしまったこともあり，純粋に未来型歯科医院とは呼べないものになっています．

そこで，未来型歯科医院を新たにつくる場合のデザインについては，次章の武智宗則氏の記述を参照ください．

ネットワーク構築の必要性

「空間が変われば，来院者が変わる」このことは，予防コーナーを増改築した医院でよく聞かれる言葉です．まず，スタッフが変わり，そして患者さんが変わる．最後に院長先生が本当の意味で変わる，そんなにわかには信じられない変化が医院に起こってきます．

当院は，平成6年11月に開業し，最初の5年間は，増え続ける患者さん（キュア）に対応するために治療のためのユニット増設が主でした．21世紀に入り，定期健診の重要性に気がつき，予防歯科センターを併設していくことになります．

　定期健診を始めていくことで，スタッフや患者さんに変化が現れ，キュア部門についても全面改装となりました（図❽〜❿）．最終的には，多職種が連携する多機能型総合歯科医院と発展してきました．

　結果として，武智氏がいわれる"ゾーンプランニング"を導入したといえるでしょう．当院は，たまたま与えられた建物の環境に恵まれていたこともあり，自由な増改築ができたことが現在に至るまでの発展を遂げたといっても過言ではありません．

　一方，多くの歯科医院は，空間的に大きな制限を持つテナントや戸建てでの開業が多いと想います．ゾーンプランニングを導入する下地が整っていないことが一番の問題かもしれません．だからといって，このまま従来通りで良いわけではないことは十分理解できると思います．

　数年後どのような状況に進んでいくかをより具体的なイメージを持って計画を立案し，できることから確実に実行していくリーダーシップが，院長に求められています．武智氏がいわれる"品（医療サービス）づくり""器（空間デザイン）づくり""客（患者）づくり"をどこから手をつけていくかについて，スタッフと共にしっかり考え，じっくり取り組んでいただきたいと思います．

　さて，未来型歯科医院（かかりつけ歯科医院）は，変化した口腔内に対応したデザイン，システムによってマネジメントされていくべきだと述べました．しかし，現実はそう簡単ではありません．医療機関であることは，"困りごとを持つ人々"に対して手を差し伸べないわけにはいかないからです．そして"手を差し伸べる以上，結果を期待される"わけです．受診者の期待に応えるためには，かかりつけ歯科医院だけでは難しいため，より高度な治療が行える医療機関との連携が必要となります．

　特に，50歳代以上の口腔内における総合的な治療においては，しっかりとした医療設備，多職種によるチーム医療を提供できる歯科医院が望ましいといえます．

　したがって，それぞれ地域における状況に合わせて，かかりつけ歯科医院と総合型歯科医院のバランスのとれた配分を考えていかなければなりません．そこには，将来の人口動態を踏まえたものが必要となりますから，行政組織との連携も欠かすことができません．日本歯科医師会の組織構造は，郡市，県，国全体と3層構造になっています．そのなかで地域を直接支えているのは，郡市歯科医師会です．それぞれの郡市歯科医師会は，地域の行政組織と連携して，健康政策を協同して行っています．その中には，乳幼児健診や学校健診，成人検診，事業所検診などがあり，スクリーニング事業が主なものです．

　行政が市民全体に声をかけ，歯科医師会がスクリーニングを行い，その結果，受診勧告された市民がかかりつけ歯科医院で精密検査および治療を受ける構図は，かたちとしては理想的であるにも関わらず，残念な

がら有効に機能しているとは言い難い状況です．なぜなのでしょうか．私も地域の歯科医師会に所属し，様々な活動に参加してきましたが，現時点で大きな成果をあげた実感がありません．

　乳幼児こそ受診率が80～90％ですが，成人検診や事業所検診では５％以下です．６月４日むし歯予防デーや11月８日イイ歯の日に合わせたイベント開催などが各地で行われていますが，それが受診率向上にどのくらい寄与しているのか，ひいては市民の口腔内の改善にどの程度つながっているのかわからず，ただ漫然と継続されている状況が続いているように感じています．

　たとえが良くないかもしれませんが，われわれ歯科界が導入したい仕組みが，既に日本では普及しています．それは，"車検制度"です．新車であれば，購入後３年以内に，その後は２年ごとに，そして10年目以降は１年ごとに，車検を必ず受けなければなりません．期日を過ぎると"車検切れ"となり，免停だけではなく，６カ月以下の懲役，または30万円以下の罰金があります（http://rules.rjq.jp/tensuhyo1.html）．さらに車検切れの車で交通事故を起こせば，任意保険でもカバーされないなど人生に大きく影響するほどのダメージがあるのです．これを参考に歯科にもあてはめてみると，

① 乳歯列が完成するまでは，３カ月に１回
② 永久歯列が完成するまでは，３カ月から６カ月以内に１回
③ 永久歯列完成後は，６カ月から１年以内に１回

　指定された医療機関に受診し，口腔内検査を受けること．期日を過ぎた場合には，健康保険料が高くなるか，外来負担金を上げる．逆に，定期健診を３年以上継続しているにも関わらず，治療が必要となった場合には，外来負担金を下げる．こんな制度ができたら８０２０（80歳で20本）ではなく，２８２８（28本は生涯28本のまま）が達成できるのではないかと，勝手に思っています．

　毎年のように社会保障費が１兆円ずつ増えていく日本においては，健康増進法が目指すところである，"国民が自身の健康増進への責任を持つ"[注]には決して至っていないことを数字が如実に語っています．予防法が確立されている疾患については，もっと積極的に法整備を整えるべきだと考えていますが，皆さんはいかがでしょうか．

注）健康増進法（国民の責務の項）
第二条　国民は，健康な生活習慣の重要性に対する関心と理解を深め，生涯にわたって，自らの健康状態を自覚するとともに，健康の増進に努めなければならない．

　当然，受け手であるわれわれ歯科医療機関は，上記の制度が仮に行われた場合，本当に疾患を生まない仕組みができていなければならないわけです．指定された歯科医院で継続して定期健診を受けているにも関わらず，一定以上の歯科疾患が生まれてしまった場合には，指定医療機関の取り消しなど，医療側にも責任を取らせることも必要となるでしょう．

　そもそも指定を受けることができる歯科医院になっていなければなりません．これまでは"届出"をすれば誰でも保険医療機関登録ができま

したが，もし制度ができれば間違いなく選択制になるものと考えられますし，そのための選択基準についてはすでに述べたとおりです．このような制度を国がつくるのか，われわれ歯科界がつくるのかは別として，制度設計を専門家に依頼し実現させていくことが求められています．

　かかりつけ歯科医院と総合型歯科医院のバランス配置は，地域における住民の口腔内状況の分析によっても変わりますが，今，手に入れることのできるデータでは住民の口腔内を推し量ることができません．DMFTデータは，あっても高校生まで，それ以上は，残存歯数の概算です．健康保険証へのICチップの搭載がなかなか実現されないため，データ集積ができません．

　オンライン化のメリットとして，全国のデータ集積，分析が可能になることもあげておく必要があります．これまでの歯科医院では，症状を有する市民しか来院しないため，多くの市民が同じように疾患を抱えていると考えがちです．

　しかし，歯科医院を訪れなくても済んでいる市民の口腔内は，われわれの想像以上に良好な場合もありうるわけです．未来型歯科医院（かかりつけ）と高次歯科医院（総合型）のネットワークができれば，地域のほとんどの市民の口腔内状況が把握できることになります．その基本データをもとに分析し，マクロ政策として行政側と共に有効な手立てを打っていくことで，健康都市が誕生すると信じております．

　この10年間，歯科医院を取り巻く環境のなかで，タカラベルモント㈱をはじめとした歯科関連企業，歯科医師会，多くの同業歯科医師・歯科衛生士達とともに，「成功する歯科医院の研究」「就職フェアなど人材開発」「アポイントソフトなどシステム開発」「セミナー等人材教育」「シンポジウム開催」などを行い，様々な試行錯誤を繰り返してきました．

　その中で多くを学び得たものは，"歯科医院というのは，日々の生活における基本的かつ重要な社会的インフラ"ということです．これまで医療という観点から"すでに起こった疾患への対応"ばかりにわれわれ歯科医療者が囚われていましたが，そもそも疾患そのものを生まない社会インフラの構築が本来の使命であることを，きちんと理解していかなければなりません．極論すればすべての始まりは"食（食べること）"であり，それを支えるのが"口腔（歯科）"なのです．

　地域住民との出会いが遅きに失した旧来型歯科医院から，また保険診療でいわれる準委託行為から脱皮し，地域への積極的な関与により住民の健康維持増進に寄与する社会的インフラとしての未来型歯科医院へ変わるべきです．

　そして，歯科医師だけでなく，歯科衛生士，歯科技工士やコメディカルスタッフ，地域住民がWin=Winであるために，そのような社会的インフラをつくるために，われわれが組織化していくこと，それこそが最重要課題と感じています．この本をお読みいただいたすべての方々に，ぜひともご協力を要請したいと思います．様々な職種の連携こそが歯科界発展の礎であると確信しています．

II 未来型歯科医院のデザイン

これからの歯科医院に求められる空間デザイン
～ゾーンプランニング～

武智 宗則
タカラベルモントグループ　タカラスペースデザイン株式会社（一級建築士）

PROFILE
武智 宗則（たけち むねのり）
1954年　愛媛県生まれ
1978年　千葉大学工学部建築学科卒業
1978年　タカラベルモント株式会社入社

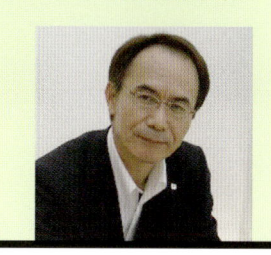

プロフィール

　私はタカラベルモントグループで医院ならびに理美容室の設計を担当しています．

　これからの歯科医院に求められる空間デザインという概念でサブタイトルにしている"ゾーンプランニング"という手法を歯科業界に根付かせたいと思っています．それは歯科医師・歯科衛生士・スタッフの皆さんが，患者さんに一生懸命様々な情報を伝え啓発しようとするなかで，その伝達手法において空間デザイン（ゾーンプランニング）を通してお手伝いできる要素が多数あると思います．

歯科医院づくりの3大要素

　私自身が考えている歯科医院づくりの3大要素は"品（医療サービス）づくり""器（空間デザイン）づくり""客（患者）づくり"です（図❶）．

　先生中心の医療サービス（治療），あるいは歯科衛生士さん中心の医療サービス（予防）は，康本征史先生が述べたように，生活者のニーズを受け入れるために様々な変化を求められています．"トリートメント・コーディネーター（TC）"という名称もその1つの現れで，図❷のように生活者が求めるニーズの重点も変化してきています．

　人口減少時代の医院経営の方向として，患者数を望むのではなく，いかに一人の患者さんに多くの回数来院していただけるかが重要になります．患者さんへの言葉も「お大事に」から「またお待ちしています」に転換する必要があります．

　現状では患者さんのリピーターづくりも，当然ながら病気の再発ではなく，健康づくりのための来院動機を啓発する"リコールはがき"などの活動をしています．その啓発活動をより効果的にするのが"器づくり"，つまり人の視覚に訴える空間デザインではないかと考えています．料理に例えれば，どんな美味しい料理も素敵な

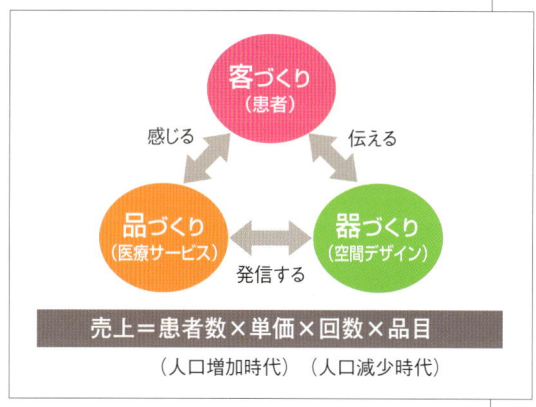

客づくり（患者）
感じる　伝える
品づくり（医療サービス）　発信する　**器づくり（空間デザイン）**

売上＝患者数×単価×回数×品目
（人口増加時代）（人口減少時代）

図❶　患者・医療・空間の3要素の関係

「病気を治す」⇒「QOL（生活の質）の向上」

● 生活・文化を豊かにする時代
　→ ビューティケアの成長
● 化粧品＝商品　　　　　　（品づくり）
　　　　＋カウンター雰囲気　（器づくり）
　　　　＋アドバイザー雰囲気（客づくり）
→ ブランド
★「商品3割　　営業7割」
　何を売るか → どうやって売るか

「美」・「健康」・「医療」の統合

図❷　生活者のニーズの重点が変化

"器"がなければ箸をつけてもらえません．さらには，目を閉じて料理を食べても美味しいですかということです．

　この料理と器の関係は，患者さんに医療サービスを理解してもらうのにもとても有効です．患者さんへのインフォームドコンセントなど，相手の価値観を判定するのに多くの時間をさいていないでしょうか．目に見えない医療サービスを医院側が熱心に患者さんに説明すればするほど，押し売りになります．受け手側の患者さんは様々な価値観を持っているのです．

　歯ブラシ1本買わない患者さんには，予防サービスの必要性を一生懸命訴えても残念ながら多くは届きません．

　一方，高価な電動歯ブラシを買う患者さんはすでに予防サービスの価値観を持っているので，さらなるプロフェッショナルケアをすすめることで相互に満足します．"目に見えない医療サービス"をいかに見えるかたちにして，患者さんに届けてあげるかです．

　視覚は人間の五感で最も情報量が多く，その特性を効果的に生かした空間デザインや医院デザインが，ますます重要になります．

　他業種の事例ですが，花王の尾崎元規社長はカネボウを買収しました．花王は商品力（技術力）の優れたメーカーで知られていますが，化粧品がなかなか売れなかったそうです．ビューティケア成長の時代にも関わらず，なぜ売れないのか．探求した結果，"器づくり"と"客づくり"の弱さが浮き彫りにされ，その2点に優れたカネボウを吸収したそうです．

　何を売るかといった商品へのこだわりだけではモノは売れず，どうやって売るかといった営業的な視点が重要です．ブランドとして認知されるためには，"品づくり""器づくり""客づくり"のどの要素が欠けてもならないのです．

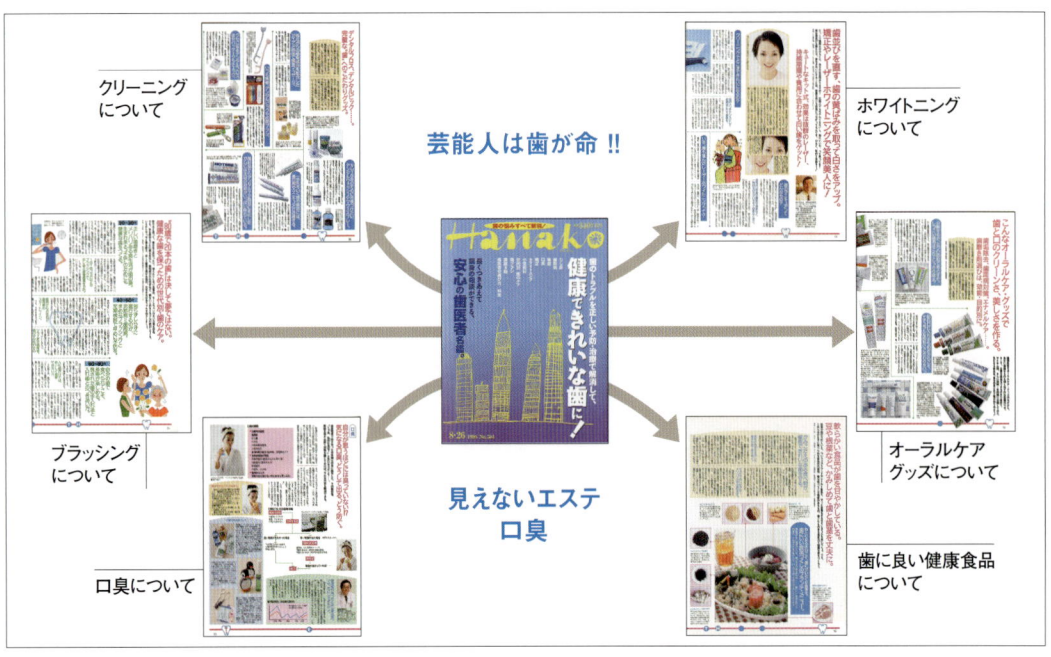

図❸　生活者の求める歯科医療サービス

ニーズに応える

　今の社会では，生活者のニーズも病気を治すことからQOL（生活の質）の向上へと変化しています．"消費者"という表現はコンシューマーを意味しますが，"顧客"はカスタマーを意味します．医療の世界でも繰り返し来院していただく，つまりお得意さんをつくることがこれからは求められます．現状の歯科医療サービスも，生活者視点に変えていくことでさらなる発展が見えてくると思います．

　生活者の求める歯科医療サービスが1998年関東中心発行誌『Hanako』に掲載されました（図❸）．生活者の関心はクリーニング，ホワイトニング，口臭，歯に良い健康食品，オーラルケアグッズなどで，けっして疾病治療に関する内容ではありませんでした．この中で関心の高かった"白い歯（ホワイトニング）"がなぜ求められるようになったのか．それは社会の変化とともに"美"の価値観が変わったからです．

　そもそも美人の条件として明眸皓歯といわれていましたが，近年の健康美は小麦色の肌でした．日焼けサロンの流行でも裏付けられています．しかし，鈴木その子氏の登場で美の価値観が一気に"美白"に変化し，化粧品市場も"美白化粧品"一色に移り変わりました．肌が白くなると黒髪だと重く感じ，明るいヘアカラーの大流行となりました．歯においても，肌が白くなると歯の黄ばみが目立つようになり，ホワイトニングが求められるようになって，「芸能人は歯が命」というフレーズでアパタイトのコマーシャルも流されました．ドラッグストアにおいても，ホワイトニング剤だけでなくケアグッズの売り場面積もどんどん増えましたが，歯科医院には思ったほど根付いていないのが現状です．

　今後の方向性としての生活者の求める歯科医療サービスは，PMTCを代表とするヘルスケアと健康価値からさらなる上を目指したビューテ

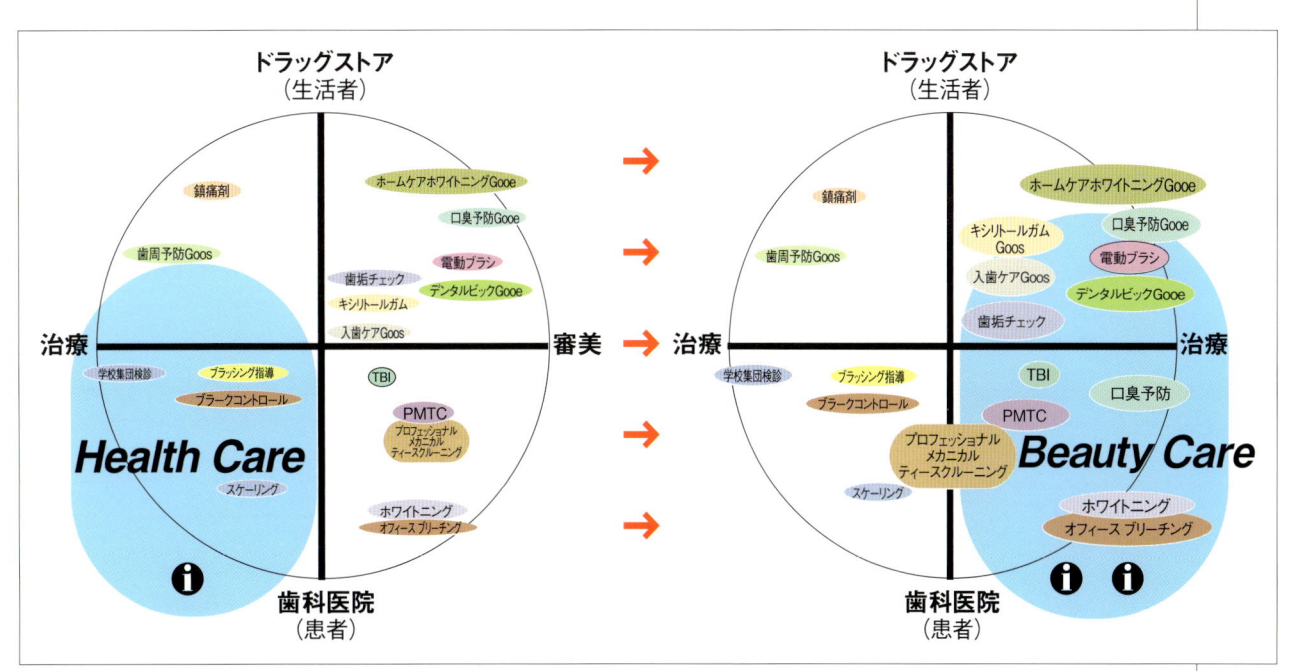

図❹　今後の生活者に求める歯科医療サービス

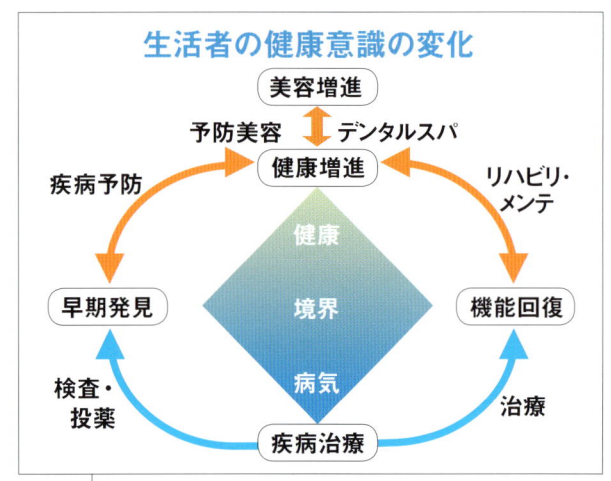

ィケアが求められています（図❹）．

生活者視点でのホワイトニングも，ただ"モノ"的に考えると"ホワイトニング"という商品なのですが，医療従事者からの視点ではステインを落とすクリーニングも歯を白く見せる医療サービスとなります．

また，状況によってはラミネートベニアなどの自費治療など様々な解決方法があります．つまり，生活者の健康意識の変化に敏感に気づき，診療側の方針を患者に効果的に伝えていくことが重要です（図❺）．

そこで健康ありきではなく，さらなる美の医療サービスを求める患者さんにどのようなメッセージを発信していくか，医療サービス（メニュー）の表示に止まらず，そのサービスに合ったステージ（空間デザイン）で発信することが重要だと思います．

そこで，タカラベルモントは治療の匂いを感じさせないデンタルケア専用のユニット"プロフィラックス"を発売しました（図❻）．エステベッドを思わせるスタイルで，今までの治療とはかけ離れた楽しさや癒しを感じさせるユニットです．

また，空間デザインにおいても「ケア（予防）ゾーン」を「キュア（治療）ゾーン」から完全に分離させる提案をしました（図❼）．

例えば料理の世界でいう，1つの皿に色々な料理を盛り付けるバイキング形式ではなく，会席料理や幕の内弁当のように1つひとつの素材を分けて器に盛り付ける演出です．患者さんに，よりわかりやすく，より魅力が伝わる演出手法です．これが"ゾーンプランニング"手法です．

エントランスの正面に受付があり，すぐ横に"ケアゾーン"，X線室を挟んで奥が"キュア（治療）ゾーン"の配置になっています．ともすれば治療の効率を考え"キュアゾーン"を前面に配置しがちですが，患者さん視点に立つと"健康・美づくり"が主なニーズで，"歯の治療"は運悪くむし歯になってしまった歯を治療をせざるを得なくなっただけです．このケアゾーンを前面に配置することで，患者さんの望む健康や美しさを創造するメッセージ力が高まり，従来型の歯科医院との差別化ができます．

また，ケアゾーンの診療空間デザインは，キュアゾーンの診療空間デザインとは異なる，特化した演出が必要です．疾病を治療するゾーンではなく，美しさや健康を保つためのゾーンとして分離し，空間演出を効果的に得るデザインが不可欠となります．さらには，外装のイメージもグッドスマイルづくりを思わせるビジュアルなどで発信すると，より効果的です．ここで"ケアゾーン"の導入事例をいくつか紹介します．

図❺　生活者の健康意識の変化

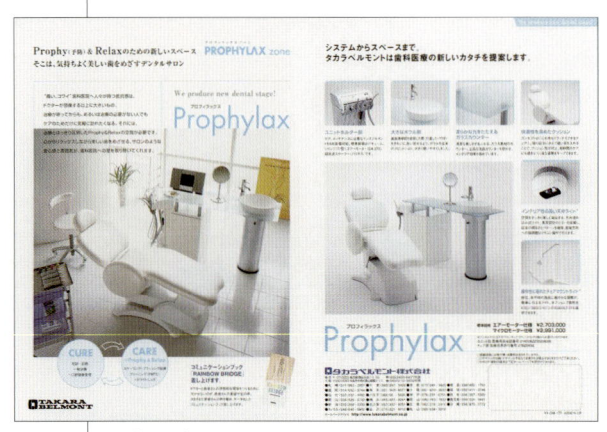

図❻　プロフィラックス：ケア用ユニット

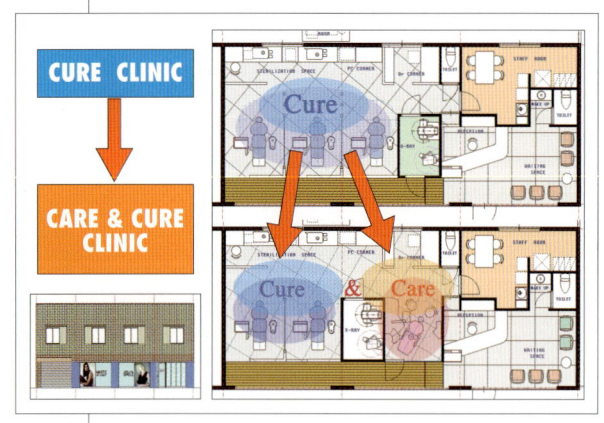

図❼　ケアゾーンをキュアゾーンから分離させる提案

事例❶ 健康意識の高い患者に特化した歯科医院分院 —埼玉県さいたま市—

 埼玉県の北浦和駅前で分院を開設された清水裕之先生の事例です．本院は駅の反対側にありますが，幅広い患者層を対象に診療していました．患者さんの価値観も千差万別のなか，今の保険制度で同じ診療行為をすることが平等なのか疑問を持っていました．「それぞれの患者さんの価値観に合わせ，その価値に見合った診療行為をすることこそが本当の平等ではないか．混在しているなかではスタッフともども判断に苦心し，患者さんの満足につながらない」との思いで，健康づくりに意識の高い患者さんのみが来院できる分院を開設しました．

 ファサード（外装）は全面ガラスで開放的でありながら，ガラスとブラインドの間に間接照明を仕込み，プライバシーを確保しながら浮遊感とスタイリッシュさを演出しています（図❽）．

 平面プラン（図❾）は2階の入口を入ると，患者さんへの情報提供の場"インフォメーションゾーン"としての待合室と受付があり

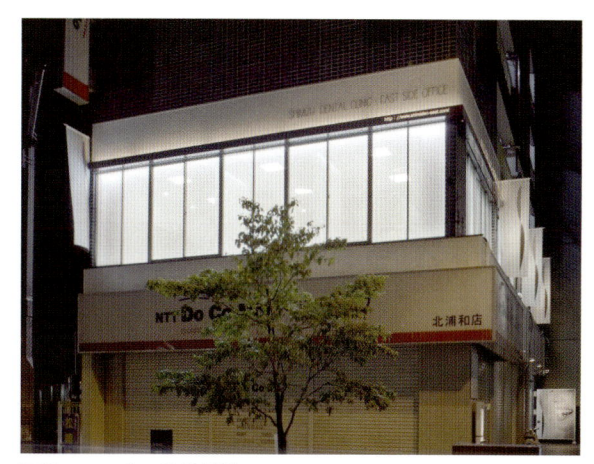

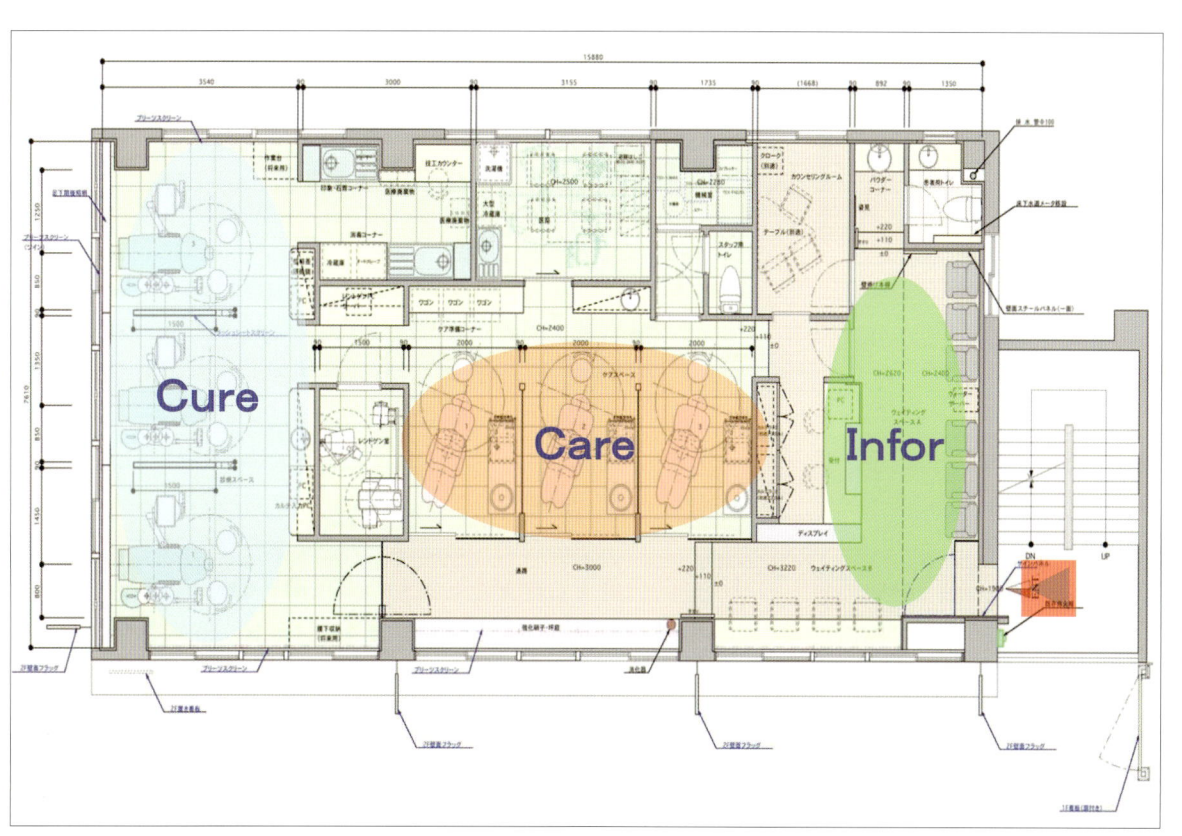

図❽ ファサード（外装）

図❾ 平面レイアウト：ケアゾーンとキュアゾーンを明確に分離

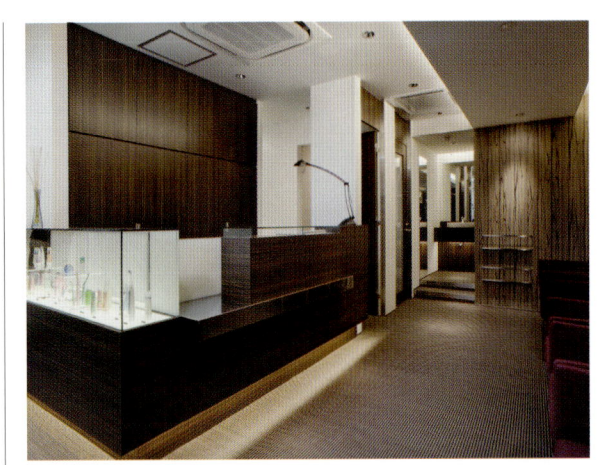

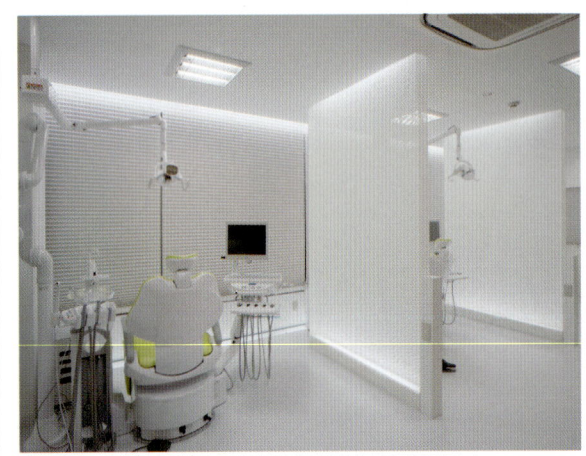

図⓾　インフォメーションゾーン

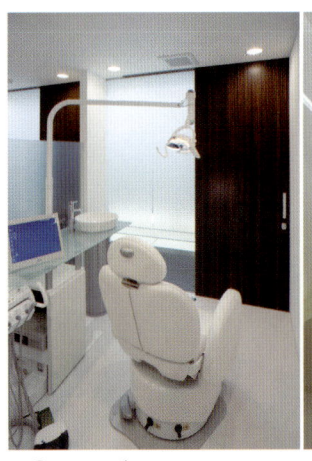

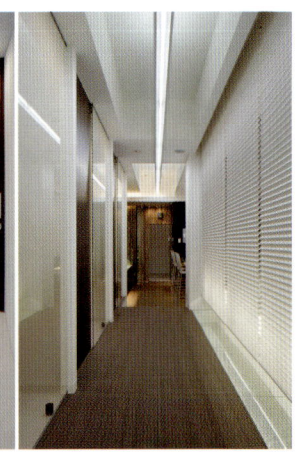

図⓫　ケアゾーン

図⓬　キュアゾーン

ます（図⓾）．そこにはケアグッズをディスプレイするとともに質の高さをアピールするために，落ち着き感や上質感を演出する内装素材や色を選んでいます．

ケアゾーンとキュアゾーンはL型配置になっており，インフォメーションゾーンに近いところがケアゾーンで，前面廊下から入る動線分離型になっています（図⓫）．またキュアゾーンは奥に配置され，動線混合型ですが光のパーティションでプライバシーを確保しております（図⓬）．それぞれの空間デザインは，質の高いサービスを求める患者への満足感を高める演出をしています．

事例❷　競争激化の人口減少地域における歯科医院改装 —島根県大東町—

次に紹介する医院は，開業25年目です．この医院のある町は人口1万7千人で，人口減少が著しい地域です．過去にケア啓発を歯科衛生士とともに頑張ってきた先生も「こんな田舎ではケアを望む患者さんはいない」と諦めていましたが，場所と古いユニットがあるのでかたちだけは残していました（図⓭）．

そんな中，雑誌コーナーをケアグッズコーナーに変更する提案をしました（図⓮，⓯）．結果，「歯ブラシもしっかりディスプレイすれば，患者さんは買うものだ」とわかりました．さらには，アイテムを増やしたり，説明書きや値札など患者さんへのメッセージ力を高め，それとともに歯科衛生士のモチベーションも高まりました．患者さんの健康意識はどの地域でも変わらない．情報を見えるかたちで伝えていないだけだ

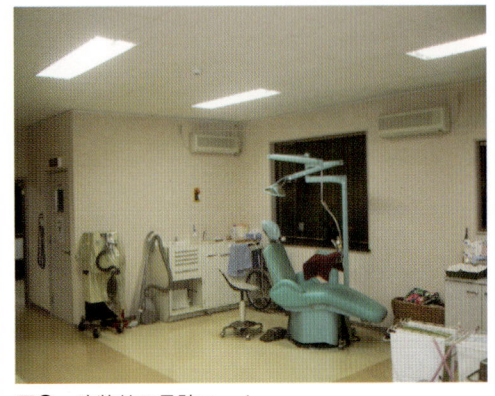

図⓭　改装前の予防コーナー

Ⅱ 未来型歯科医院のデザイン

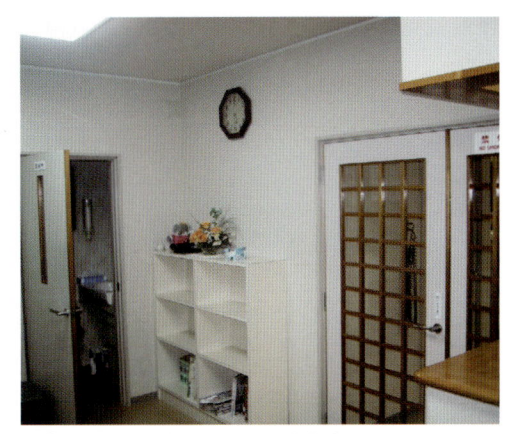

図⓮ 改装前の雑誌棚のある待合室

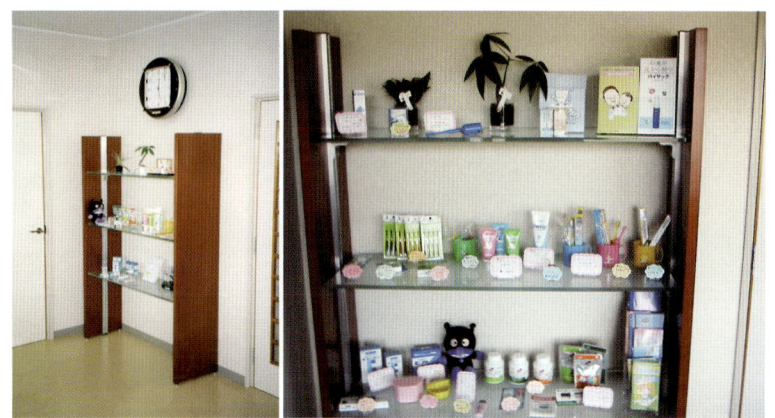

図⓯ 改装後のケアグッズをディスプレイした待合室

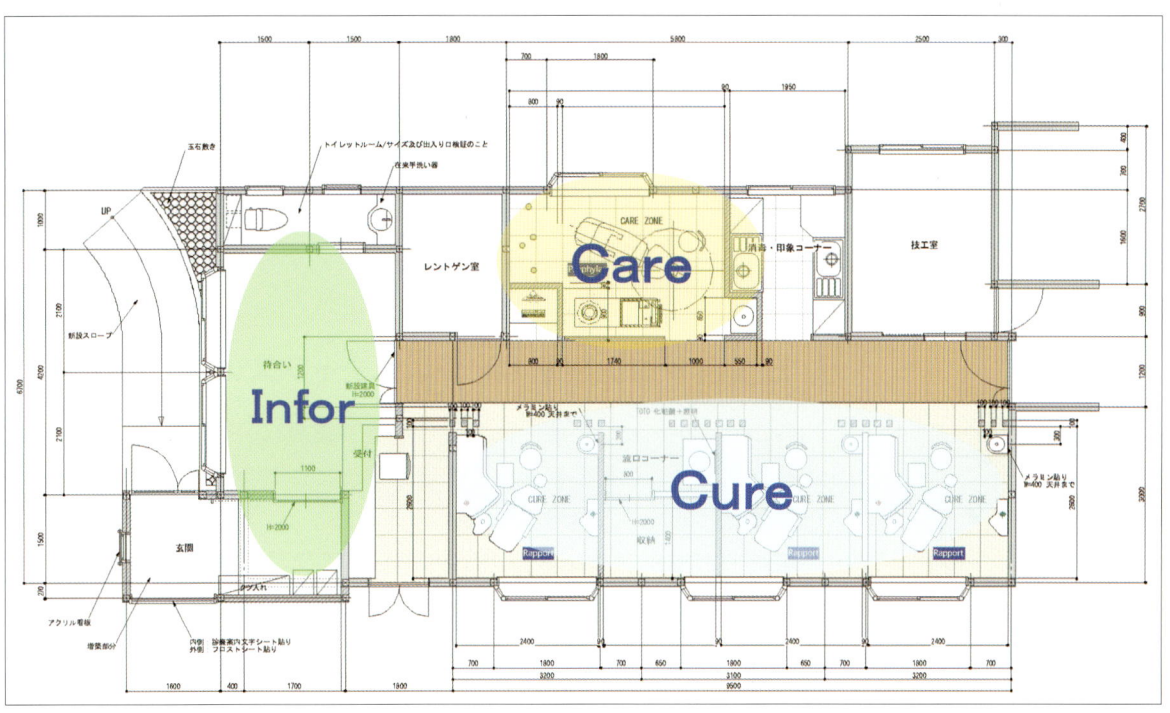

図⓰ 1階平面レイアウト

と理解しました．そして，美味しく見せる演出が不可欠だと考え直し，ケアゾーン導入に向けた改装が実現しました．このケアゾーンは個室タイプですが，壁をガラス張りにして治療に来た患者さんへもアピールしています．また，室内には和モダンな坪庭を配し，癒し空間の演出もしています（図⓰，⓱）．

ゾーン分離による改装効果で，定期的にケアに通う患者が増加し，スタッフのモチベーションも高まりました．また，キュアゾーンも患者の治療内容の理解を助けるデジタル設備（わかりやすい説明が可能）の導入と心の和む空間に改装し，保険診療外のキュアを望む患者さんも増加しました（図⓲，⓳）．

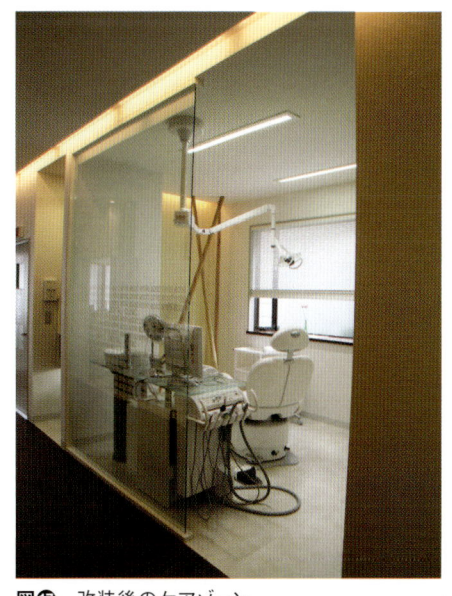

図⓱ 改装後のケアゾーン

図⓲　改装前の治療室

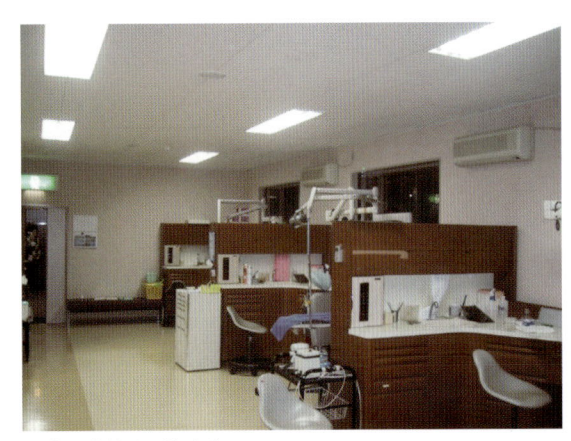

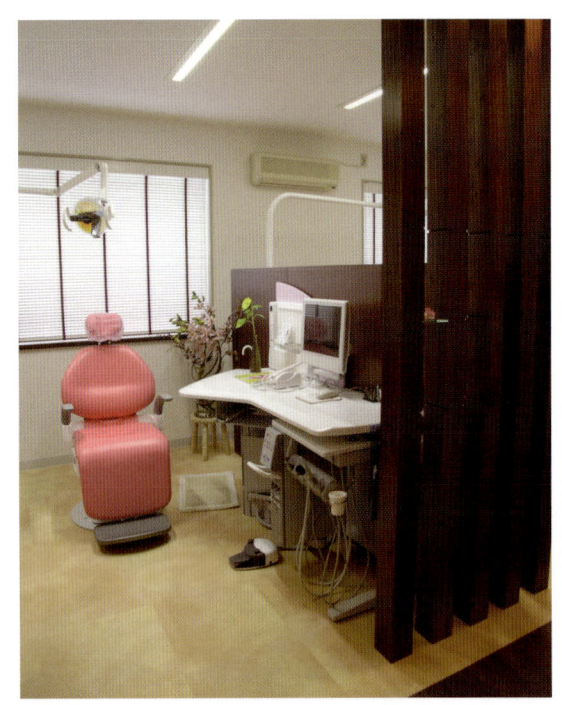

図⓳　改装後のキュアゾーン

理美容サロン技術のビジネスチャンス（図⓴）

　ここで，サービス業態で似ている理美容業界に目を向けてみます．理美容のマーケット規模は2兆5千億円程度で歯科とほぼ同じ規模です．店舗数では歯科の5倍もあります．

　歯科のホワイトニングが出始めた頃，理美容業界はバブル時代でした．前述した美の価値観が"美白"にとって代わり，若年層中心にヘアカラーの需要が爆発的に伸びたからです．そのベースにはカリスマ美容師の出現で，"髪を切る"という概念からファッションとして"スタイルをつくる"方向への変化がありました．ヘアカラー技術としてはもともと白髪染めがありましたが，それまで常識では考えられなかった黒髪からのヘアカラーを普及させたことが，ビックビジネスの要因です．5年間で40％も市場を伸ばしましたが，今では若年層も少なくなり，業界も下がっています．

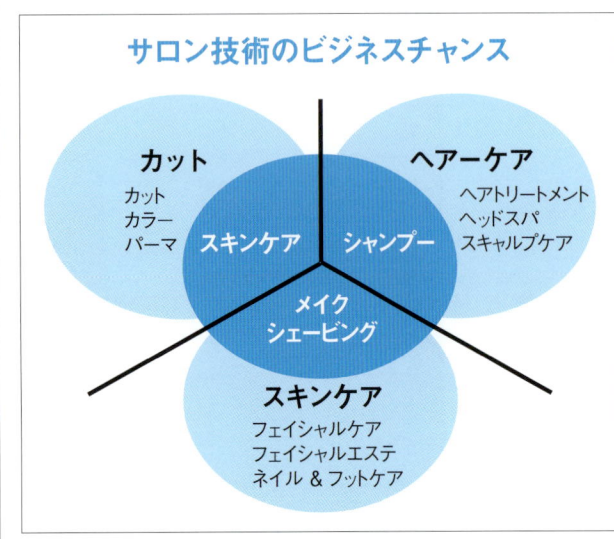

　しかし，現在はその復活劇として"ヘアケア"を主としたシャンプー革命があります．元来，理美容サロンではカットが主役で，シャンプーはただ汚れを落とす役割しかなく，お店の奥に追いやられていました（図㉑）．これは，先生のキュア（治療）ゾーンが一番良い場所で，歯科衛生士のケア（予防）ゾーンは奥の場所という歯科医

図⓴　サロン技術のビジネスチャンス

院の姿と共通しているのではないでしょうか．

　この従来型シャンプーゾーンはスタイルゾーンに比べ非常に設備投資金額が高くなりますが，シャンプー料金は低く投資効率が悪いゾーンでした．カットしかしない"10分1,000円"で有名なサロンは，この経営効率の悪いシャンプーを切り捨てたから，お客さんに低価格でサービスを提供できています．ほかにも，立ち食いそば屋的ビジネスも立派に存在します．

　一方，一般的理美室ではシャンプーを切り捨てるのではなく，儲かるシャンプーに変革し始めています．現在のボリュームゾーンは若年層に代わって熟年層です．年齢とともに髪質が衰えるこの層にとって，"ヘアートリートメント"は欠かせないメニューです（図❷）．

　また，心のケアまでも付加したヘッドスパメニューも，ＯＬ層を中心に人気となっています．そこで魅力あるメニュー演出を目指し，売り場づくりとしてのゾーンプランニングや空間デザインの演出に力を入れています（図❷，❷）．

　また，顔を剃る機能から脱却して，"スキンケア"にチャレンジしているサロンも多くなっています．最近では，若い男性でさえスクラブ入りの洗顔フォームで洗顔しているように，スキンケア市場の広がりは女性だけでなく，男性にも広がっています．

　理美容サロンも"スタイル"中心から，エイジングケアが求められる時代に応えて"ヘアケア""スキンケア"へと進化しています．

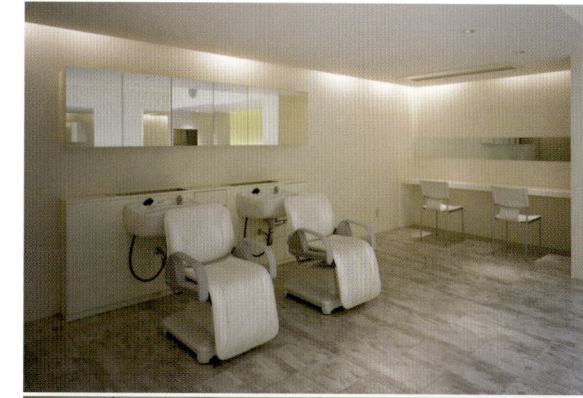

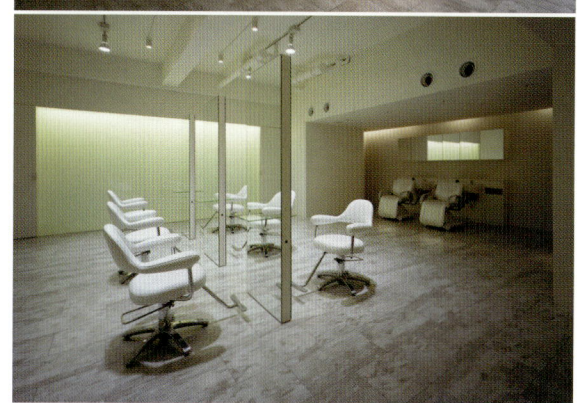

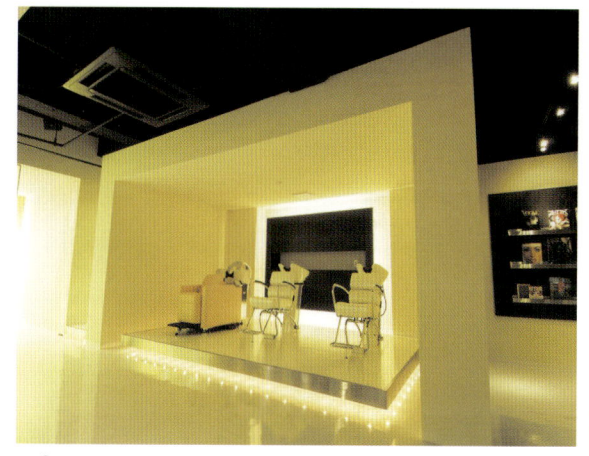

図㉑　従来のシャンプーゾーンの配置と空間デザイン

図㉒　ヘアケアをアピールしたシャンプーゾーンの空間デザイン

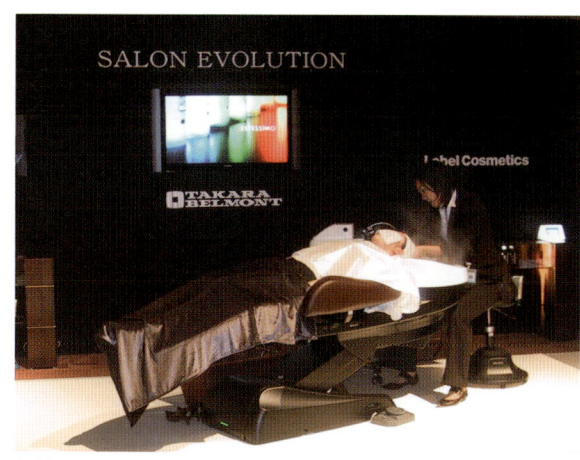

図㉓　ヘッドスパメニューの施術シーン

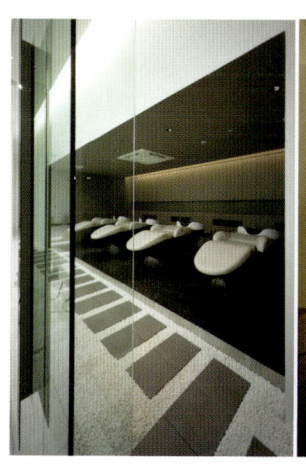

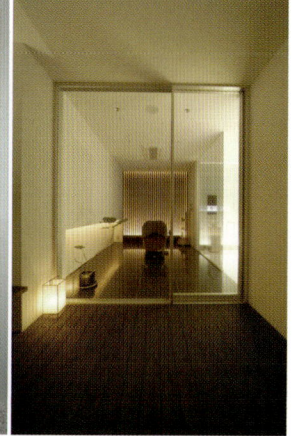

図㉔　ヘッドスパゾーンの空間デザイン

事例❸ 「ヘッドスパ」を導入した理容室の父親が独立新規開業
―静岡県浜松市―

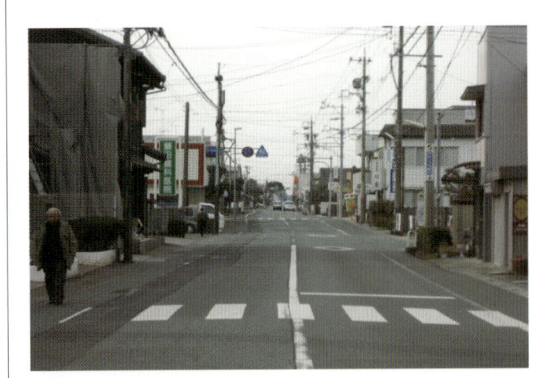

図㉕ 立地周辺ロケーション

静岡県浜松市の理容室の事例です（図㉕）．このオーナーは還暦をきっかけに長年営業してきたお店（地盤）をご子息に譲り，理容師としてのロマンをかたちにしたお店をまったく離れた場所に出店し，親子ともども成功しています．

平面レイアウト（図㉖）で表現されているように，従来の"スタイル"と"ヘッドスパ"の魅力を前面に押し出したゾーンプランになっています．

ゾーン配置は，エントランスからすぐに"ヘッドスパゾーン"（図㉗），その前の通路を通って奥に"カットゾーン"（図㉘）．また，両ゾーンの間には中庭を配置し，全体的におもてなしの和の精神を随所に感じさせる空間デザインとなっています．新しく提案するメニューは，そのゾーンの置かれる位置がとても重要となります．

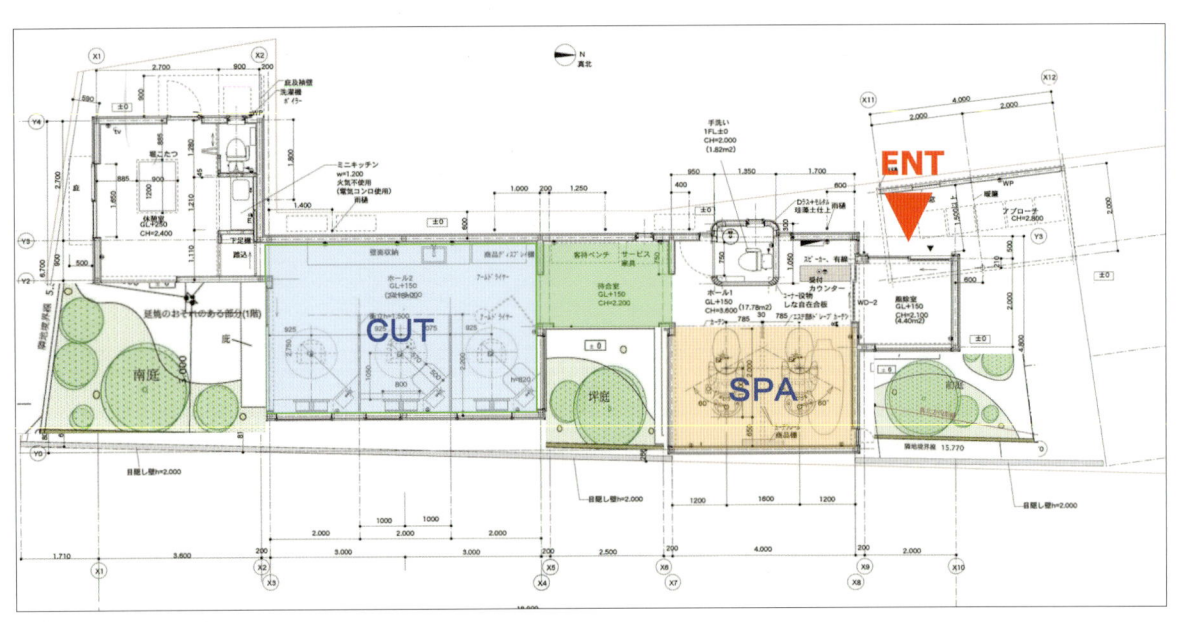

図㉖ 1階平面レイアウト

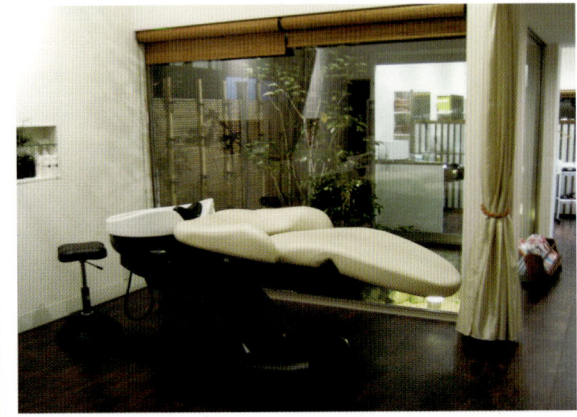

図㉗ ヘッドスパゾーン

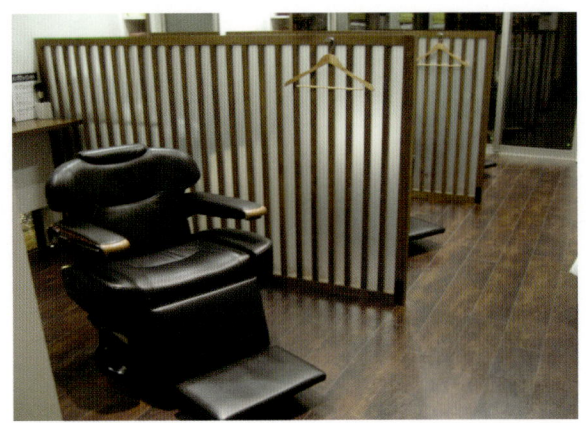

図㉘ カットゾーン

事例❹ ケアゾーンを増設し，キュアゾーンを縮小した歯科医院改装
―長野県岡谷市―

　一方，歯科で従来の概念をまったく変えた歯科医院の事例です．人口減少が始まった地方都市の歯科診療所において，ケアゾーン（ユニット4台増設）を充実し，キュアゾーン（ユニット2台に削減）を削減した歯科医院です（図㉙，㉚）．歯科医師1名，歯科衛生士4名の構成ですが，今までのキュアゾーンを全てケアゾーンに改装しました．院長は「病気の人ではなく，健康な人が当医院の患者さんです」をコンセプトに，ケアとキュアのゾーンを分離し，ケアゾーン主体の歯科医療サービスを患者に提供しています．また，受付のデンタルコーディネーターが患者さんへのコンシェルジュ役とデンタルスパサービスの役割を果たしています．

　結果，患者さんが求める治療は，高度医療や審美医療へと変化しました．従来から定期健診型予防歯科を医院のシステムとして取り組み，"予防は儲からない"との既成概念を覆し，量から質への転換は収益面でも証明されています．

　この医院の空間的デザインの特徴として，ローカウンターの受付とデンタルスパゾーンがあります．受付には患者さんのニーズの拾い出しや情報提供を強化するためにデンタルコーディネーターが新設され，そのステージとして従来の効率を追求したハイカウンターの受付から，患者さんも座われるローカウンターにしました．今後のインフォメーションゾーンのあり方を提案しています（図㉛）．また，デンタルスパゾーンはケアゾーンの一番奥に配置し，アロマを使った表情筋やハンドマッサージを行うステージとして癒される空間デザインとなっています（図㉜）．

　ケアゾーン全体の空間デザインはアール型のカーテンを使い，布と光と柔らかさで，非常にソフトな雰囲気を醸し出しています（図㉝，㉞）．これもケア意識の高い患者は，熟年層の女性が中心になっているからです．また，このケアゾーンは動線分離型配置で，緑いっぱいの庭を眺められる前面廊下から導入されます（図㉟）．

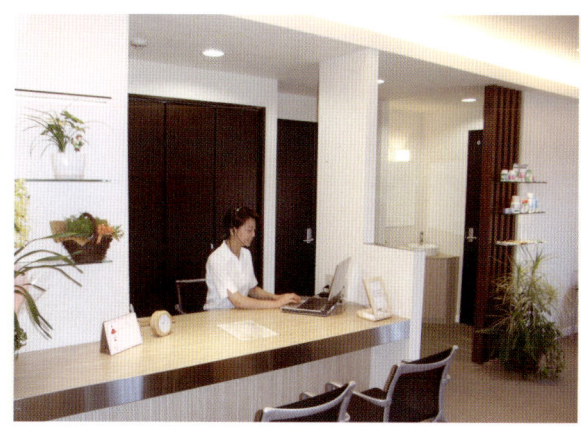

図㉙ 改装後の受付とデンタルコーディネーター

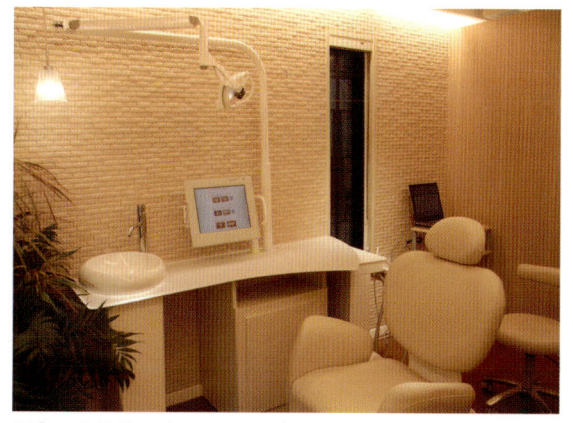

図㉚ 改装後のデンタルスパゾーン

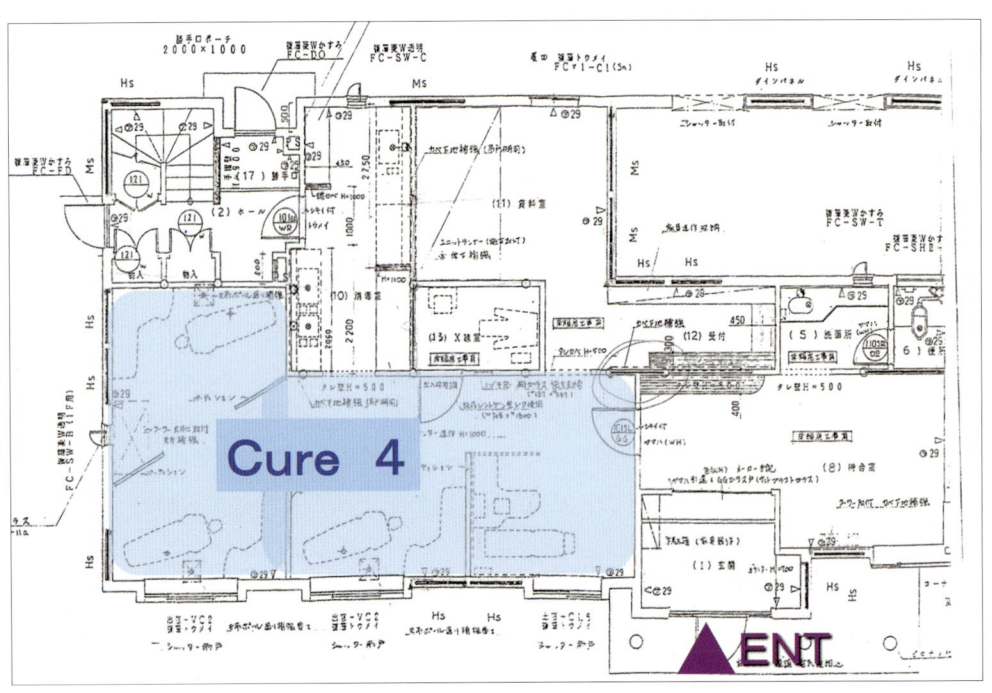

図㉛　改装前1階平面レイアウト

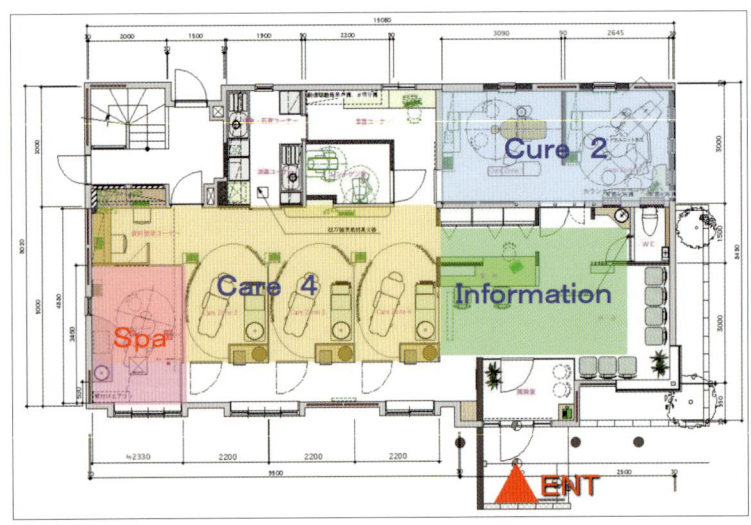

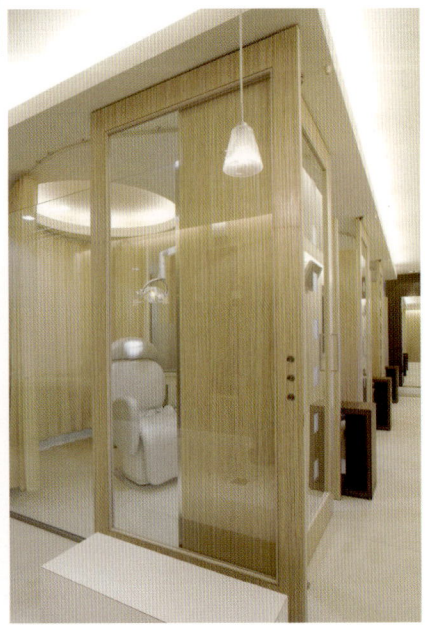

図㉜　改装後プラン

図㉝　改装後のケアゾーン　　図㉞　改装後のケアゾーン　　図㉟　改装後のケアゾーン

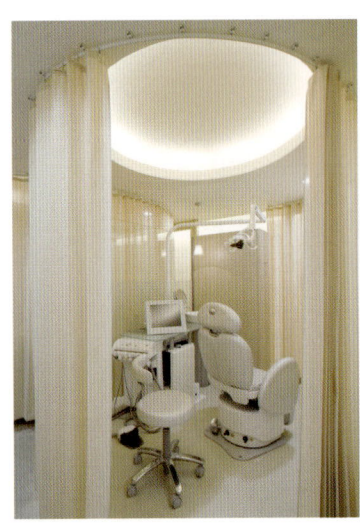

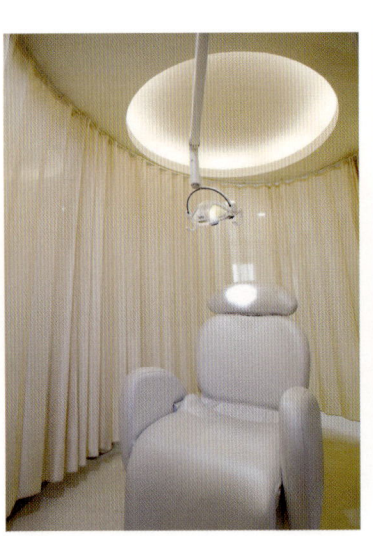

事例❺ ケアグッズゾーンとケアゾーンを新たに増築した増築 —長野県下諏訪町—

「病気にならないと，医院のプロフェッショナルな医療情報がもらえない．いつもドラッグストアでただ並んでいる商品を選ぶだけ．どんな商品が私に必要なの？」そんな単純なニーズに応えて，治療主体の"キュア"型歯科医院の隣にケアグッズゾーンとケアゾーンを増築した事例です（図㊱）．

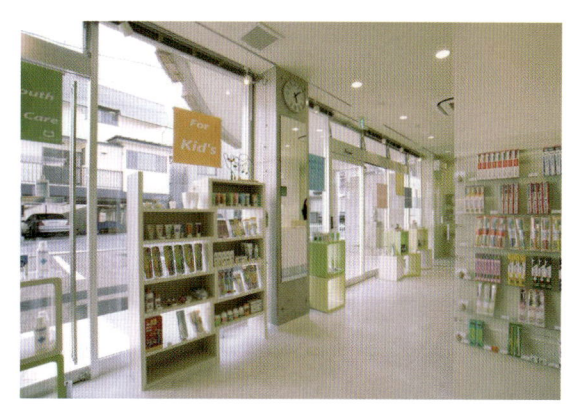

図㊲ 1階ケアグッズゾーン

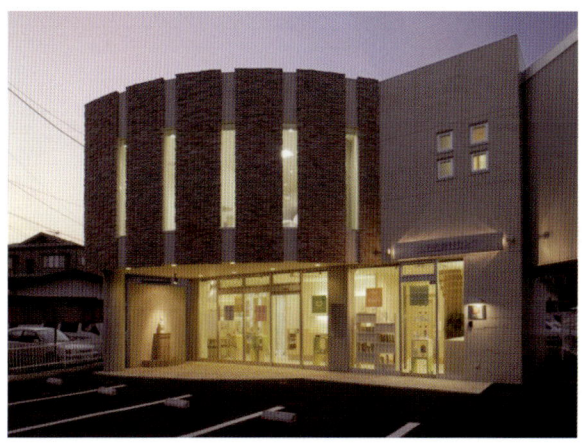

図㊱ ファサード（キュア主体の本院が右側に隣接）

1階の"ケアグッズ"ゾーンは健康な生活者がお口の健康を維持，さらにはもっと美しくなるための情報提供の場所です．商品を触りその効果効能と価格の情報を得ながら，自らのQOL（生活の質）を高めることができるゾーンです．また，母親教室などのゾーンもあり，地域医療の向上への貢献も目指しています（図㊲，㊳）．

また，2階は歯科衛生士による"プロフェッショナルケア"ゾーンとなっており，1階でIQの高まった方々に，さらなるQOL（生活の質）向上のために，"歯のクリーニング"や"口臭予防"，さらには"ホワイトニング"などのデンタルエステが提供できるゾーンです（図㊴，㊵）．このゾーンの待合室は，地域性から団塊世代の女性をコアターゲットとし，アール形状と落ち着いた色合いの木目や待合椅子，そしてオブジェなどが飾れる埋め込みの壁面ディ

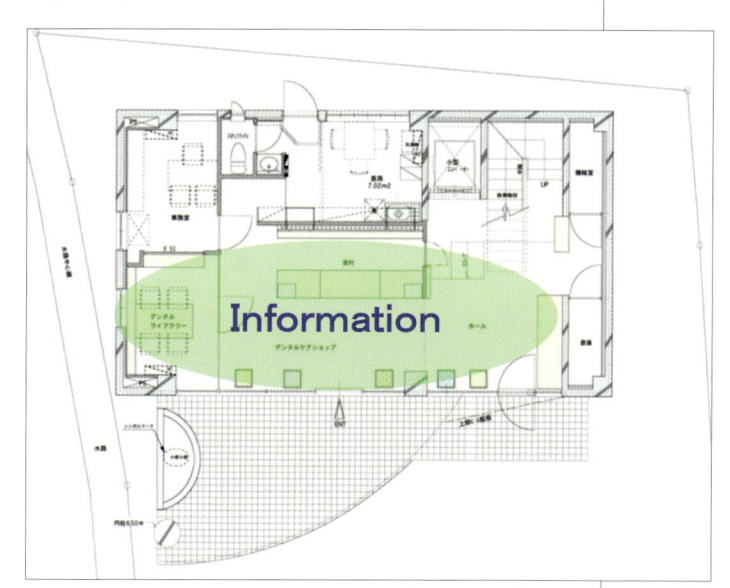

図㊳ 1階情報提供ゾーン

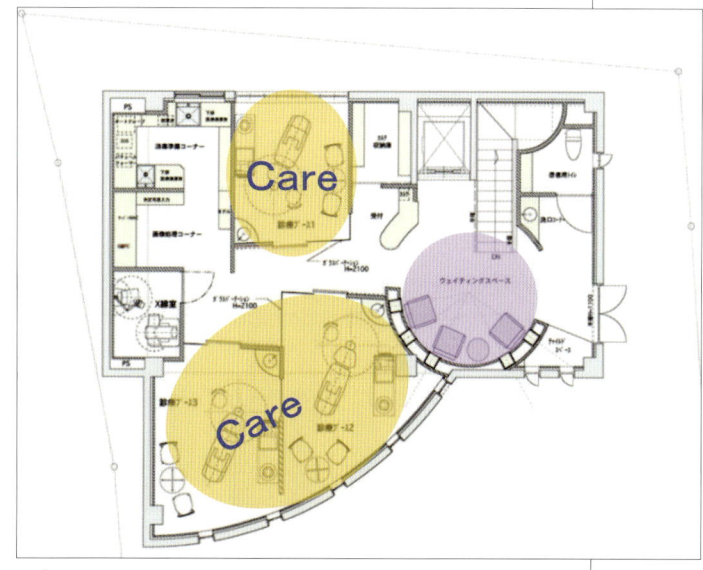

図㊴ 2階ケアゾーン

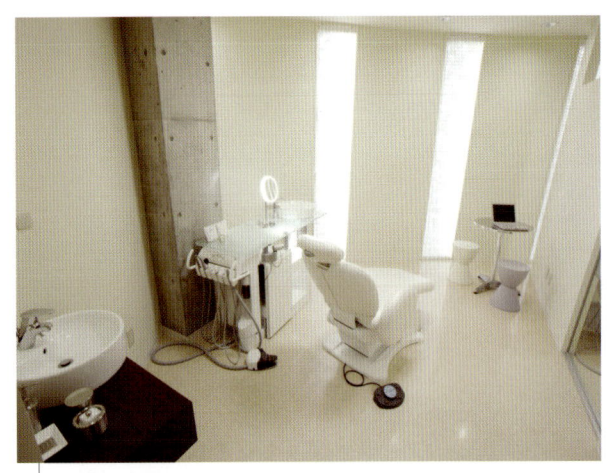

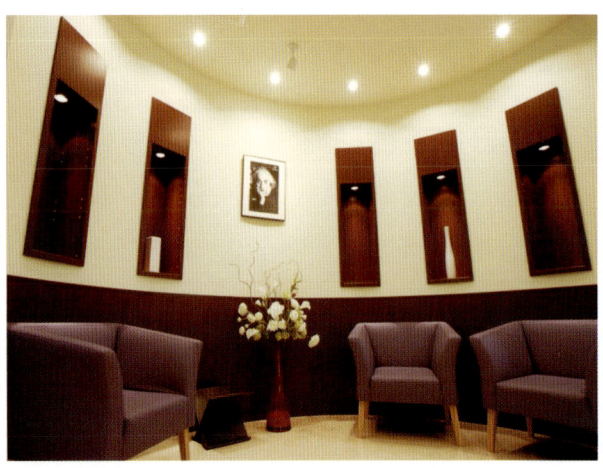

図⓮　2階ケアゾーン

図㊶　2階ケアゾーン待合室

スプレイ棚でデザイン演出しています（図㊶）．

さらに，審美治療や高度治療を求める患者さんは，本院（隣接）の"キュア"ゾーンで歯科医療サービスを受けることができます．まさに，新たなる医療サービス市場創造型の歯科クリニックです．

事例❻　ネクステージゾーンを設けた医院分院
―大阪府大阪市―
西田辺歯科クリニック（諸井先生の分院）

年代別の歯科診療医療費（図㊷）でもっとも多いのは50歳代です．なかでも"団塊世代"と称されるボリュームゾーンは，歯科医療にとっても注目すべきライフスタイルの持ち主です．彼らは"ビートルズ世代"ともよばれ，これからの人生をより若々しく生き，プライベートな生活を本格的にエンジョイしたいと思っており，価値あるものには投資を惜しまない方が多いようです．また，子育てや家のローンも終わり，年金の不安もなく，自己投資するお金と時間も十分に持ち合わせています．

その世代は，歯科医療サービスにおいても，より若々しくあるための"ケア"や審美的"高度治療"（インプラントなど）を望んでおり，その受け皿も"患者さん"ではなく"ゲスト"としてお迎えするワンランク上の医療サービス，つまりホスピタリティの高い医療サービスを提供するゾーンが今後必要となります．言い換えれば，おもてなし旅館のプライベート空間，つまり心が癒される質の高い"器"（ネクステージ）」の空間演出が不可欠になるでしょう（図㊸，㊹）．

この医院は半地下のドライエリアがエントランスホールとなっており，前面の煩雑から一歩距離を置いた立地です．一般的には，患者さんが入り難いと感じますが，隠れ家的な

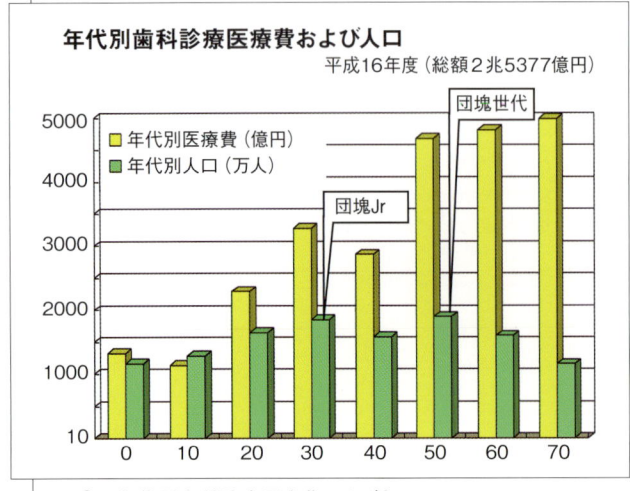

図㊷　年代別歯科診療医療費および人口

診療室はおもてなし診療をするにはとても好条件です．

　待合室と化粧コーナーも落ち着き感と上質感を兼ね備えた空間デザインとし，患者さんの思いを聞き出してその解決方法をプレゼンテーションするカウンセリングゾーンも充実しています．

　また，キュアゾーンとケアゾーンは個室化していますが，間接照明等で閉鎖感のないクリーンな空間デザイン演出がされています（図㊺，㊻）．

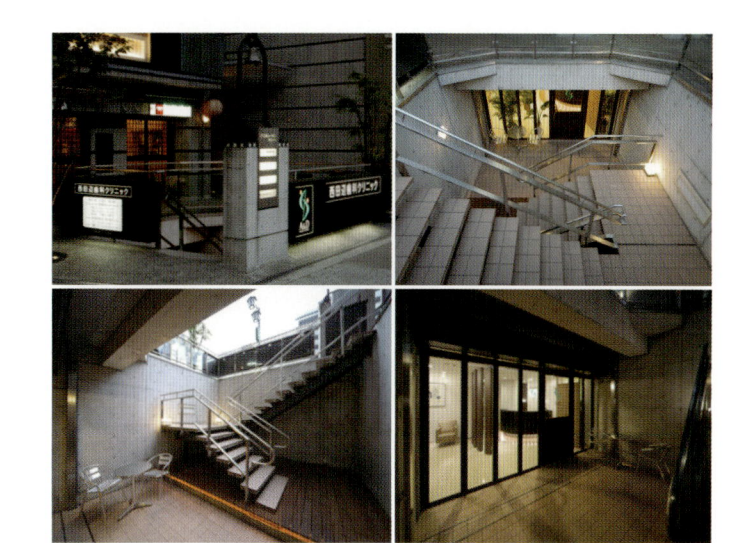

図㊸　エントランスホール

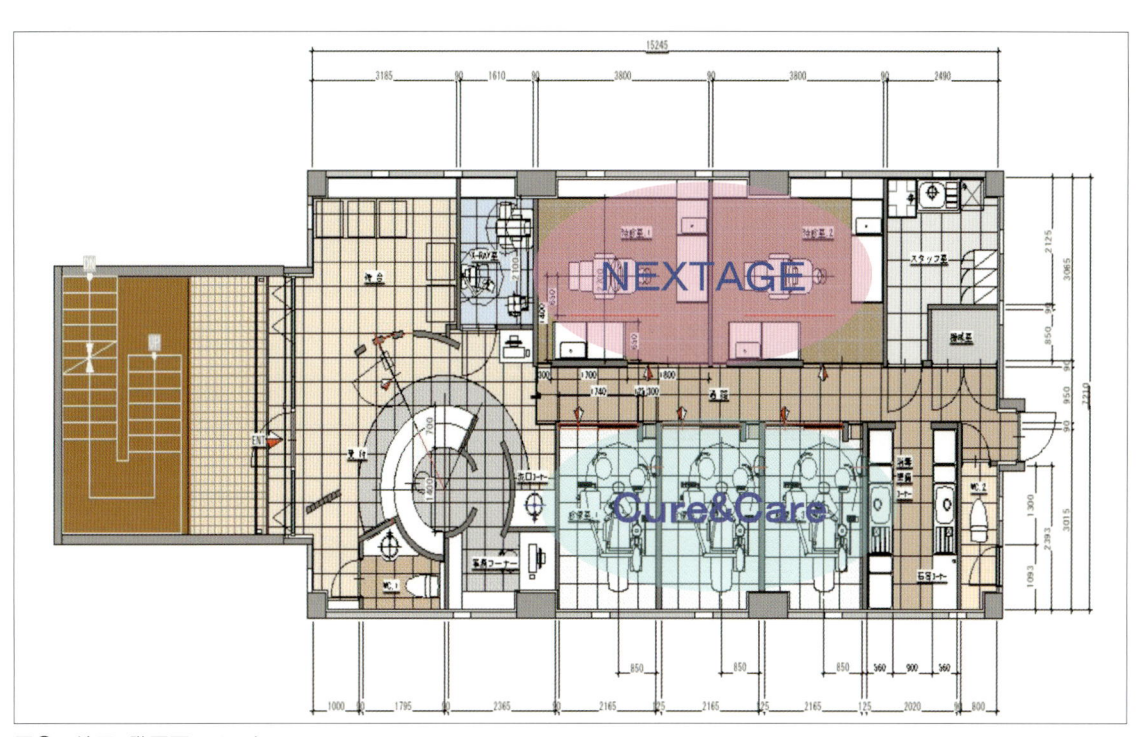

図㊹　地下1階平面レイアウト

図㊺　受付・カウンセリング・個室化されたケア&キュアゾーン他

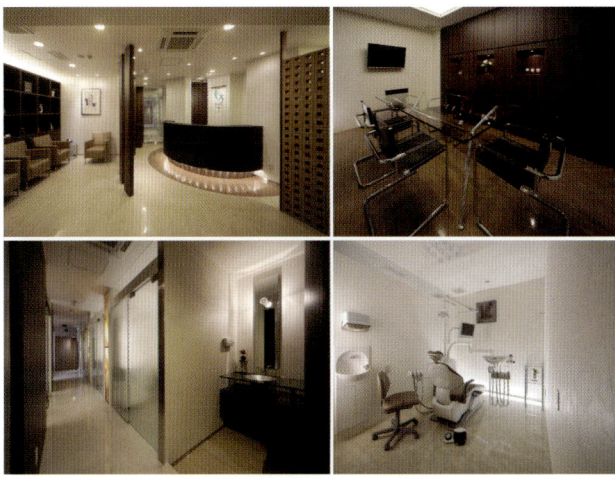

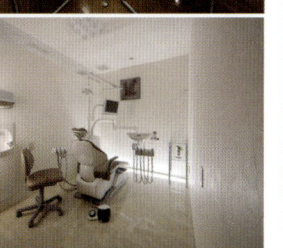

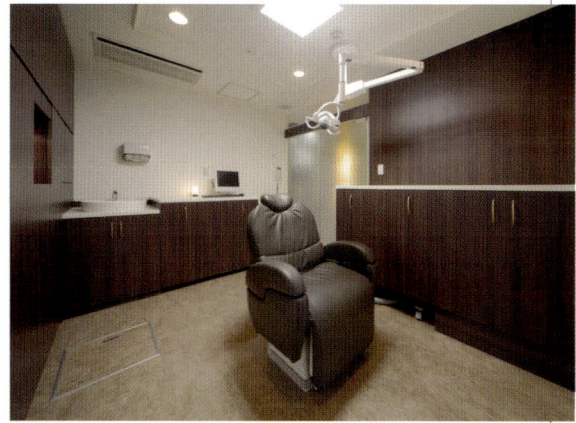

図㊻　ネクステージゾーン

事例❼ デンタルスパゾーンを増設した歯科医院増改装
―千葉県柏市―
康本歯科クリニック

　この医院は幹線道路沿いですが，駅からも遠く患者さんは車での来院がほとんどです（図❹❼，❹❽）．

　これからの歯科医院はどうあるべきか，10年がかりで院長とスタッフの皆さんが一歩一歩実現させてきた事例です．

　まず，2階の治療をメインとした「康本歯科クリニック」のキュアゾーンを改装しました（図❹❾）．治療器は患者さんとのインフォームドコンセント実現に向けて，コミュニケーション型ユニット（ラポール）を導入しました（図❺⓿）．また，インプラント治療を中心としたオペ専用ゾーンも増設しました（図❺❶）．

　さらに1階に矯正センター，予防歯科（ケアゾーン）を増設しました（図❺❷，❺❸）．ケアゾーンは特に，女性が好感を持てるシンプルで明るいイメージにしています．

　キッズコーナーを縮小して，情報提供の場としてケアグッズのゾーン（インフォメーションゾーン）を増設しました（図❺❹，❺❺）．改装前のキッズコーナーは子供たちに歯についての知識や予防の啓蒙とお母さん方を含めた地域のコミュニティーを図る場として活躍していました．

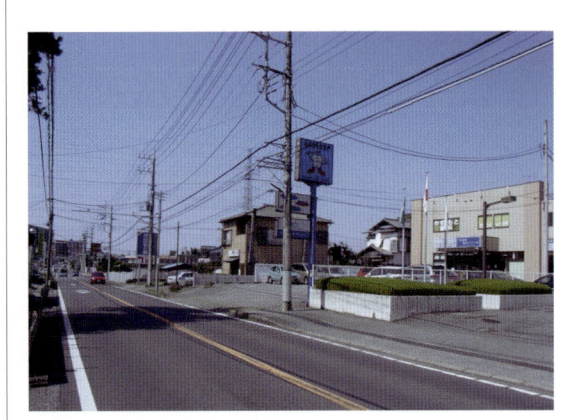

図❹❼　クリニック全体の外観

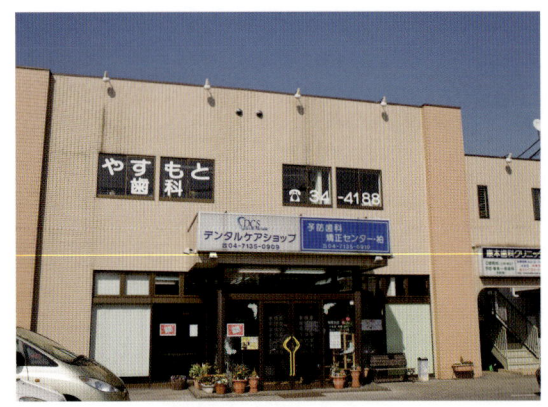

図❹❽　クリニックの外観

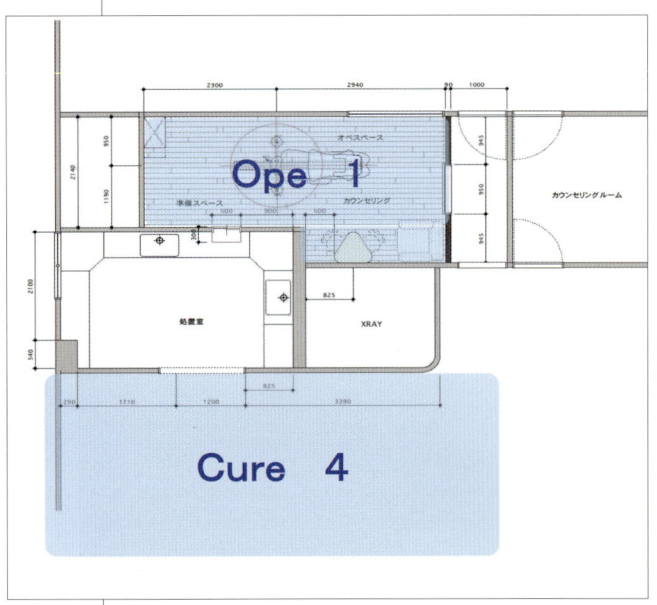

図❹❾　2階平面レイアウト

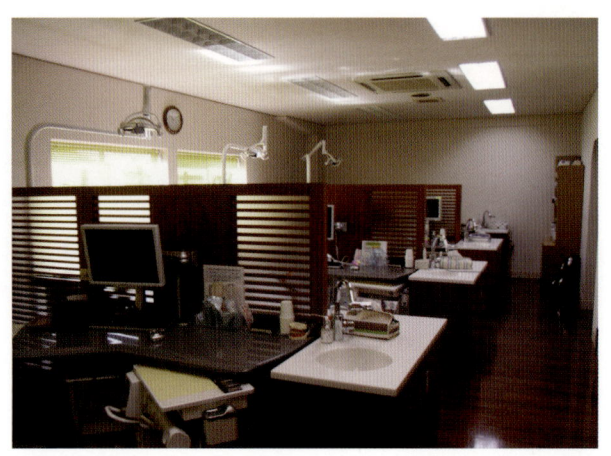

図❺⓿　改装後のキュアゾーン

Ⅱ　未来型歯科医院のデザイン

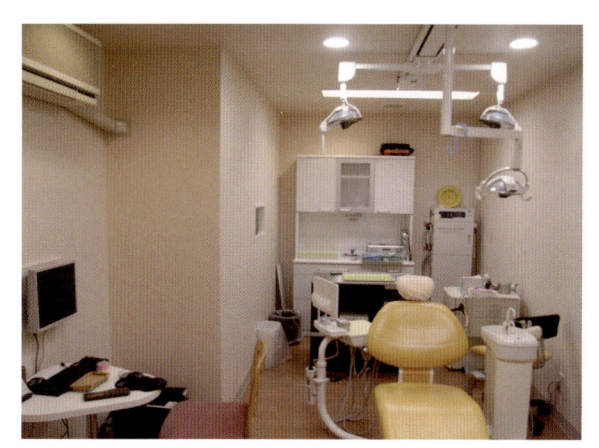

図㉛　改装後のオペゾーン

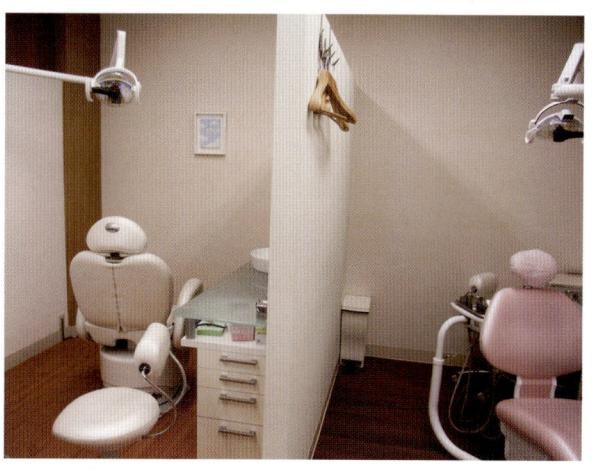

図㉜　1階ケアゾーン

しかし，子供たちも成長し，お母さん方を含め成人としてのニーズが多くなってきたので，その一環として新しいサービスゾーンとしてデンタルスパのゾーンを新たにつくることになりました．このスパゾーンは歯というよりは，リラクゼーションとともにグッドスマイルをつくるために，顔・手・足などのスパサービスをするところです．フェイシャルメニューでは，アロマオイルを使って表情筋をマッサージし，エイジング

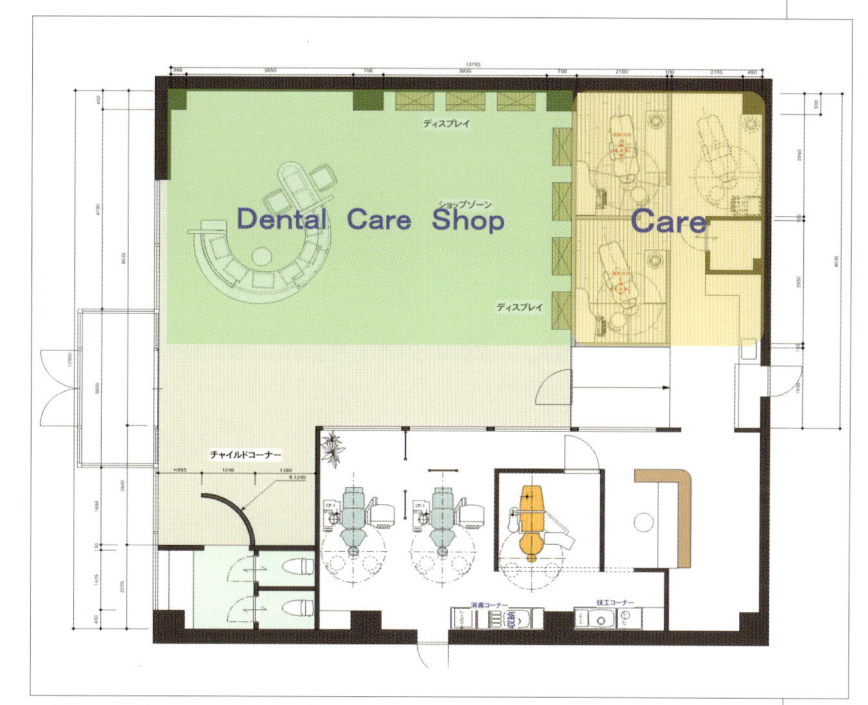

図㉝　ケアゾーンとケアグッズゾーンの1階平面レイアウト

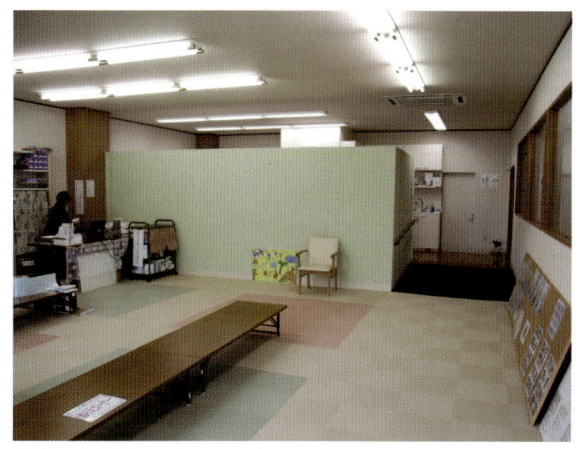

図㉞　改装前の1階キッズゾーン

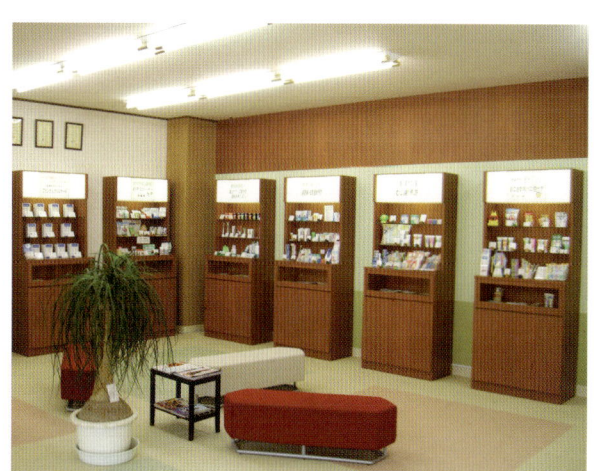

図㉟　改装後の1階ケアグッズゾーン

ケアと心のケアをします．その癒されるステージとしてデンタルスパゾーンの空間デザインが演出されています（図56，57，58）．

また，専任の栄養士を置き，体相計などの診断機器も備え，様々な食育の指導も行っています．

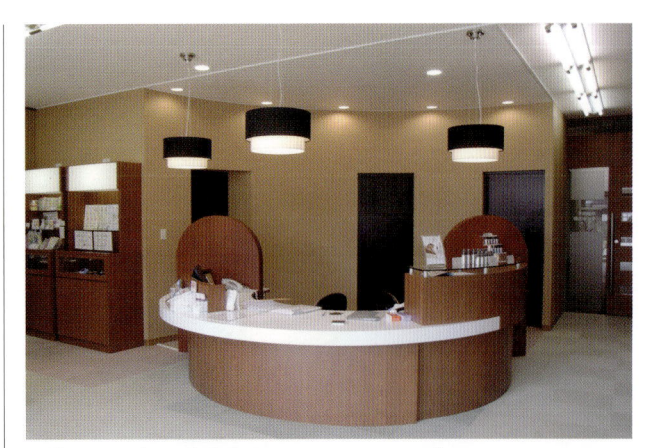

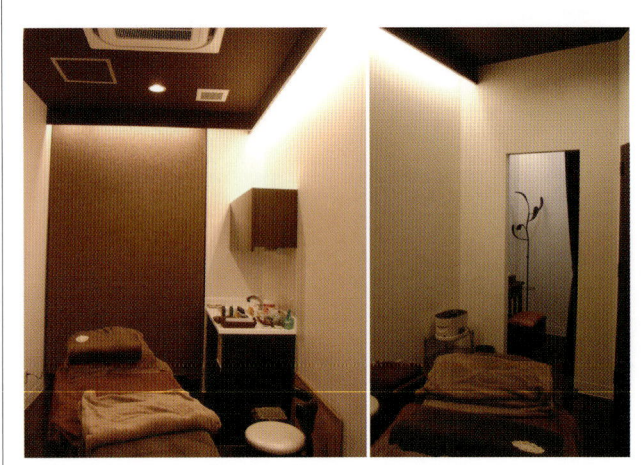

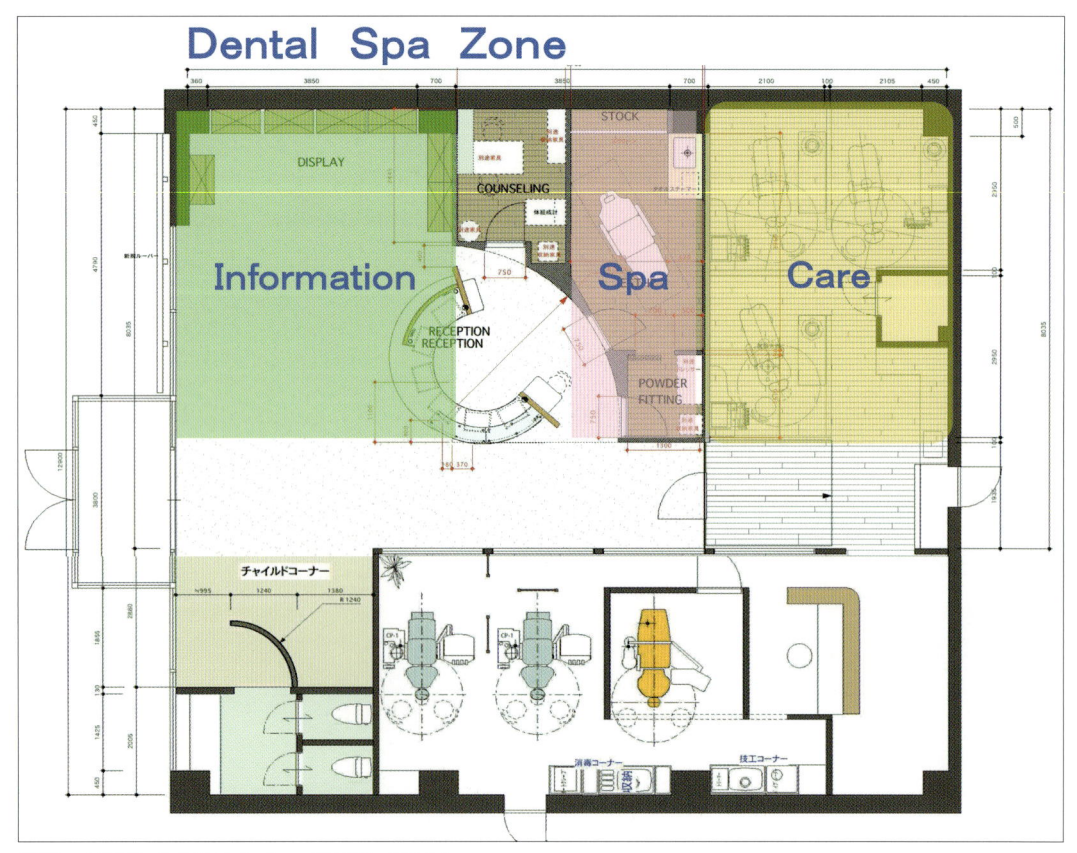

図56 スパゾーン改装後のインフォメーションゾーン

図57 改装後のデンタルスパゾーン

図58 1階デンタルスパゾーンへの改装レイアウト

おわりに

歯科診療所において，患者が歯科治療（キュア）ではないケアサービス（美しさや健康を保つための支援）を，プロフェッショナル・ケア（専門家が行う支援）として認識させる演出手段として診療空間デザインについて考え，歯科診療所での事例を取り上げました.

美容業界のゾーンプランニングと空間的演出を歯科医療サービスに置き換え，ケアゾーンをキュアゾーンから分離し（ゾーンプランニング），患者さんがケアサービスを専門特化したもの（プロフェッショナルケア）として認識するように，ケアグッズなどの情報提供の場としてのインフォメーションゾーンも進化させ，患者さんの視覚に訴えるといった診療空間デザイン演出が，今後の歯科業界の発展に寄与できると信じています.

また，そのために診療空間デザインは快適性や利便性だけでなく，診療内容によって区分するゾーンプランニングや患者さんのニーズに応じた医療サービスや情報提供を訴求する空間デザイン演出の，さらなる高度化を追求していかなければなりません（図(59)）.

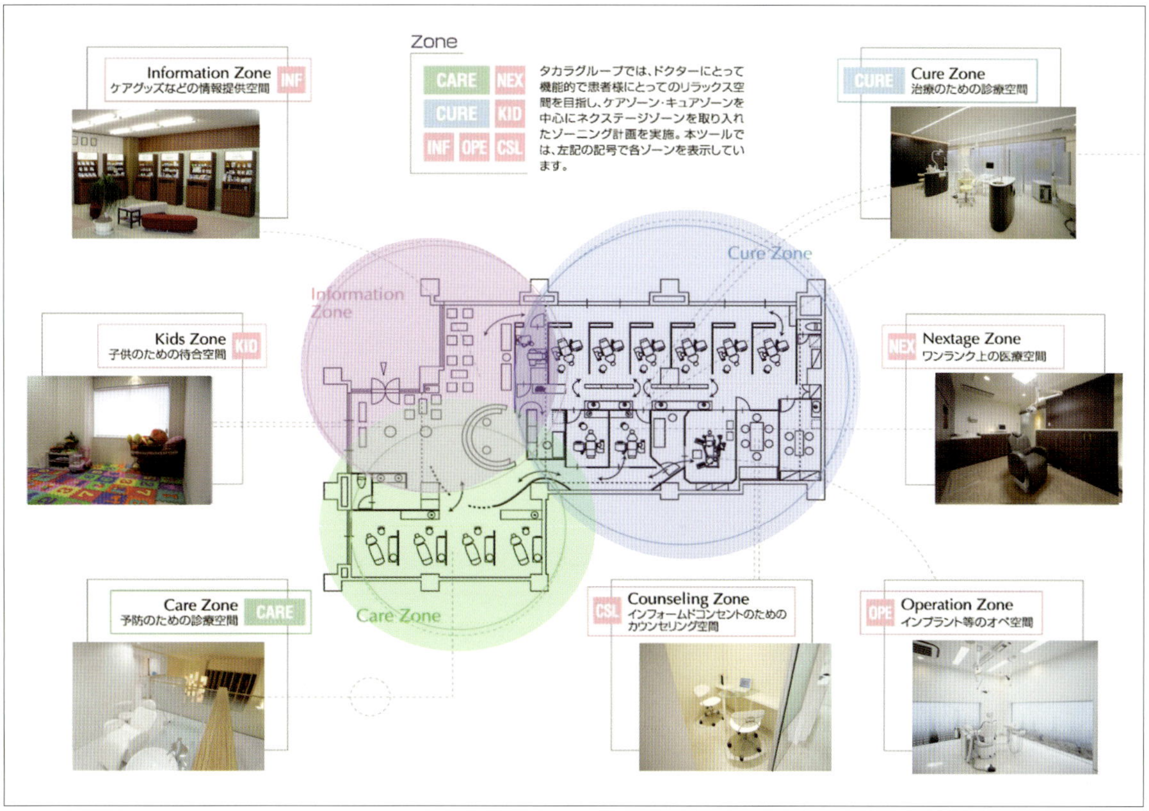

図(59) 治療（Cure）から予防（Care）へ、そして美と健康創造のための情報提供（Information）

III 未来型歯科医院へのプロセス ― 1

疾患を生まない，生ませない歯科医院となるために

築山 雄次
つきやま歯科医院　院長／福岡市

PROFILE
築山 雄次（つきやま ゆうじ）
1977年　東京医科歯科大学 歯学部卒業
1977年　同大予防歯科研修
1981年　佐世保市開業
1989年　福岡市移転開業

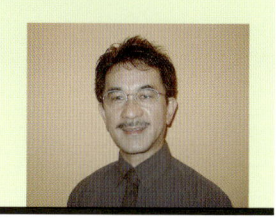

クリニック紹介

　他の医院の話を聞くと，大きい診療室ばかりで，全然自分の医院と違うと感じられているかと思います．しかし，どの医院も最初から大きな規模だったわけではありません．

　私も診療室を開院した20年前は，チェアは2台でした．当時，宣伝もせず，初診で来院した患者さんが診療に満足してくれて，次の患者さんを連れてくるというような状況でした．患者さんが何に満足なさっていたかというと，当時は予防歯科が好評だったのだと思います．

　その結果，開業して12年目に，いよいよパンク状態になって，図❶にある診療室ができました．現在チェアが11台，ドクターが7名，スタッフが32名います．

　その2台から現在の11台になった経緯ですが，開業当初の2台でやっているとそのうちに追い付かなくなり，ほどなく3台にしました．

　2階建てで，1階20坪と2階20坪の小さな家でしたので，もし失敗したら私は2階に住もうかと思っていましたが，有難いことに3台でもいっぱいになり，4台目，5台目を2階に増設し，6台目は，少し個室もいるということで，2階の個室に設置しました．

　残るスペースはスタッフルームしかありませんでした．どうしようかと考えていたところ，近くのスナックが閉店したので，その店舗を借りてスタッフルームにしました．そこにスタッフが移り，チェアを2台増やして8台になりました．

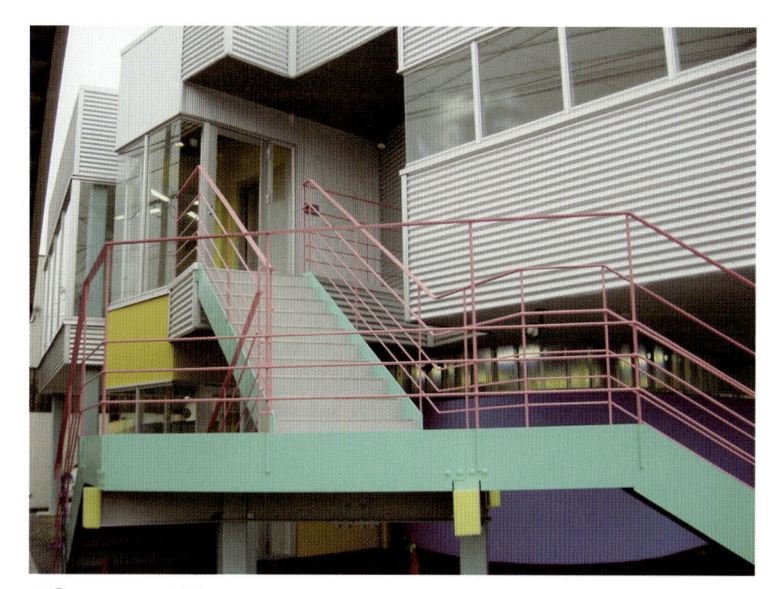

図❶　クリニック外観

診療時間の拡大

　それでもやっていくうちに空間的にも無理になってきたので，その対応として，今度は日々の診療時間は変えないで，休診日を変えることによって，診療時間の拡大を試みました．週休2日で木曜日・日曜日の休診だったのを，木曜日と祝日に診療をすることにして，そのためにマンパワーを増やしてローテーションを組み，週に1日という休療時間の拡大を図りました．

　それでもパンク状態になったので，チェアを11台にし，現在に至ります．規模を大きくするのは，本来私の目的ではありませんでしたが，予防を基本に考えた結果，このようなかたちになりました．

　規模を大きくしたことによるメリットはありますが，当然，大きくなったがために困ったことというのもあります．そのようなデメリットは様々な工夫をして，ドクターとスタッフの全員で乗り越えてきました．

予防と治療の空間分離

　「疾患を生まない・生ませない仕組みつくり」というシンポジウムでしたが，康本征史先生が最初に投げ掛けたのは，「どのような設計の歯科医院をつくりますか？」という質問でした．「どのような診療室にするのか？」「もう一度私に人生があるとしたら，ということなのか？」というようなことを尋ねられたように感じました．

　そこで図❷のように"分離か，混在か？"ということを考えました．分離が良いという話もありますが，当院では分院の開設はしませんでした．図❷の写真は，私がミラーを置いて外に出てやっている子供教室です（このことについては，後述します）．この教室ではどうやって指導しているのかというと，チェアの代わりに事務用デスクを2つL字型に並べ，Zライトを置き，歯科医師が口の中を見て，歯科衛生士1人がお母さんの話を聴きます．コミュニケーションを取っているだけで，ほとんど道具は要りません．

分離のメリット

　予防と治療の空間分離，もしくは時間分離といいました．時間分離は，試みる際の初期投資もかからず，取り組みやすい分離です．私は木曜日に休んでいたわけですから，木曜日に医院を開けるときには「今日は治療はやめた！」といって，タービンを全部外して，白衣を脱いでTシャツと綿パン姿になり，女性スタッフたちは割烹着を着て，治療道具を目隠しし，予防治療を始めました．

　この時間分離は予防効果が高く，非常に良い結果を得ることができました．それと

分離か，混在か？

- 予防と治療の空間分離もしくは時間分離
  予防効果は高い
  家族単位でしやすい
  機材がシンプル

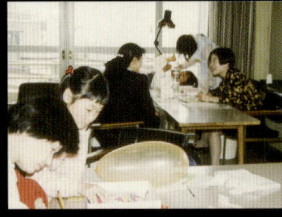

- 予防と治療の混在型
  予防と治療のコントラストがある
  相互のフィードバックがしやすい

図❷　分離か，混在か？

いうのは，この当時ケアをしていた子供たちは，もう大人になっていますが，本当にむし歯ができておらず，口の中がきれいなのです．歯並びは私たちのアプローチが遅れたので，「もっとあのとき歯並びのことを考えておけばよかったかな」と思う程度です．このように，時間分離した方が予防としての効果は高いのではないかと思います．

家族で来院してアポイントを取り，お父さんから子供まで一斉に診ていくと，家族の生活の姿・かたちも覗くことができます．

機材もシンプルなもので良いでしょう．極端にいえば，外で活動するのならば，テーブル1つあればできてしまいます．気の利いた高価でお洒落なチェアが流行していますが，予防に使う機材はシンプルな安いもので良いと思います．

図❸　自立型予防へと

診断基準の違い

この活動に参加していた歯科衛生士が，普段の診察と2つ違うところがあるといっていました．1つは治療のときと予防のときと，まるで雰囲気が違うということです．もう1つは，診断の基準が違うということです．

実はこれ，結構難しいことです．治療のときは目の前にタービンがありますから，削りたくなってしまいます．どうしてもラインがシビアになり，治療の方に意識がシフトしています．

ところが予防のときには「もう徹底して削らないぞ」という覚悟があるので，判断基準が違います．「C_2だけれども今日のところは予防的対処をして，もう少し経過を見てみよう」という感覚があります．

その結果，乳歯は若干カリエスで手遅れになったことがあったとしても，その後きちんと予防しておくと，永久歯はもうほとんど心配ありません．中学校を出るぐらいまできちんとケアをしている子は，大人になってもむし歯になることはほとんどありません．

予防と治療の混在型

当初は時間分離をしていたのですが，新しい診療室になってからは，完全に予防と治療の混在型になりました．チェアはいつも患者さんでふさがっているので，チェア効率としてはこちらの方が良いです．また予約のシステムも非常に重要だと思います．予防と治療の混在型は，そういったところもきちんとできる可能性があります．

予防と治療はコントラストがはっきり見えてきます．どういうことかというと，先ほど述べた予防の目と治療の目を，1人のドクターが目線を変えながらやらなければならないところがありますし，もしくは患者

ヘルスプロモーション

- HPにはたいした技術は要りません
- HPにはたいした道具も要りません
- 必要なのはコミュニケーション技法とシステムです
　そして，何よりも高い志です！

図❹　ヘルスプロモーション

さんが横で楽しそうにやっている予防の来院者さんを見て「あれ？どうしてあんなに笑い声が出ているの？」といったようなコントラスが役に立つということがあります．

また，すぐ目の前で行われていることに対して「これ何でこの間治療しなかったのかなあ？」とかそういったことが，ドクターにとっても歯科衛生士にとっても話しやすい，フィードバックがしやすいという利点もあります．

しかし，最終的にはその人が自らやっていくという自立型予防へというのが私たちの考え方です．人々をそこへ導いていく機会をつくり，それぞれが自立に向かう手助けをすることこそが，"HP（ヘルスプロモーション）"ということになります（図❸）．

HPには大した技術や道具，設備なども要りません（図❹）．医院内を飾りたてたいのであれば，立派な設備をつくっても良いとは思いますが，莫大な投資は一時的には来院者にとってアトラクティブであっても，それを支払うのは最終的には来院者で，それを捻出するのは私たちドクターや歯科衛生士です．豪勢できれい過ぎる設備は要りません，必要なのはコミュニケーション技法と，システムです．

高い志とは

それから，何よりも高い志が必要です．高い志とは一体どのようなものを指すのか，心の中で10秒間考えてみませんか．

1年前に行われたシンポジウムで，私が康本征史先生と会ったときに「康本先生，3年前あんな赤字で大変だったのに，またこういうことをやり続けているのは，なんですか？」と尋ねたところ，「そうですね．私はね，昔から，自分が楽しいと思うことは，歯医者になったからそれなりにできているんです．そうではなくて，周りにいる人たちが，やっぱり「楽しい」とか「うれしい」とかいってくれることが，自分の喜びだと感じているので，こういった活動を続けているんですよ」ということをおっしゃっていました．

自分のことだけではなく，周りの人，自分の関わっている人たちがウェルビーイングであるということを，彼は志としているようです．これこそ"高い志"です．何よりも必要なことはこういった志を持つことです．これによって患者さんを増患しよう

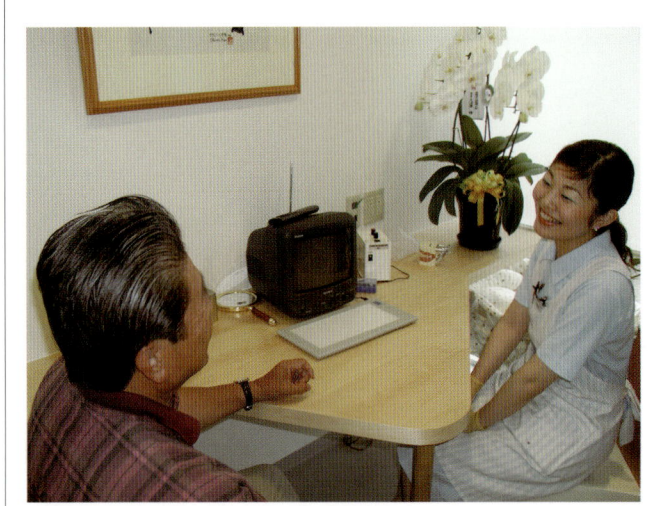

図❺　コミュニケーションのとりやすい環境が必要

という風潮もありますが，私がいいたいのはそういったことではありません．

コミュニケーションの取りやすい環境とマネジメント

歯を診るのではなくて，人をみる（理解する）医療をしようということをいっています．ですから，予防をするにはコミュニケーションの取りやすい環境があれば良いということです（図⑤）．コミュニケーションの取りやすい環境，それは，それぞれの地域によって違います．

私のよく話していることですが，マネジメントは，かつては院長がトップで，スタッフがその下に，そしてさらに下に患者さんがいるという，ピラミッド構造でした（図⑥左）．しかし今は地域の人が1番上です（図⑥右）．

地域に住んでいる人の一部が患者さんとして訪れて，それに1番近付いている受付のスタッフなどがいるわけです．当院ではみんながTCの役割をしています．その近くにドクターがいて，院長が最後です．つまり，この人たちがウェルビーイングであるためにその下支えをすることが，院長である私の仕事のように感じています．

地域の人が望むものを知るというのが，医院設計，医院建築，かたちの表現においてとても重要なことだと思っております．

私は変化に強いかたちが良いのではないかと思います．絶え間ない変化の中で，過大な投資をしているがっちりした建物は，それに対応しきれません．これはなかなか難しいです．かたちを変幻自在に変えられる構造体というのが，これからの歯科医院の建築には良いのではないでしょうか．

ミラーを置いて外に出よう

「ミラーを置いて外に出よう」という活動は，中村譲治先生が20年前に私に教えてくれたことです．ですから，私は企業での歯科予防の実践のために外に出ています．みんなが底上げすれば良いわけですから，自分の診療室でやることはもちろん，一歩外に出てみるということも大切ですし，また，とても面白い発見ができます（図⑦）．

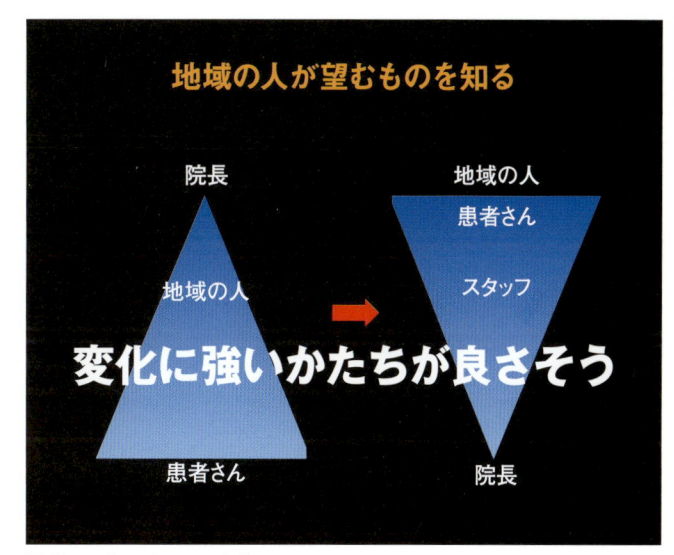

図⑥　マネージメントの変化

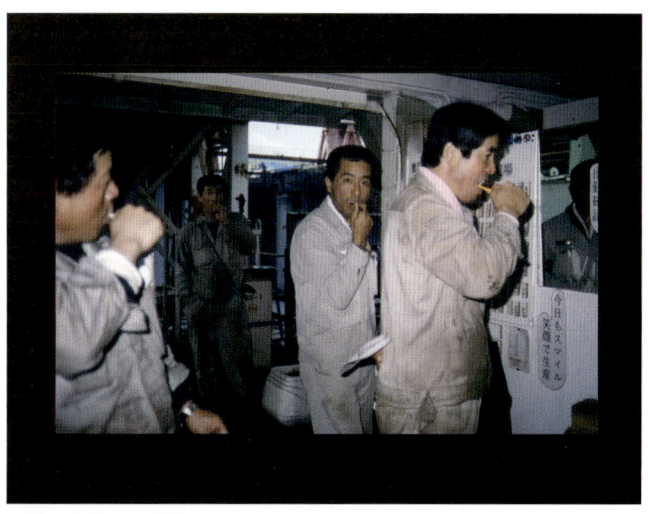

図⑦　企業での活動

ハイリスクアプローチとポピュレーションアプローチ

　診療室では，どちらかというとハイリスクアプローチです（図❽）．リスクの高い部位にアプローチしていきます．この矢印の部分にアプローチする，つまり，むし歯の多い人たちや，歯周病で困っている人にアプローチをすると，左の部分が山になって上がっていきます．しかし，なかなか全体に効を奏するには手間がかかり，結構大変なことです．

　そういったハイリスクアプローチに対して，もう1つポピュレーションアプローチというのがあります（図❾）．ハイリスクアプローチというのは，ともすると病気だけを見てしまう危険性があります．しかし，ポピュレーションアプローチの場合には，健康や幸せ，楽しさなど，そういったところ全体を見ていくわけです．そうすると，このグラフは少しずつ左に動きます．その結果，リスクの高い部分は減って，リスクの低い部分に全部がシフトしていくという状態にすることができます．

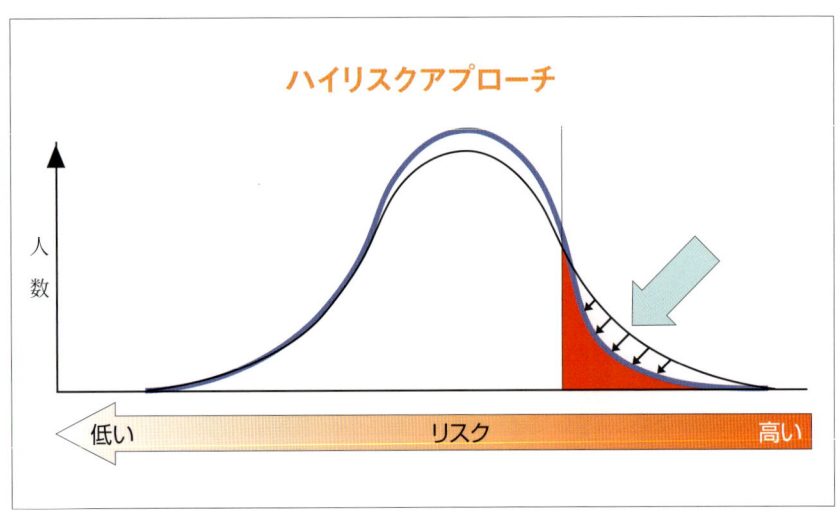

図❽　ハイリスクアプローチ

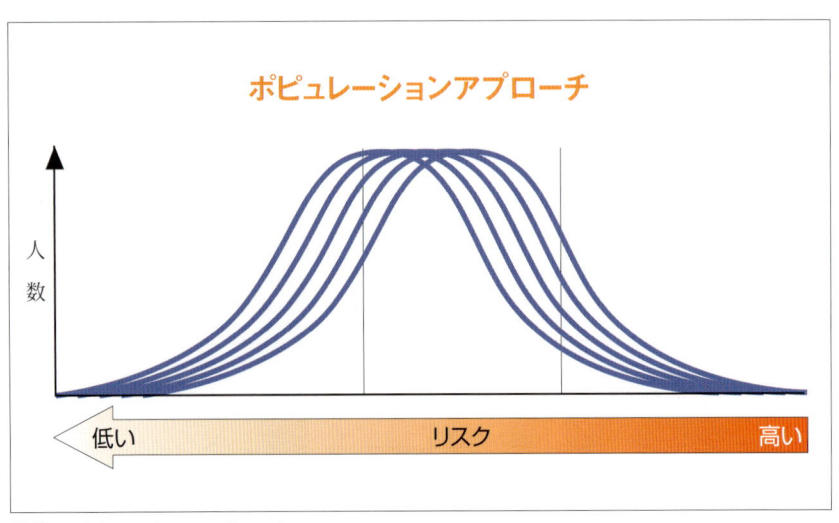

図❾　ポピュレーションアプローチ

日本のむし歯

　日本のむし歯は，プリベンタブル（予防可能）です．そして，むし歯が少しあっても，コントローラブルであり，処置もそう難しくありません．そして，ほとんどのむし歯は予防でき，残りのむし歯はコントロールできると思います（図❿）．

　医療の最終目的は，健康で幸せな人々を増やすことです．病気を掘り出すために様々な検査などが行われるばかりであれば，それは少し違うことだと思います．あくまで，健康であるという方向にベクトルを持って，そのツールとして様々なものが活用されれば，有効に生きていくと思います．

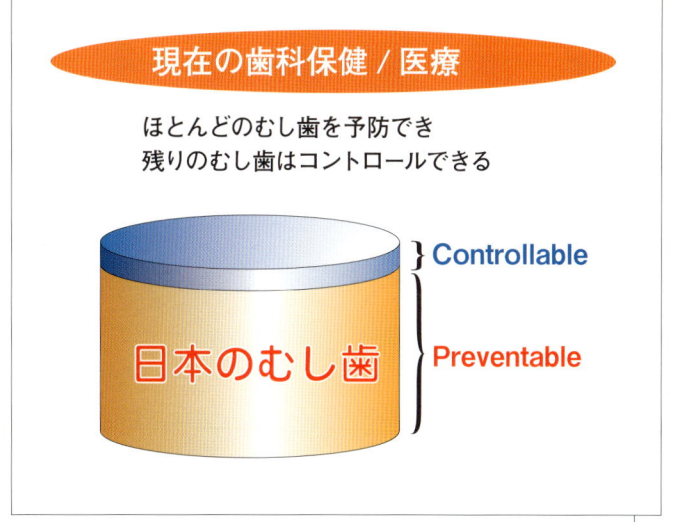

図❿　現在の歯科保健／医療

ヒューマンファクターが一番

　建物の話に戻りますが，最終的に行き着いたところは，ヒューマンファクターが一番だということです．やはりヒューマンに返ってきます．しっかりと診療室の中で理念を構築して，仲間と一緒に「ファイト，オー！」と一緒にやっていくと，きっと良い建物ができると思いますし，また，地域住民に必ず良いものをもたらすと確信しています．

　私たちが大型の歯科医院になったのは，いうなれば先駆けです．先にやったからみんなが集まって，大きくなっていったのです．私のところだけではなくて，他の医院でもそうなってくれれば良いと思います．どこの医院でもそういった形態が一般化すれば，本当に程良いサイズの医院で安定すると思います．2～3人規模ぐらいの，予防を基礎とした診療室ができて，それぞれの診療室が得意分野を共有し合い，コーディネートしていくようなことになっていければ，それが一番望ましいです．

III 未来型歯科医院へのプロセス──❷
18坪ユニット3台から分院開設までの11年、そしてこれから

清水 裕之
しみずデンタルクリニック　院長／さいたま市

PROFILE
清水 裕之（しみず ひろゆき）
1994年　東京医科歯科大学卒業
1998年　しみずデンタルクリニック開業
2007年　しみずデンタルクリニック
　　　　東口オフィス開業

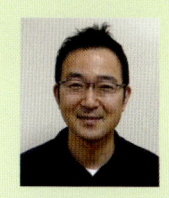

▌治療中心の診療体制でスタート

　1998年，さいたま市にてしみずデンタルクリニック（本院）を開業しました（図❶）．JR京浜東北線の北浦和駅西口から徒歩3分という立地で開業しています．新築マンションの1階で18坪，家賃が32万円で駐車スペース3台含みます．開業当初，診療時間は朝10時～13時，14時半～20時，日曜祝日のみ休診でした．当初はユニット2台（3台配管）でした．助手のスタッフ1人と，母親に片付けをお願いして細々と始めました．

　いざ開業してみると，初月で100枚以上のレセプト枚数があり，患者さんも診られなくなったので，2カ月目にはスタッフを増やし，3カ月目にはユニット1台を増設し，チェアを3台にしました．

　もちろん治療中心の診療体制です．メインテナンスなどは，患者さんには説明していましたが，再来院してくれるのは10％くらいでした．

　待合室には，スタッフが様々な掲示物や，ドクター，スタッフの紹介が貼ってあります（図❷）．患者さん向けにパンフレットをつくったりもしています（図❸）．昔はこのようなものはまったくありませんでした．診療室は図❹のような，どこにでもあるような歯科医院です．

　そして2007年9月，駅の反対側にある，歩いて3分のまったく同じような環境のところに，しみずデンタルクリニック東口オフィス（分院）を開業しました（図❺）．マンションの2階，築30年ぐらい経っているので，40坪ありますが，家賃は本院の家賃

本　院
- 1998年5月　埼玉県さいたま市にて開業
- JR京浜東北線　北浦和駅西口から徒歩3分（乗降客5万人）東京駅から各駅で40分
- 新築マンション1階　18坪　家賃32万円（駐車スペース3台）
- 診療時間10時～13時，14時30分～20時　日曜祝日休診
- 当初ユニット2台，助手スタッフ1名と母親の手伝い1名
- 順調に患者も増え，翌月には1日20から25名となり，2カ月目に助手スタッフ2名を追加しました．そして3カ月してユニットを1台とフリーアームを設置しました

→ 治療中心の診療体制

図❶-1　しみずデンタルクリニック（本院）プロフィール

図❶-2　しみずデンタルクリニック（本院）外観写真

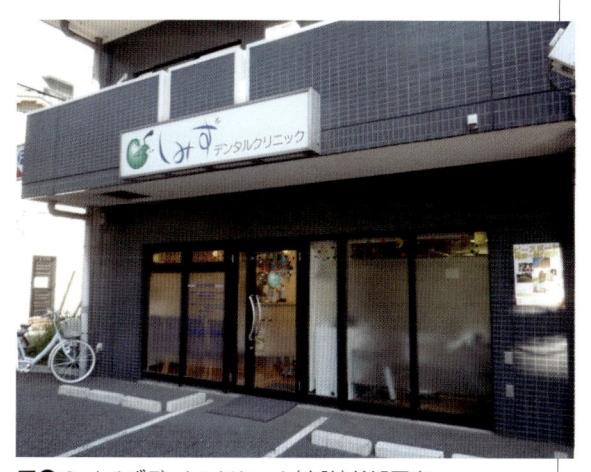

図❷ ドクター・スタッフの紹介

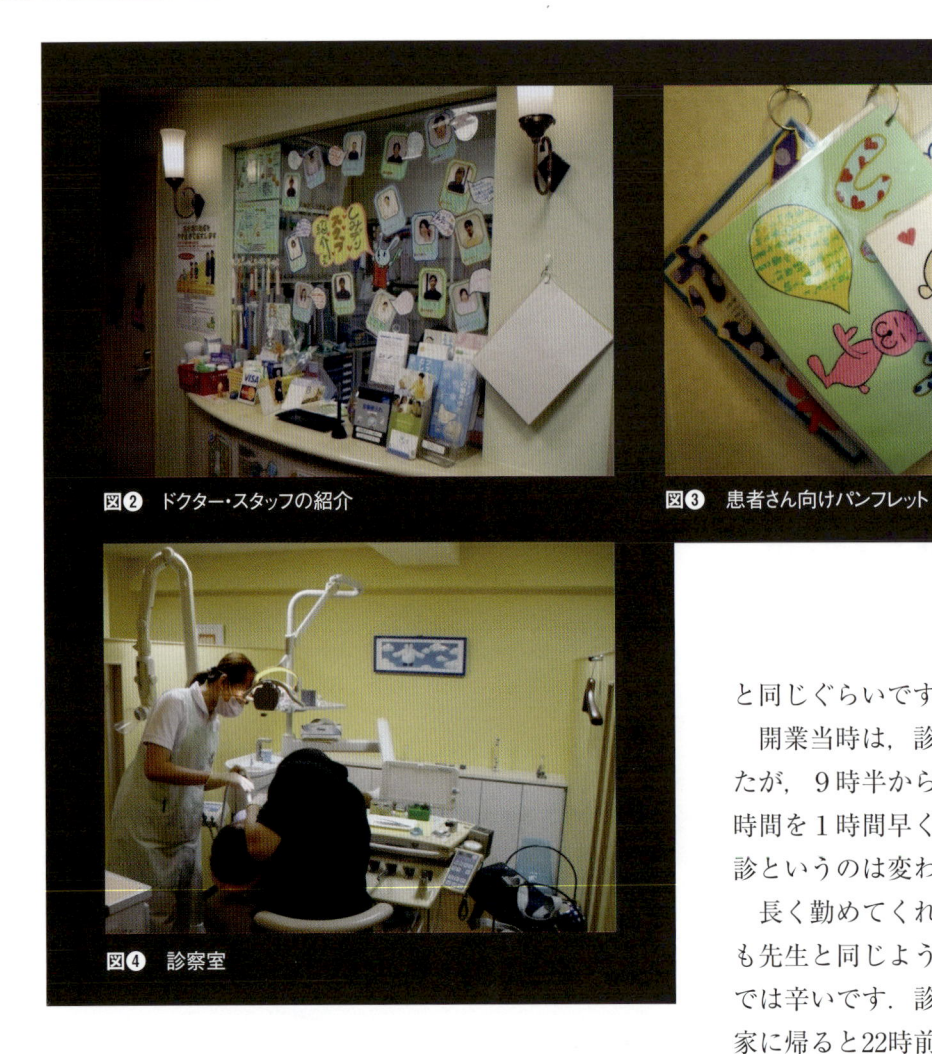

図❸ 患者さん向けパンフレット

図❹ 診察室

分　院
- 2007年9月　同じ駅の反対側にて開業
- 北浦和駅東口から徒歩3分
- マンション2階（築30年）　40坪　家賃33万円
- 診療時間
　　9：30～13：00
　　14：30～19：00　日曜祝日休診
- 治療ユニット2台，予防ユニット2台（配管7台）
- 歯科衛生士3名，助手スタッフ2名
- 念願の「カウンセリングルーム」ができた
- 治療ゾーンと予防ゾーンの分離ができた

図❺　しみずデンタルクリニック東口オフィス（分院）プロフィール

と同じぐらいです（図❻）．

　開業当時は，診療開始時間は10時からでしたが，9時半から13時までにして，診療終了時間を1時間早くしました．日曜祝日のみ休診というのは変わっていません．

　長く勤めてくれているスタッフが「私たちも先生と同じように歳をとりました．20時までは辛いです．診療所を出るのが21時頃で，家に帰ると22時前になってしまいます．先生もお疲れだと思いますが…」という意見を聞いて，私は1時間診療を早く終わらせることにしました．その経緯は後ほど説明いたします．

　東口オフィスは治療ユニットが2台，予防ユニットが2台，配管は7台です．待合室は美容室を意識し，患者さんがリラックスできるスペースになっています（図❼）．

　治療ゾーンと予防ゾーンを分離し，個室のカウンセリングルームをつくりました．各ユニットにコンピュータを設置しているので，患者さんには，口腔内の画像やX線画像などを見ながらの治療説明をしています（図❽）．

　設計はタカラスペースデザインに依頼し，ケアルームにはプロフィラックスを導入しました．白を基調とした明るい空間になっています（図❾）．ユニットの入っていないところには子供がビデオを見られるキッズスペースをつくりました（図❿）．

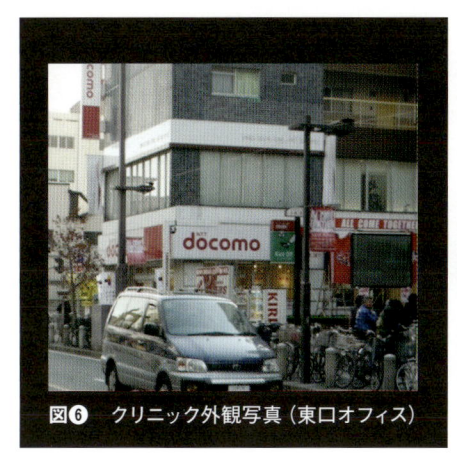

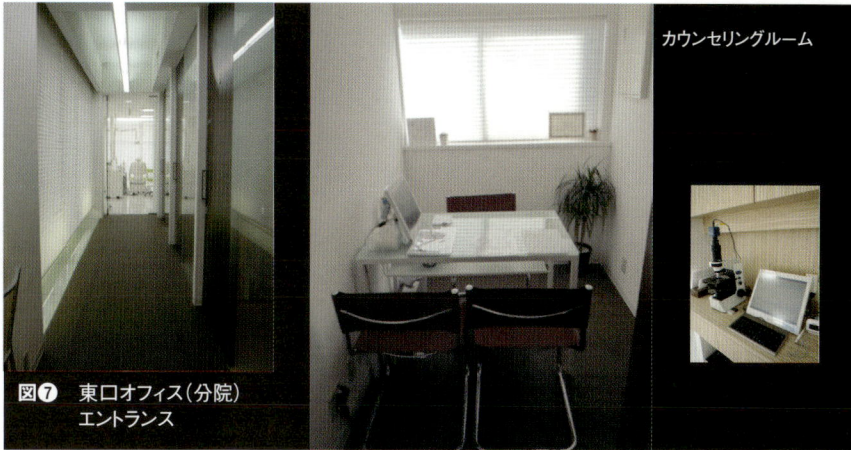

III 未来型歯科医院へのプロセス —— 2

図⑥ クリニック外観写真（東口オフィス）
図⑦ 東口オフィス（分院）エントランス
カウンセリングルーム
キュアルーム
ケアルーム
図⑧ クリニック（東口オフィス）
図⑨ 患者さんへの情報提供の場"インフォメーションゾーン"
図⑩ 東口オフィス（分院）キッズスペース

なぜ分院をつくったのか

　では，なぜ私は分院をつくったのでしょうか（図⑪）．本院では18坪で診療していて，レセプトが600枚ぐらいありました．毎日治療と時間に追われて忙しく，患者さんの予約がとれない．受付のスタッフも予約を入れたいけれども，なかなか入れるところがないというストレスが日に日に溜まっていきました．

　当初分院をつくることは，まったく考えていませんでした．広い空間で，時間に余裕を持って仕事がしたいという気持ちがあり，本院を広いテナントに移転したいと思っていました．

　しかし，北浦和には，60坪ほどの広さの物件はなかなか見つかりませんでした．不動産屋さんにも相談して，探してはくれましたが例えば浦和，大宮などに移転先を広げれば，すぐに見つかるとのことでした．

　それでは無理だということで諦めていたときに不動産屋さんから「東口に手ごろな物件がありました」と

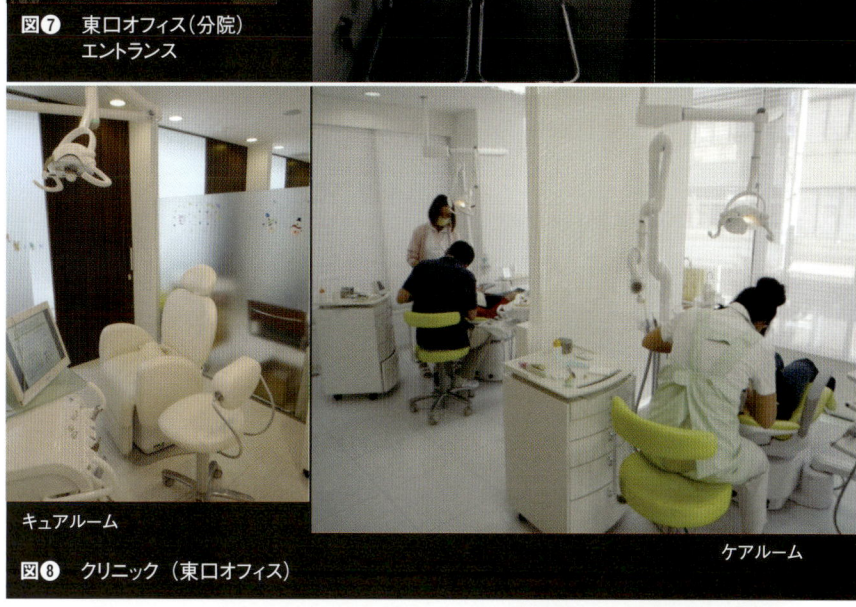

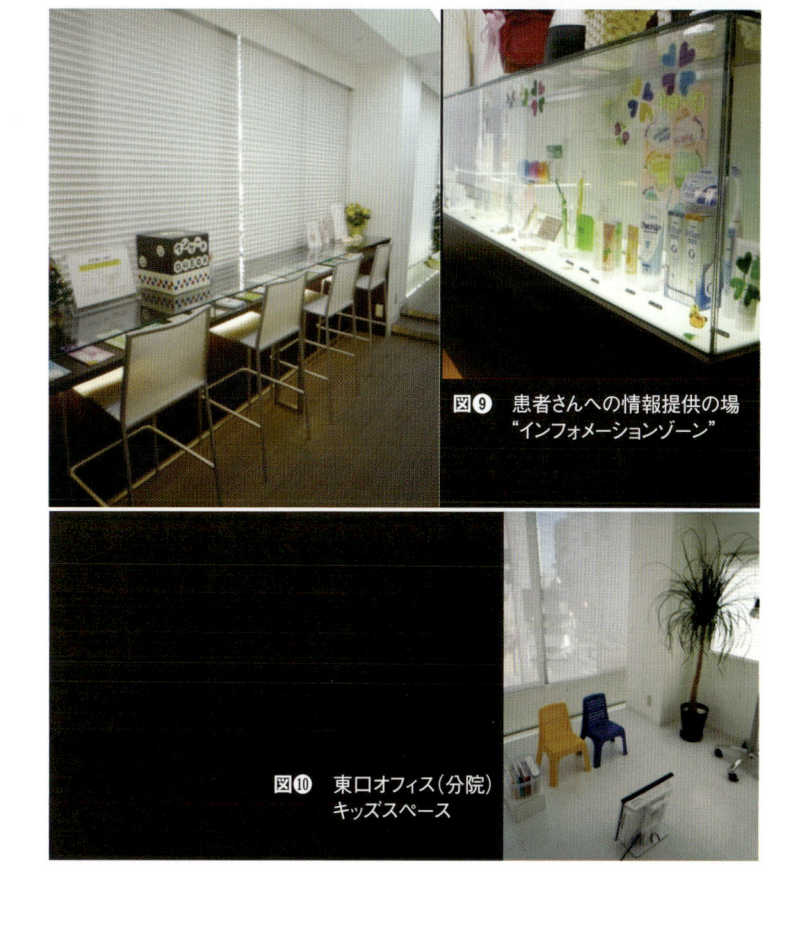

なぜ分院したのか
- 広い空間で時間に余裕を持って仕事がしたかった
- 分院を出す気持ちはまったくなかった
- 大きなテナント（60坪くらい）を探していた
- しかし，そんな大きなテナントは北浦和にはない
- 不動産屋さんが，一応といって東口の物件を紹介してくれた（元美容室　40坪）
- たまたま気に入ってしまった
- そして，「東口にも予防の考え方を広めていく」というコンセプトのもと，分院を出すことになった

図⓫　なぜ分院を出したのか

良かったこと
- 気分転換になってよい
- 院長のいない時間があるためにチーフが成長する
- 来院患者のエリアが広がった
- スタッフが増えた

良くなかったこと
- なぜかいないときに問題（ユニットの故障など）が発生する
- 同じことを2回いわなければいけない
- スタッフと接する時間が短くなる→コミュニケーション不足

図⓬　いざ2件ででやってみて

連絡があり，「東口ではしょうがない」と思いましたが，「一応見てみませんか」といわれて，見に行ったらとても気に入りました．

物件は，元の美容室がそのまま残っている状態の40坪の広さで，ガラス面が非常に多く，明るくて，思い描いていたイメージにピッタリでした．

決めたら早く行動したほうが良いと思いましたので，「よし，東口にも"定期健診型予防歯科医院"の考えを広めよう」というコンセプトのもと，分院を出すことにしました．

その時期に，スタッフが充実していたこともありまして，勤めていた医師，歯科衛生士など，スタッフのモチベーションも高く，それぞれが一人前として育ってきていたので，分院を出しても十分にやっていけるという気持ちがありました．

いざ2件でやってみて

私は月曜日，火曜日は西口で診療し，水曜日，金曜日，土曜日は東口オフィスで診療というように，両方で診療をしています．スタッフの移動はなく，医師だけが移動します．西口，東口と移動して診療するので，良い気分転換にもなります（図⓬）．

分院を出していざ2軒でやってみて良かったことは，院長がどうしてもいないときに，院内を任せたチーフが育ってくれたことです．ほかのスタッフたちをまとめ，院長がいないときには問題が起きたら自分で判断し，解決しなければならないからです．

それから，人数が増えたこともスタッフ間で良い刺激になりました．もちろん分院を出したので，来院患者のエリアも西口，東口で広がりました．

良くなかったことは，スタッフと接する時間が半分になってしまったことです．どうしてもコミュニケーション不足になり，自分が思っていることが上手くスタッフに伝わらないときもあります．そのため昼食はスタッフと一緒に食べ，そのときにいろいろな話をするようにしています．また，なぜか院長が不在のときに限って，水が止まらない，レセプトのコンピューターの電源が落ちたなど，問題が起きることもしばしばあります．

【レセプト枚数の推移】レセプト枚数の推移（図⓭）は，600枚ぐらいできて，2007年の9月に分院をオープンしたことによって，本院のレセプト枚数が500枚ぐらいに減っています．東口オフィスは徐々にもっと

伸びるかと思いましたが，現在は400枚ぐらいです．

【売上構成】売上構成比（図⓮）は，分院に移動して不在になるので，本院の売り上げはすごく落ちるかと思いましたが，そんなこともなく，ただ東口オフィスの売り上げが乗っているという状態です．

【保険と自費の割合】保険と自費の割合は，保険：60%，自費：40%の割合で推移をしています．もちろん開業当初は10%から始まって，今は図⓯のような状態です．東口に分院を開業してからずっと同じ程度です．

ではなぜ保険：60%，自費：40%の割合で診療を行っているかというと，康本征史先生と知り合ったことにより"定期健診型予防歯科医院"を目指しているからです．私の予防の歴史は，CHPの諸井英徳先生と知り合って，"ヘルスプロモーション"という考え方を知ってから始まりました．その後に康本先生と知り合い，様々なところを見せていただいたり，いろいろな先生方の医院に見学に行かせていただいたりして，徐々に今の状態になってきました．

"定期健診型予防歯科医院" の良いところ

現在本院は，500枚のレセプトのうち200枚が定期健診の患者さんのレセプトです．

東口は400枚のレセプトのうち，180枚ぐらいが定期健診のレセプトです．定期健診はアポイントを取ってから患者さんが帰るので，先々の安定収入をもたらすということがあります．経営的にはそこが"定期健診型予防歯科医院"の良いところだと思います（図⓰）．

それから既存の患者さんを大切にしようという気持ちが診療に表れるので，そ

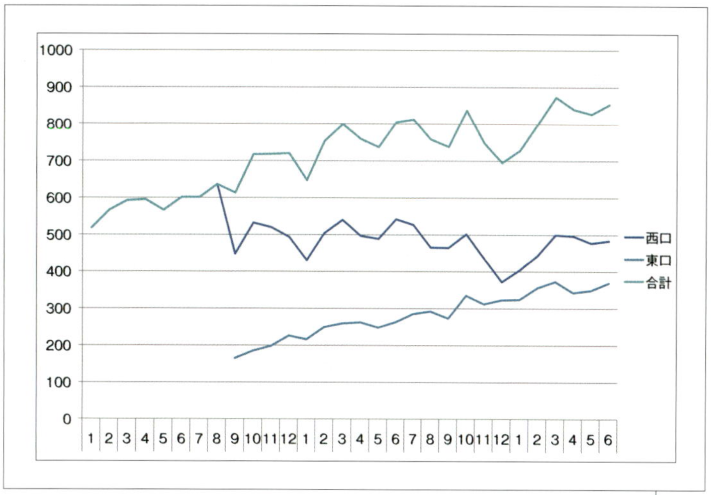

図⓭　レセプト枚数の推移

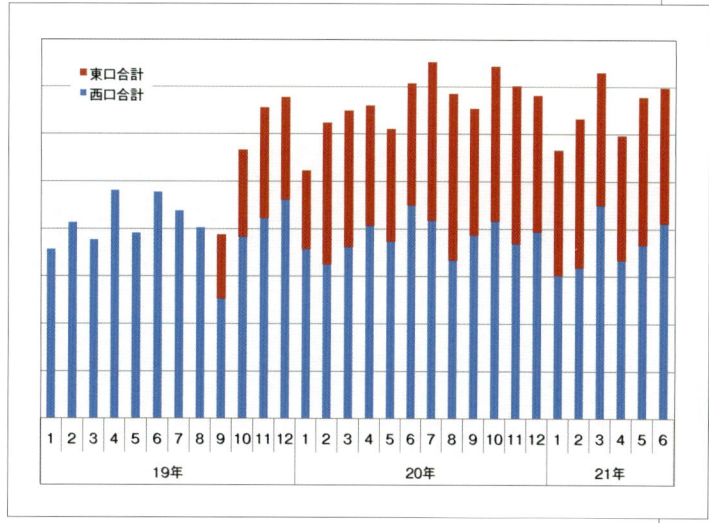

図⓮　売上構成比

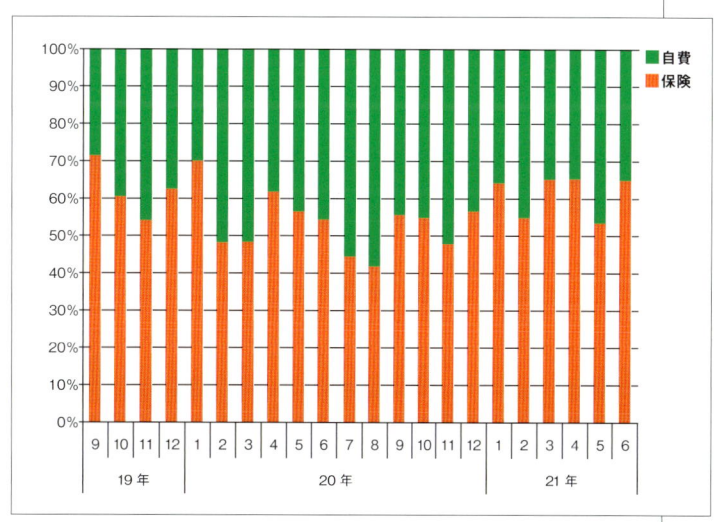

図⓯　保険と自費の推移

の気持ちが患者さんにも伝わっていくと思います．定期健診を通じて来院した患者さんとの信頼関係も構築していくことができます．

　スタッフと患者さんが楽しそうにコミュニケーションを取っている姿や，「ヨーロッパに旅行に行ってきたのよ」などとちょっとした世間話をしたり，お土産をもらったりしている光景を見ると，とても嬉しい気持ちになります．

　そういったコミュニケーションのなかで，私たちの健康への想いを少しずつ患者さんに伝えていくことも，"定期健診"の大きな役割だと思います．

　患者さんというのは，基本的に"どのように予防したら良いか"ということをあまり知りません．私たち歯科医療従事者は自分たちの歯を守るために，お互いにPMTCをしたり，口腔内の定期的なチェックをしています．しかし，もし一般の方がその大切さを知らなければ，その重要性を伝えていくのも私たち歯科医師，歯科医療従事者の役割だと思っています．

　来院してくれた人には，予防の大切さを伝え，その想いがその人を通じて，ご家族の方やお友達に少しでも伝わっていけばいいなと思っています．

　コミュニケーションが図られると，自然と"自費が増える"という表現は良いのか悪いのかわかりませんが，実際に当医院ではそのような定期健診をしっかりと行うことや，患者さんとのコミュニケーションや，当医院の考えを伝えることによって，少しずつ自費が増えて，保険：60％，自費：40％の割合になったと思っています．

いろいろな先生の話を聴いて気づいた

　私も，3年前にシンポジウムがあったときは，お手伝いをしながら，客席でお話を聴いていた内の一人でした．栂安秀樹先生や寄田幸司先生，築山雄次先生など，そういった先輩方のお話を聴いたり，お手伝いをした中で，先生方と直接お話ができたりしたことにより，気づいたことがありました（図⓱）．

　普段，自分のいいたいことしかいってないのではないか．セミナーを受講してから，あれしようこれもしようといって，自分の中で消化しきれていないのに，受け売りで伝えてしまっているのではないか．

　例えば日常の診療でも，忙しい時にスタッ

定期検診型医院の良いところ
- 定期健診の患者さんが，収入の安定をもたらす
- 既存の患者さんを大切にすること
- そのために定期健診を通じて来院者との信頼関係の構築
- スタッフが患者さんとのコミュニケーションを楽しむことでいきいき働く．そして感謝される
- そのコミュニケーションの中で，私たちの想いが患者さんに伝わる
- 自然と自費が増える
- 保険：自費＝60：40（両医院ともに）

図⓰　定期健診型予防歯科医院の良いところ

いろいろな先生の話を聴いた そして気づいた…
- 自分のいいたいことしかいってない
  セミナーに行けば受け売りを伝える
  「なんでその患者さんを先にいれちゃうの，
  　　　いまさらいわなくてもわかるだろう」
  なんて平気で言ってる
- スタッフの話を聞いていない，そのことに初めて気づいた

図⓱　いろいろな先生の話を聴いて気づいた

フの言い分も聞かずに，患者さんをユニットに案内する順番をめぐって「どうしてそっちの患者さんを先に案内してしまうのか，いわなくてもわからない？」と思わずいってしまっていた自分に気づきました．「そうだ，スタッフの話を聞いていなかった」と開業してから7年経って初めて気づき，反省しました．

それからスタッフの想いを聴くために"個人面談"を実施しようと考えました（図⑱）．

いざスタッフに伝えようとしたところ，「えっ，面倒くさい，やだ，何もいうことがないです」といわれるのが怖くて，ドキドキと緊張してしまい，言い出せないまま1週間が経過してしまいました．

そして意を決してスタッフ全員に「個人面談を実施します．遅番の日に残ってもらって，5分でも10分でもいいので，少しお話を聞きたいです」と伝えたところ，「わかりました．私たちで順番や，日程を決めていいですか」といわれました．あっさりと了解されてびっくりしました．そして「ああ，やはりスタッフのみんなは，いいたいことがあるのだな」と思いました．

「今日はみんなの想いを聴きたいのです．私はあなた方のいうことに対して反論はしないし，素直にいろんなことを話して欲しい」ということを伝えて，個人面談を実施しました．

個人面談をしてみて

いざ個人面談を実施すると，「ホームページに"急患随時受け付け"と書いてあるのに，患者さんに"なんで今日は診てもらえないの？"といわれるのがすごく辛いです」「診療時間をもう少し短くして欲しい，早く帰れるようにして欲しい」「白衣の襟のところに名前が書いてありますが，エプロンにも名前が書いてあると，洗濯の後にたたむ時に個々のスタッフごとに"白衣＋エプロン"で重ねられます」など，様々な意見が出ました．予定していた5分でも10分でもなく，みなさん1時間くらい話してくれ，なかには2時間以上も話をしてくれたスタッフもいました．

とても嬉しかったのは，スタッフ全員が，私が思っていた以上に，クリニックのことや，患者さんに対して良くしたいという"気持ち"があったことでした．それを知ることができ，とても幸せな気持ちになりました．

そして多くのスタッフにいわれたことは，「先生は今後どうしたいのですか？」ということでした．クリニックを開設した当初から勤めてくれているスタッフにも，「もう7，8年先生と仕事をしていますが，今後，先生は一体このクリニックをどのようにしたいのですか？」ということを聞かれました．

個人面談の実施

- スタッフの想いを聴きたい
- 問題点の洗い出し　スタッフと一緒にやっていきたい
- 診療時間の短縮　急患随時の表示をやめる
- 改善　実行
- スタッフは院長が思っているよりもずっと，医院に対する想いを持っている
- よくしたいとそれぞれが思っている

そしてみんなが思っていたことは「先生はどうしたいのですか？」

図⑱　個人面談の実施

> **2人のコンサルタントとの出会い**
> ● ユメオカのコンサルタント渥美さんと出会った
> ● 人に話を聞いてもらうことで，自分の歯科医院に対する想いを見つめなおすことができた
> ● 人に話を聞いてもらうことの気持ちよさ，楽しさを感じた
>   **そして前に進んでいく勇気をもらった**
> ● 自分の中が明確になると，インプットばかりだったのが，
>   **自然とアウトプットができるようになった**
> ● 歯科衛生士　濱田智恵子さんのコンサル導入により，スタッフの仕事に対する姿勢が前向きになった

図⓳　2人のコンサルタントとの出会い

私はそのとき，院長であるにも関わらず「どうしたらいいのだろうね」なんて答えてしまいました．実際に今後，「自分でどんなことができるのか，自分はどうしたいのか」ということがわからなくて不安になりました．そのような時に，2人のコンサルタントとたまたま出会いました．

2人のコンサルタントとの出会い

2人のコンサルタント（図⓳）とは，1人は，渥美公敬さん（ビジョナリーマネジメント80）です．コンサルタント会社（ユメオカ）のコンサルタントでもあります．

渥美公敬さんに，「オープンブック・マネジメントをやりたい．スタッフのみんなにお金の話をして，しっかりと理解してほしい」と話したところ，「お気持ちはわかりましたが，いきなりお金の話をスタッフにしても，先生の意図するようには伝わらないと思います．その前にまずは，カンパニースピリッツなり，先生の診療理念なりをお話ししていくなかで，より良好な関係をつくり上げていくのが最初ではないですか．そしてお互いの信頼を築いてからオープンブックマネジメントをしていきましょう」といわれました．

そして「先生は何故開業したのですか」という質問から始まり，いろいろな話をしながらアドバイスしていただきました．

私の妻も歯科医師（矯正）ですが，家庭で医院に対して「私はこんなふうにしてみたいんだよね」といっても，妻も子育てや家事などで忙しいこともあり，なかなかゆっくり話をする時間がありません．だからといってチーフをつかまえて「私はこんなことがしたい」と話したくても，なかなか腹を割って話す機会がありません．

最初は，コンサルタントという職業が何だかわかりませんでした．しかし，渥美さんは私の話をしっかりと聞いてくれました．悩みを聞いてくれたうえで，的確なアドバイスをしてくれるので，自分の頭の中でもやもやとしていたクリニックなどのイメージが，次第にクリアになっていくことがすごく快感でした．

人に話を聞いてもらうということはこんなに気持ちがいい，楽しいことなんだと思いました．月に1回3時間，朝9時から12時までお話をして，それから一緒にお昼ご飯を食べるというかたちでやっていきました．

頭の中のイメージが明確になってくると，今までいろんなセミナーに行ったりして，インプットされていた知識をアウトプットできていなかったのが，少しずつうまくできるようになりました．自分がスタッフに対して説明していることが，うまく伝わっているという実感もわいてきました．

もう1人のコンサルタントは，濱田智恵子さん（H・M's COLLECTION・歯科衛生士）です．スタッフ，特に歯科衛生士に今以上にいろんなテク

ニックを覚えてもらいたいと思いました．Ｐの治療や，メンテナンスについてのＰＭＴＣなど，私が教えるよりも，その道のプロの人に教えてもらうのが良いだろうと思いました．最初はセミナーに行ってもらうことも考えましたが，せっかくの休みにセミナーに行ったとしても，なかなかモチベーションが上がらないと思い，濱田さんにお願いしました．

濱田さんには，スケーリングなどのテクニック的なことはもちろん，歯科医療に対する考え方や接遇など，いろいろなことを教えてもらっています．私は相談内容の把握はしていませんが，スタッフの個人的な悩みなどを，メールで相談を受けたりしているようで非常に助かっています．

■ 明確になった自分の想いを伝える

コンサルタントをお願いしたこともあり，次第に自分の想いが明確になってきたので，スタッフに伝えようと思いました（図⑳）．しかし，言葉で伝えるのが下手なので，自分の想いをまずパソコンで書きました．何回も何回も修正して，Ａ４，３枚の紙に自分の想いをつづりました．そしてそこに"清水裕之"とサインをして，"○○さんへ"と書き封筒に入れ，１人ひとりのスタッフに手紙を渡しました．

それを読んでくれたスタッフは，少しずつそのときから変わってくれました．以前よりもお互いのコミュニケーションが上手く取れるようになり，ミーティング中でも，今までは私が話し始めると下を向いていたスタッフたちが，少しずつ僕の目を見てくれるようになり，意見も出てくるようになりました．私の想いがそのときに伝わった瞬間だと思いおおげさではなく感動しました．

私も自分の想いを伝えることが多くなり，改めて"みんなで団結してやっていこう"という雰囲気ができてきました（図㉑）．

■ はやる歯科医院になるためには

私は，髪の毛を切るときは，青山の美容院へ行きます．もともとは妻が通っていた"アクア"という有名なお店でした．カットを担当してくれていた美容師の方は，原宿店の店長をしていましたが，その後，青山店の店長をして，２年前から青山の骨董通りで自分の美容室を経営しています．

先日もその美容室に行ったところ，もう少し駅に近い73坪の場所に，新しく移転して開業するとの話を聞きました．「すごいな，２年で新しく開業できるのか．しかも青山で73坪ということは，保証金はいくらに

明確になった自分の想いを伝える
- 話下手なので，自分の想いを手紙につづり，スタッフ全員に手渡した
- それからミーティングの中で少しずつ話をするようになった
- その想いがみんなに伝わったのか，ミーティングの中で少しずつ意見が出てくるようになった

図⑳　明確になった自分の想いを伝える

スタッフに自分の想いを伝えることが多くなった
→ スタッフが自分の考えを理解して行動してくれる
→ そうすることで，スタッフからも意見が出てくるようになった
→ 風通しがよくなり，仕事が楽しくなった
→ みんなでやっていこうという雰囲気ができてきた

図㉑　自分の"想い"を伝えて変わったこと

はやってる美容室はどこが違う?

- 技術がいいのは当たり前
- 接遇, 受付, などディテールの積み重ねしかない
- 美容室のコンセプトをスタッフに徹底的に伝える
- 髪を触らせていただくということは, 信頼に裏打ちされたものである. そのことに感謝する
- 当たり前のことを当たり前にやれることが大切

図㉑ はやってる美容室はどこが違うか

はやる歯科医院になるためには

- 歯科医師, 歯科衛生士を担当制にすることにより, 安心感と信頼感を持っていただくことができる
- みんなの気持ちと考えが統一されないと, 患者さんに伝わらない → ミーティングで伝え続ける
- ギスギスした感じや, ピリピリした感じも患者さんに伝わる → 院内のコミュニケーションを十分におこなう
- やはり, 院長の想いが必要

図㉒ はやる歯科医院になるためには

なるのだろうか」と思いました.

その美容師さんに,「歯科医院はたくさんあるけど, 美容室もたくさんありますよね. 青山という土地では美容室はみんな儲かっているのですか?」と聞いてみると,「そんなことはありませんよ」と答えてくれました.

職種は違いますが, "はやっている美容室は他店とどこが違うのかな"と疑問に思ったので「どこがほかの美容室とあなたのお店は違うのですか?」と聞いてみました（図㉑）.

すると「技術が良いのは当たり前ですよ. 接遇はもちろん, 受け付けの対応, 室内のデザインなど, 常に細かいディテールの積み重ねをするしかないと思っています」と答えてくれました.

またスタッフに対しては,「自分の美容室のコンセプトを徹底的に伝えます. ミーティングを繰り返して, 何かあればその場その場で注意や指導をします. "いわなくてもわかっているだろう"とか, あやふやなまま終わらせないようにしています. お客さんの髪を触らせていただくということは, 歯医者さんでも同じことがいえると思いますが, 信頼に裏打ちされているものだと思いますよ. そのことに感謝して, 当たり前のことを当たり前にやることが大切だと思います」と答えてくれました. それを聞いて「なるほど, では, 流行る歯科医院になるにはどうしたら良いのだろう」と考えました.

私のクリニックでは, 歯科医師, 歯科衛生士を担当制にすることによって, 患者さんとのコミュニケーションを図り, 安心感を持ってもらえるようにしています（図㉒）.

担当制にすることによって, メンテナンスに来たときにも, また同じ担当の人に診てもらえると患者さんに安心してもらい, 信頼関係を構築していけるのではないかと思っています.

またスタッフ全員の気持ち, 考え方が統一されていないと, 患者さんに伝わらないと思います. 随時ミーティングで確認し合い, 考えを伝え続けます. 以前にCHPの諸井英徳先生のベーシックセミナーを初めて受けたときに,「僕らができることは, スタッフや患者さんにささやき続けること」とおっしゃていたのと同じかなと思います.

それから私も含めスタッフ間のギスギスした感じや, ピリピリした感じは, 注意していても患者さんにもすごく伝わるので, スタッフ全員のコミュニケーションを十分に行うことが大切です. このようなディテールを積み重ねて, より楽しく通える歯科医院を目指しています.

一番大切なのは院長自身が変わること

　私は自分の幸せを考えた時に，勤務医だと自分のやりたい治療が制限されたり，こんなものを使ってみたいが院長は買ってくれなかったりするなかで，自由に診療がしたいという思いがあり開業をしました（図㉓）．

　そして，患者さんが幸せになるためにはどのようにしたら良いのかと考え，技術や接遇など様々なセミナーを受けていく中で，学んでいき，治療できる患者さんの幅も増えていきました．

　技術，接遇はもちろん大切ですが，"自分の歯科医院をこうしたい"という思いが必要だと思っています．そしてスタッフが幸せになるためには，何が大切なのかということを常に考えています．医院を開設した当時は院長がトップにいて，その下に患者さん，そしてスタッフがそれを支えているというふうに考えていました．

　しかし現在は，スタッフが楽しく働ける，スタッフが幸せを感じられる，そして医院にいる存在感を確かめられる，そのためにはスタッフが一番トップにいて，幸せを一番享受してほしいと思っています．その幸福感を感じながら患者さんを診てほしい．それを支えていく，サポートしていくために院長がいると考えています．

　そこで一番大切なのは，自分自身，つまり院長自身が変わることだと思います（図㉔）．書籍『鏡の法則』（野口嘉則，総合法令出版）を読んだことがある人はたくさんいると思いますが，自分が変わると自然とスタッフの意識が変わる．自分が変わらなければスタッフの意識も変わらないと思います．

　そしてもう1つ，自分はひとりでは何もできないということを認めることだと思います．理想とする医院をスタッフみんなでつくり上げていく姿勢がとても大切です．

　見学に来たある歯科医院の歯科衛生士と話をしたときに，まだ若い院長のもとで勤めているその歯科衛生士はとても積極的でやる気があり，PMTCの説明をするためのポスターを，頼まれたわけでもなく自主的につくって，院長のところに持っていったことがあるそうです．そのときに院長にいろいろ駄目出しをされて，「ここをこうするといい，ああするといい，ここはこうだよね．じゃ，それ，直しておいて」といわれ，院長室を出た歯科衛生士は，そのポ

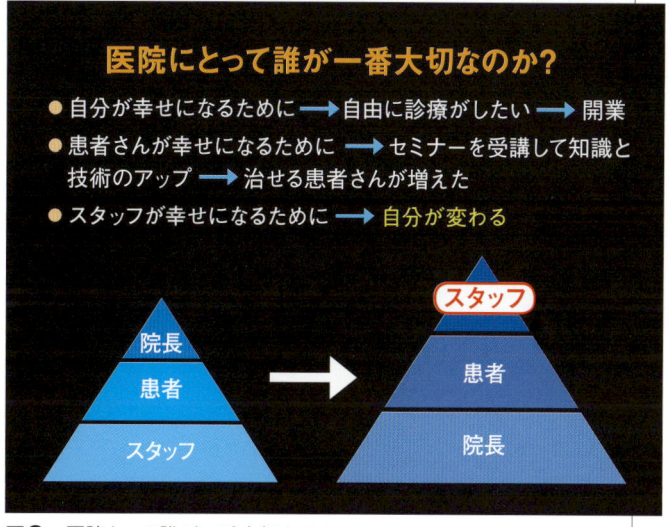

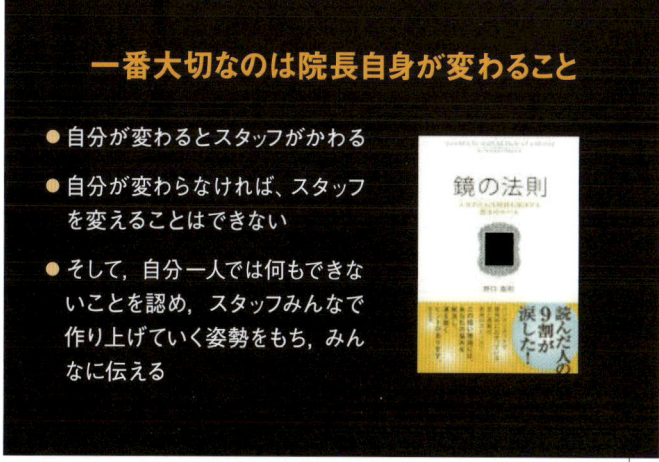

図㉓　医院とって誰が一番大切なのか

図㉔　一番大切なのは院長自身が変わること

スターを破り捨ててしまったそうです．

確かに院長のいっていることは正しいかもしれません．ですが，まずは「ありがとう」の一言をいうべきですし，修正箇所があった場合も，その指示やいい方に気をつけると良いと思います．

確かに以前は私も同じような対応をしていたとすごく反省しました．スタッフの"やる気のある気持ち"を大切にしてあげることも，院長の仕事ではないでしょうか．その話はすごく教訓になりました．

私がやってきてうまくいったと思うのは，"どんな医院にしたいか""どんな人を対象に，どんな人に来てもらいたいか"などについて自分の中で考えたことをまとめて行動したことです．

スタッフ全員にその想いを少しずつ伝える．それからスタッフの想いを聞いてみる．そしてみんなでやっていこう，私ひとりではできないので，みんなの力を貸してくださいと素直にお願いをしてました．

またスタッフを信頼することも大切です．自分のもとで2年，3年，4年と勤めてくれるということは，自分を信頼してくれているからこそだと思うので，そういうスタッフを自分も信頼することです（図㉕）．

まずは，
- 自分の目指す歯科医院は何か，どんな人に来院してもらいたいかを自分の中でじっくり考え，まとめる
  → 自分の想いがクリアになっていないとアウトプットができない
- スタッフの想いを聴いてみる
- みんなでやっていこう！と宣言する
- スタッフを信頼する

図㉕　信頼すること

築山雄次先生の言葉

2008年，築山雄次先生の医院に見学に行きました．それ以前には，4年前に康本征史先生が企画なされた，上海の歯科医院や工場を見学する視察旅行でお会いしました．築山先生は私の大学の先輩でしたが，今までは直接お話をする機会はありませんでした．

懇親会で中華料理を食べながら「先生の医院のような大きな歯科医院になりたいです」といいました．すると，築山先生はソフトな口調で，「清水君，大きな医院にすることが目的ではないのだよ．患者さんに認められてこそ，来院数が増えて，必要に迫られて大きくなる．患者さんのために，スタッフのためにクリニックが大きくなる．そうして大きな医院になるのであれば，僕は認めるよ」といわれました．

この言葉を胸に3年間頑張って分院をつくったりいろいろ自分でも試行錯誤しながらやってきました．福岡に行ってお食事をしながら「先生，新しく分院をつくったりして頑張っています．先生の言葉を胸に3年間頑張りました」と伝えたところ，「あれっ，そんなこといったっけ？」と，築山先生は覚えていないフリをされていましたが，私はその言葉で，励まされて頑張ることができました．

▌チーフからの手紙

　私は岩崎和美さんというチーフから，今年の5月12日，45歳の誕生日に手紙をいただきました．手紙の中で「長々と書いてしまいましたが，本当に先生には感謝しています．先生と出会わなければ歯科衛生士になっていませんでした」と書いてありました．

　彼女は歯科助手から始めて，当医院に勤めながら歯科衛生士学校に通って勉強し，歯科衛生士になりました．「先生と出会わなければ，成長した今の自分はいませんでした．先生のおかげで濱田さんや"しみデン"メンバーと出会うことができました．先生のおかげで好きなことを仕事にできています．どうもありがとうございます．いつまでもみんなに愛される先生でいてください．お体には気をつけて．またみんなで頑張りましょう」と書いてありました．今でもたまに疲れたりすると，この手紙を出して家族が寝静まった後にリビングで読んだりします．信頼して任せて良かったと思いました．私はこの手紙をもらって，すごく幸せで温かい気持ちになりました．

　これからもこのような素敵なスタッフに囲まれて，もっともっと進化を続けたいと思います．

▌これから

　ここまで読まれて，私のことをすごく完璧な歯科医師かと思われる方もいらっしゃるかもしれませんが，とんでもありません．まだまだ問題がたくさんあります．

　自分自身だけではどうしても限界があります．信頼できるスタッフ全員で，様々な問題を考え解決することによって，私もスタッフも成長し頑張れると思います．

　今までのシンポジウムで，いろいろな先生の指導を受け，歯科医院や施設などを見学させていただいて，現在のしみずデンタルクリニックのかたちになってきました．

　これからも，患者さんに喜んで来院していただけるクリニックを目指して，スタッフと一緒に頑張っていきたいと思っています．

Q & A

Q 私も同じように定期健診型予防歯科医院というのをつくっていますが，予防の患者さんの予約がまったく取れなくなってきました．

おそらく900枚中，400枚ぐらいが予防の患者さんですが，そうなってくると，歯科衛生士スペースのさらなる増大，歯科衛生士さんのさらなる求人を増やす必要が出てきます．まずは予防を増やすことをやってきましたが，現在では増え過ぎて予防の予約が取れない状況です．そのような状況になったときの，次の展開というのはどのように考えられていますか．

清水 ただ単純に予約を減らそうという思いで，最初は自費を導入することによって，減ると思ったこともありました．しかし私は"定期健診型予防歯科"を地域に広めたいという思いがありましたので，保険でできる範囲，大体1万円くらいで1時間を続けています．

分院が近いということもあり，西口クリニックから東口クリニックに案内したり移動したりしています．東口を増設できる余裕がありますが，今後東口がいっぱいになってしまって，メンテナンスも入らないという状況になったときにはどうしたら良いかは，まだ考えていません．確かに現在でも増えてきていますので，さらに拡大を迫られている状況です．

Q 定期管理を導入するときに，一番障害になると思われるのはわれわれ術者と来院する患者さんとの情報の格差だと思います．知らないことは患者さんも選びようがないと思いますが，具体的に清水先生のクリニックでは，どのように患者さんへの情報伝達というものをしていますか．

清水 例えばチラシを作成して，患者さんにお渡しする．それを定期健診のたびに，スタッフが個々にコミュニケーションを取りながら配布し，例えばリコールについてなど，患者さんの希望や疑問点はパワーポイントなどを使って説明し，定期検診の大切さを伝えています．

Q スタッフの数が増えると，おそらく個別でも，ミーティングでも，1カ月のうちに取られる時間がすごく多くなってくると思います．私も実際3年前にシンポジウムに出ましたが，人数が増えてきたこともあり，コミュニケーションが物理的に薄くなってきていると感じています．そうなったときに，やはり全体ミーティングではどうしても得られないもの

が個別にはあると思います．
　例えばチーフとスタッフが個別でミーティングを行うところもあると聞きましたが，それはそれで大切ですが，私はやはり院長とスタッフ本人が話をするのがすごく大事だと思っています．なかなか時間をつくるのが難しいなかで，どれぐらいの間隔で，個別，全体のミーティングを行ったほうが良いのでしょうか．

清水　私の医院では，ほとんどチーフに任せています．私が不在のときもありますが，西口，東口それぞれのクリニックで，月に1，2回，全体のミーティングが月に1回，1時間あります．
　それとは別にチーフと私のミーティングもあります．診療が終わった後の，21時頃から23時ぐらいまでです．そのときに「こんなことが起きています，こんな意見があります」と報告してくれ，それに対する検討をします．

Q　今回のシンポジウムに参加されている先生方で，まだ個別のミーティングをやられていない先生も多分いると思います．ミーティング自体を行っていない先生もいるかもしれませんが，スタッフと良い関係を構築するためには，何が必要なのかと考えたときに，ミーティングをすることが大事なのか，それともそういう優秀なチーフが必須だと思われるのか，なにか良い方法はないのかと，いろいろ悩んでしまいます．

清水　優秀なチーフがいますので，安心して任せています．

Q　もし仮にいなかったらどうなりますか．

清水　どうなりますかね．想像したことがありませんでしたが，おそらく私は分院を出しませんでした．それぐらい信頼し，頼れるチーフです．イエスだけではなく，ノーもいえて，私の思いを代弁，賛同してくれる人をつくるということが大切だと私は思っています．

Q　戦略的にというのではなくて，おっしゃっていたように，院長の思いをずっと伝え続けることによって，そういう文化が浸透していくということでしょうか．

清水　そのような中で思いが伝わっていき，一緒に成長してくれるスタッフは必ずいると思います．それを上手に持ち上

Q & A

げて，育てていくということが院長の仕事でもあると思います．

Q 私の医院では，来院する患者さんの多くは，疾患はあるが，発病しないのを何とか維持しようと定期健診に来ます．いざ検診してみると，前はこっちが腫れていて，今はここが痛むなどと言われる患者さんが結構多くて，スタッフだけでは対応ができずに，医師が呼ばれることも多く，大混乱になってしまいます．

レセプトの枚数としては，400〜500枚で，メンテナンスの方が150枚程度です．そのような理由で自分の治療にならないようなことがありますが，そういうときにどう対処すればよいですか．

またミーティングを月に1回，診療時間をつぶしてやっていますが，みんな下を向いてしまい，意見も出ません．伝達だけで終わってしまいます．

最近はスタッフ1人に担当させて，司会からやってもらっていますが，活発的ではありません．ですから，前もって何かテーマを与えたりしたほうが良いのか，そのようなヒントがあったら教えていただきたいです．

清水 私は自分の思いをスタッフに伝えて，その思いが伝わり，こんなクリニックにしたいということが明確になってから，スタッフみんなの賛同を得て，同じ方向性を持って進んできました．いかに"意見が出やすい場"にするかだと思います．ですから院長先生の歯科医院の経営（診療）理念を明確にさせて，それを口頭で伝えたり紙に書いて貼ったりして説明することが一番近道だと思います．

確かに最初はテーマを与えて，こんなことをやろうと思うから，来週まで考えてきてくれ，ということは私もやりました．同じことをやっていると思いますので，もっと先生の思いをミーティンなどで伝え続けていくと良いと思います．

それと定期健診のときに混乱してしまうことですが，あくまでもその日は，"定期健診"以上の診療はせずに，アポイントを取って，後日，あらためて来院していただくというのはどうでしょうか．もちろん，患者さんの口腔状態を診て，先生を呼んでしまうスタッフの気持ちはわかります．しかしそうする方が効率的であり，また患者さんにも"定期健診"の大切さを認識してもらえるのではないでしょうか．

Ⅲ 未来型歯科医院へのプロセス — ③
ヘルスケア型診療を続けることで見えてきたもの

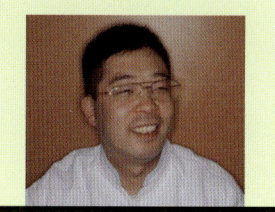

渡辺　勝
わたなべ歯科　院長／春日部市

PROFILE
渡辺　勝（わたなべ まさる）
1994年　日本歯科大学卒業
1994年　河野歯科医院勤務
2004年　わたなべ歯科開業

プロフィール

　1970年生まれ，日本歯科大学新潟歯学部（現日本歯科大学新潟生命歯学部）を卒業後，河野歯科医院に3年間勤務しました．そのときの勤務経験は，自分の中での今の診療の基本・基礎となる考え方になっていると思います．

　そして河野歯科医院を卒業した翌年，日本ヘルスケア歯科研究会が発足しました．同会には発足当時から入会しています．3年間様々な歯科医院で分院長や勤務医をした後に，わたなべ歯科を開業しました．様々な勉強会に入りながら，2009年日本ヘルスケア歯科研究会の認証医院を取得し，翌年コアメンバーになりました．

開業への想い

　分院長，勤務医をしていたときに，自分と方向性が違う人たちと働いているとやりにくく感じることがありました．

　それならば志の一致した仲間と一緒に仕事がしたい．それも，私の理想とする診療には歯科衛生士の協力がないと仕事ができない部分や，内容があります．そのため，常勤の歯科衛生士の存在は必須でした．

　さらには自分の行っている診療を客観的に把握し評価したいという想いもありました（図❶）．自分ではベストを尽くした診療をしているつもりですが，それが本当に患者利益になっているかは長期経過を見て振り返らないとわかりません．

　振り返るためには治療をするだけではなく，患者さんの規格性のあるデータを集めることが必要です．再評価をしっかりと行っていれば，自分の

開業への想い
- 志の一致した仲間と一緒に仕事がしたい！
  →常勤DHの雇用
- 自分のやっていることを客観的に把握したい！
  →規格性のある資料の採得と再評価の実施

図❶　開業への想い

健康を守り育てる医療を心がける
- 歯周治療，カリエス治療ともに再発，発症しない事を目標にしています

科学的根拠に基づいた治療を心がける
- 患者さんに施術するときは常にその根拠を考えて実践し，常に自分自身の技術向上を目指し日々勉強しています

図❷　開業当初のわたなべ歯科医院の診療コンセプト

- ユニット台数　　　3台
- 常勤歯科衛生士　　3名
  （10年目1名）
  （ 1年目2名）
- 常勤ドクター　　　1名
- 非常勤歯科助手　　1名

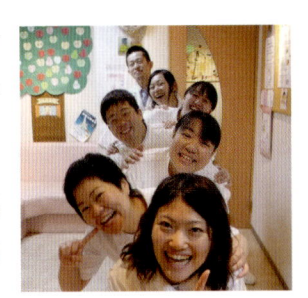

図❸　クリニックプロフィール

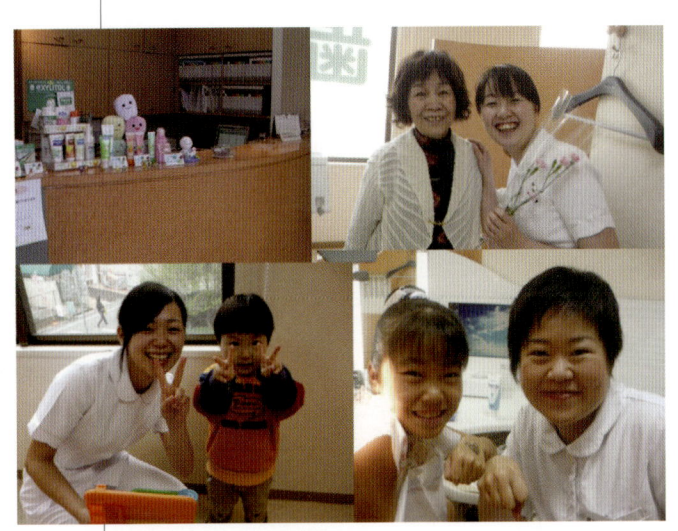

図❹　スタッフと患者さん

来院してくださる方の笑顔と健康のために

前提として
- 当り前の事を当たり前に
- 本来予防可能な疾患

そのための取り組みとして
- 想いを聴く
- 常にその方の将来の健康
  （患者利益）を考えて対応する

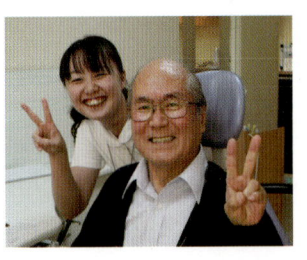

図❺　医院の診療哲学

臨床を振り返ることができ，さらには自分の成長にもつながると思いました．そして自分の理想とする臨床をするために，開業に踏み切りました．

開業当初の診療コンセプト

開業した当初のコンセプトの1つは，「健康を守り育てる医療を心掛ける」です．歯周治療，カリエス治療ともに再発させない，これを基本となる目標にしていました．いわゆる予防歯科です．

そしてもう1つが，「科学的根拠に基づいた治療を心掛ける」です．患者さんに施術するときには常にその根拠を考えて実践し，常に自分自身の技術向上を目指し，日々勉強していくということをコンセプトとしてあげていました（図❷）．

現在は少し変わってきましたが，その当時は科学的根拠というのを，文献的な根拠しか考えていませんでしたが，今は患者さんの心の中にある根拠が，とても大切だということを痛感しています．

クリニック紹介

わたなべ歯科は，埼玉と千葉の県境にある春日部市で開業しています．近所には他地区同様歯科医院がたくさんあります．当地域では，大型の開発計画がありましたが，完成して1年足らずで空きテナントが次々に出てしまうような発展性がない地域です．

医院は，ユニット3台です．2009年当時は，常勤の歯科衛生士は3名でした．10年目のチーフの歯科衛生士が1人と，1年目が2人．非常勤で歯科衛生士学校の4年生の生徒が一緒に働いていました（図❸）．写真右上の花を持っているのがチーフの長山，写真下段の2人が新人歯科衛生士の吉泉と中村です（図❹）．

医院が掲げているスローガンは，来院してくださる方々の「笑顔と健康のサポーター」です．これをすごく大事にしています（図❺）．

ロイ・ページ氏（米国）が日本に来て講演したときに，「カリエスや歯周病というのは，本来まれな疾患であり，本来ないものです」と話していました．その当たり前のことを，当たり前にしていきたいという思いがあります．予防可能な疾患であるカリエスや歯周病は，生活習慣病の側面が強いので，患者さん自身が行動変容をする必要が

あります．そのための取り組みとしては，患者さんの想いを聞く，引き出す，常にその方の将来の健康，患者利益を考えて対応することです．誰もが，「美味しい物が食べたい！」「ゴルフがしたい！」といった，夢や願望があると思います．その実現のためには健康であることは絶対的条件であり，そこにつなげるよう，気持ちを引き出して受け入れ，共有することが私たちの目的です．

失敗に学ぶ

開業した当時の失敗例があります．ある患者さんが，歯が痛いという主訴で来院したので，カリエスを除去し，仮封をしました．その後，来院が途絶え，翌年に再び来院しました．来院したときには根管治療が必要になっていましたが，また来院が途絶えてしまいました．そしてその翌年に来院したときには破折していました．わずか3年間でその人の歯を抜歯しか方法がない状態にまで進行させてしまいました．

おそらく最初に来院したときに，想いを引き出し，健康観を芽生えさせるか，もしくは最悪手を付けなければ抜歯に至るまでの進行は防げたと思われます．カリエスによる痛みは，放置しても2, 3日もあれば引いてしまいますから，切削するよりは進行スピードも遅く3年で抜歯になるほどの進行は防げたと思います．そのような反省もあって，常に患者さんの将来の健康，患者利益を考えて，対応する必要があると今は思っています．

メインテナンスまでの流れ：初診からニードの解決

わたなべ歯科で最初にやることは，「初診」→「メディカルインタビュー」→「主訴（ニード）の解決」→「検査」という順番です（図❻）．

以前は，問診というかたちで患者さんから診断のための事実をしっかり聞くことを心掛けていました．数年前に，諸井英徳先生（文の里歯科クリニック・大阪府）先生と出会って，「患者さんの想いを多面的に引き

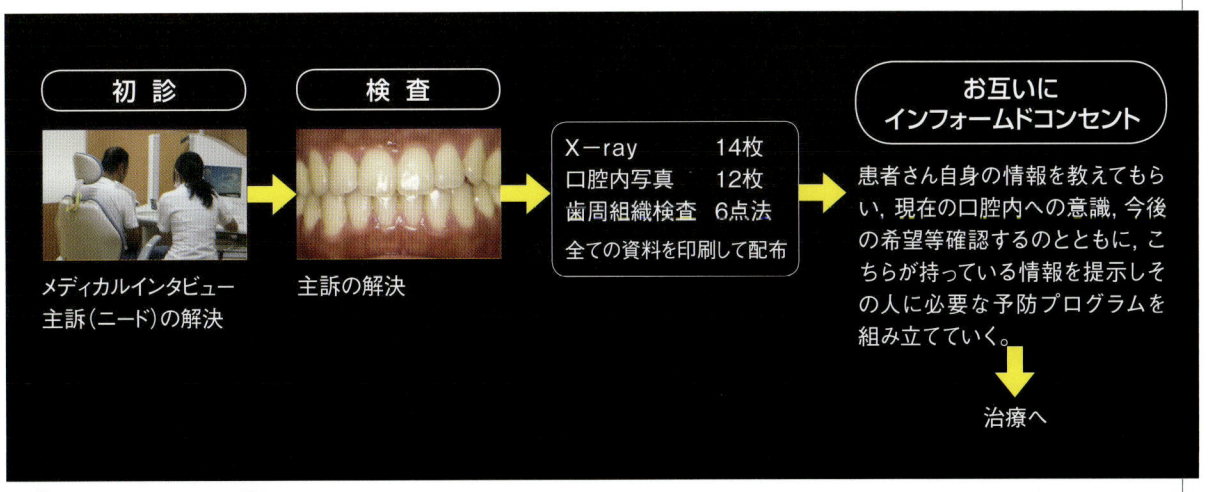

図❻　メインテナンスまでの流れ

出す，それが大事です．そうすると患者さんというのは，"そうなのです"といってくれて，すごく患者さんとの距離が密になれる」ということを教えていただきました．また，ポイントとして，患者さんから事実，感情，意見，要望などを生活習慣と絡めて聞くことの大切さを教えて頂きました．

　そういうことを頭に入れて続けていくと，患者さんが初診のときに涙を流すことも少なくなくなり，心を開いてくれて，診療がやりやすくなりました．聞くことが本当の主訴につながります．そして主訴をまず解決すること．その日の主訴を解決することです．ニードといわれているものを解決することが大事だと思います．

　そしてニードが解決したとき，次のような話をしています．

　「私たちが今行った治療は，穴を埋めることや，症状を改善しただけです．むし歯の原因は口腔内の環境や生活習慣にあります．実はむし歯や歯周病は適切に対応することで予防することが可能です．まずは口の中の環境を改善することから始めてみませんか．そのためにご自分の口の中の状態を客観的に把握することから始めましょう．私たちも一緒に情報を把握することで，より的確なサポートをさせていただきます」

メインテナンスまでの流れ：検査とインフォームド・コンセント

　開業当初より患者さん全員に検査（X線14枚法，口腔内写真，歯周組織検査）を行っていましたが，そのときの自分のスタンスは，治療計画を立てるための検査でした．当然，患者さんからすると，ほかには症状がないのに悪いところを見つけられるという，そのような意識で検査の説明を聞いているわけですから，あまり反応も良くありませんでした．今では，「お口の情報を客観的に把握しましょう」というスタンスで，様々な検査をさせてくださいと説明すると，快く受け入れてくれます．

　検査はX線を14枚です．デジタルX線になり10枚が多いですが，アナログX線時代はフィルムが小さいので14枚でした．それと口腔内写真を12枚．歯周組織検査6点法で記録し，BOP，動揺度，PCRも記録しています．

　様々な検査をすることも大事かもしれませんが，私の中で大事にしていることは，患者さんにインフォームド・コンセントをすることです（図❼）．例えば，全ての資料を印刷して配布しています．患者さんが自分のデータを自分のものとして持ち帰れる．しっかりと説明して渡すことも必要だと思っています．診療室内で話すだけで

お互いの情報提供

- 主訴は？
- これからのご希望は？
- 今何が必要？
- これから何が必要？
- 口腔内環境や生活環境は？
- ご自分の口腔内をどう捕らえている？
- 長く健康を維持していただくためには？
- 患者さんを知る時間

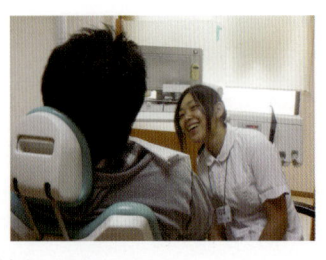

図❼　お互いにインフォームドコンセント

は，忘れてしまうことも多いですが，資料を持ち帰れば自分のデータを振り返ることもできます．再度見直すことで，行動変容の持続にもつながると考えています．

また患者さんからインフォームド・コンセントして頂くことも大切です（図❽）．患者さん自身の情報を教えて頂き，現在の口腔内の意識，今後の希望等を確認するとともに，こちらが持っている情報を提示し，その人に必要な予防プランを一緒に計画することができます．

よく「患者さんの立場になって話をしましょう」といわれると思います．わかりやすく説明することが患者さんの立場になることだと私は思っていました．例えば"カリエス"という言葉を使わないで"むし歯"という言葉を使って説明することだと思っていました．

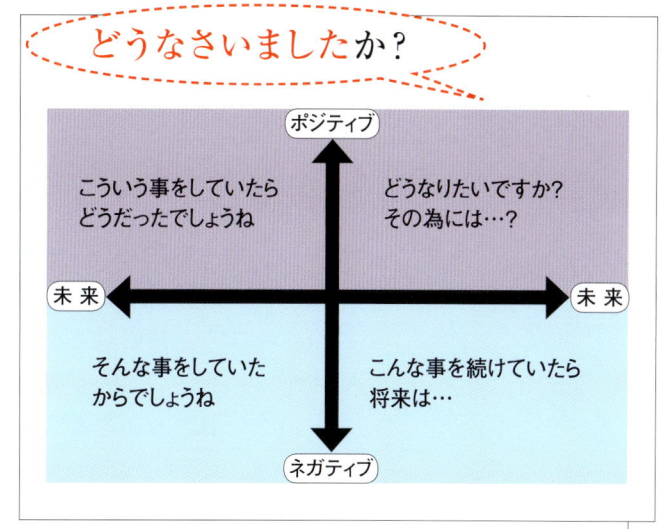

図❽ 診療のスタンス

様々な患者さんの話を聞き，自分で勉強していくにつれ，先ほどのような考え方は，実は患者さんを上から見下ろしている考え方だと気づきました．今では患者さんの立場が1段上と考え，話を聞かせていただく，そんな立場で患者さんと接しています．歯科疾患を生活習慣病ととらえたとき，誰よりも生活習慣について詳しいのは患者さん自身にほかなりません．患者さん自身に生活習慣についてお聞きし，一緒に考え情報提供することで，治療計画も自ずと決まっていきます．

患者さんとの情報共有が終わって予防プランが決まり，治療を始めます．「どうなさいましたか？」と聴きます．「主訴はこうですね」，「ご希望のプランはありますか」，「口腔内や生活環境はどのような感じですか」など，健康な口腔状態に改善・維持していくためには，その人にあった予防プランが必要だということを説明していきます．

医療従事者の立ち位置

もちろん，私がX線を撮っていますが，ほかの検査は歯科衛生士が行てています．情報提供する，「お互いにインフォームド・コンセント」と図❼に書いてありますが，この時間に約1時間かけています．これも歯科衛生士が担当しています．

そのときの立ち位置を考えてみました．図❽は横に時間軸を過去と未来として，縦軸は下がネガティブで，上がポジティブになっています．

患者さんは歯科医院に来たときに，基本的に，過去のネガティブなことを話に来ることが多いです．歯が痛いとか，歯がぐらぐらするとか，腫れたとか．歯科医師もそこをターゲットにして答えようとしてしまいがちですが，そうすると患者さんは歯医者というのが，嫌な場所というイメージがついてしまいます．

美容院の予約を忘れないのはなぜか

　妻に聞いてみて，考えさせられたことがありました．妻は甲状腺が悪くて，定期的に病院に通っていますが，その病院がまさに図❽の下の部分で，ただチェックをして，悪くなければそのままで，悪かったらば何かしましょうという，そんなことをいわれるようです．よく病院の予約を忘れるのですが，一方，美容院の予約は忘れません．

　清水裕之先生の話にも出てきますが，美容院というのは，未来のポジティブな部分にターゲットを絞った場所です．「ここを生かすと，もうちょっと格好良くなりますよ」など，未来のポジティブな部分に向かっていくものというのは患者さんも，自分で予約を忘れないで来てくれます．私たち歯医者もそこをターゲットにして，話をすると良いと思います．

　具体的には「どうなさいましたか」といったときに，こんなきついいい方はしないかもしれませんが，「そんなことをしていたからこんなふうになったんでしょうね」という気持ちや，「こんなことを続けたら将来こうなりますよ」というスタンスで話をしてしまうことが多々あります．

　しかし歯科衛生士は，「どうなりたいですか？　そのためには…」というスタンスで話をします．患者さんにとって非常に話しやすいようです．「こういうことをしていたらどうなったでしょうね」と，過去のことに関しても，プラスにつなげるような感じで話をしています．

　当院の診療室は，歯科医師との会話は少ないのですが，歯科衛生士のところではすごく会話が多いですし，すごく笑い声が多いです．多分こういったポジティブな部分を中心に話をしているから，笑い声が多いのではないかと思います．

治療についての考え方

　図❾はハーバード大学の医学部卒業生が必ず聞く話です．現在行っている治療の半分は10年後には否定されます．ただ，何が否定されるかわからないそうです．ですから，継続して勉強が必要だということだそうです．これは私の中での治療という介入行為をするときに，常に気をつけていることでもあります．

　具体的にいうとカリエス治療の場合は，できるだけ介入を遅くしようと考えています．カリエスの治療というのは，修理修復であって，ツギハギです．どんなにキレイに施術しても元には戻りませんし，壊れる日がやってきます．そして再治療の際には再度切削が必要です．それを考えると，できるだけ介入を遅らせることができるのであれば，遅ければ遅いほど良いと思います．

治療についての考え方

● 現在行っている治療の半分は10年後には否定されている

● しかし，何が否定されるかわからない。

カリエス治療は出来るだけ介入を遅く
修復治療，歯周治療は，
リスクとメリットを常に天秤にかけて！

図❾　治療についての考え方

カリエス治療の目的は，症状の軽減，咀嚼機能の回復やプラークコントロールをしやすい形態にすることです．切削介入することが直接カリエスの進行や再発を止めるわけではありません．ただ，象牙質のエナメルデンチンジャンクションを超えたようなカリエスで，0.5ミリを超したものというのに関しては，進行が急激なので，早めに治療したほうが良いというのはありますが，それでもきちんと患者さんがプラークコントロールも改善でき，フッ素も使える状況であれば，進行が止まっている症例というのは当院ではたくさんあります．

　修復治療，歯周治療は，メリットとデメリットを常に天秤にかけて行うようにしましょうといっています．例えば私も昔は，歯石は必ず取った方が良いと思っていました．しかし患者さんのプラークコントロールやモチベーションが伴わないまま，SRPに入ると，歯肉が下がり知覚過敏を起こすこともあります．長期的には根面カリエスのリスク増加にもつながります．再発を繰り返すなど，痛い目を何度も見ました．自分のやる処置というのが，リスクもあるということをきちんと考えて施術しないと危険なこともあるのです．

■再評価について

　治療が終了したら，必ず再評価をします．内容は治療開始時と同じ検査を行い，術前術後の比較，施術効果を確認，今後の予定を患者さんと協議します．治療というのは，術者は最大限自分の力を発揮しています．しかし，人間の生体相手にやる処置に完璧はありません．ときには自分の治療を再度やり直すこともありますし，歯石の取り残しを発見することもあります．プラークコントロールや歯肉などもメインテナンスにはまだまだ入れるような状態にはほど遠いこともあります．これらは，再検査をしないと見逃してしまいます．患者さんに伝えるタイミングを逃してしまうこともあります．また，術前・術後の比較は，患者さんにとっても，興味が大きいところです．特に口腔内写真に関しては，患者さん自身が自分でもよくわかるようで人気です．

■メインテナンスに移行

　再評価の結果が良好であればメインテナンスに移行します．そして，ここからが本当の始まりです．カリエスや歯周病は生活習慣病の側面が強い疾患です．来院までの生活習慣の結果が口腔内に現れており，その生活習慣を改めない限り再発は免れません．継続来院中は口腔内への意識も高まり，環境も良く保たれていますが，来院間隔が開くとどうしても元の習慣に戻りがちです．

　また，歯科疾患は完治という概念は当てはまりにくく，どちらかというとリスクをコントロールし，再発・発症を防ぐ疾患です．コントロールするものですから完全に防ぐのは難しく，患者さんのリスクを見極め，変化に対処していくことが必要です．当然，メインテナンスの施術内容は，患者さんによって違いますし，術者の技量によっても変わってきます（図❿）．

メインテナンスについての考え

口腔内の状態を維持するためおこなわれるものカリエスやペリオの進行を遅らせ，結果として歯の喪失を防ぎ，患者さんのQOLの向上を図る

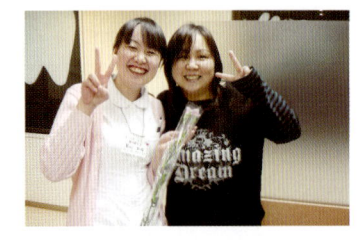

↓

そのために必要なことは，もちろんその方のリスクによっても違うし，口腔内・本人の意識，術者の技量によっても違う

図❿　メインテナンスについての考え

メインテナンス中のデータ蓄積

- 2年に一回口腔内写真，レントゲン
- 歯周組織・プラーク毎回チェック
- 記録は最低年に1回
- 目的に応じて毎回の方も

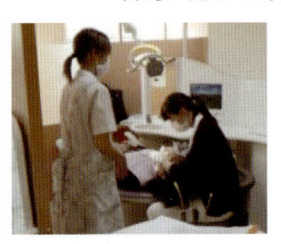

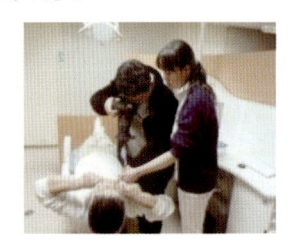

見学随時受付中　　　実習生にも指導中

図⓫　メインテナンス中のデータ蓄積

プラークコントロール，喫煙習慣，その他，口腔内に悪影響を与える習慣・行動に関しては，常にささやき続けています．伝えることで来院が途絶えてしまうようでは，意味がなくなってしまいますが，悪いとわかっているにも関わらず，何も伝えないのは本人のためにはまったくなりません．医療従事者として，伝えるべきことはきちんと伝えることは必要だと思いますし，こちらが真剣に患者さんのことを考えて対応した場合は，伝えることで来院が途絶えることはありません．

メインテナンスについても同じで，ささやき続けることが大切です．再評価に入ってからメインテナンスの必要性を伝えるのでは，なかなか意味が伝わりません．初期治療中からメインテナンスについても伝えて行くことが，メインテナンスでの継続来院の秘訣です．

▍データの蓄積

メインテナンス中，心がけていることがあります．最低でも口腔内写真やX線10枚法は2年に1回は撮ることや，歯周組織検査，プラーク検査などは毎回チェックするようにしています．全ての記録を残しているわけではありませんが，最低でも年に1回は検査を行い，確認を心がけています（図⓫）．目的に応じて毎回チェックをしている方もいます．データの記録はデンタルX線を使用し，ファイルに綴じて患者さんに持ち帰って頂き，次回来院時には，そのファイルを持ってきて頂き付け加えています．

▍チーム医療

私たちの医療は，チームだからこそ，その成果を発揮できることが沢山あります．チームに対する考え方として，①チームに対して熱い思いがある，②チームの目的に対して自分なりに頑張っている，③メンバーから尊敬される人物である，④メンバー同士支え合っている．この4つを，チームとして大事にしています（図⓬）．

担当の歯科衛生士が決まり，各種資料が全て揃った時点で，歯科衛生士と歯科医師とですり合わせを行います．X線や口腔内写真から読みとれること，患者さんの希望，治療方法，介入・非介入などの基準について話し合います．これは，診療の空き時間や昼休みなどの時間を使って不定期に行います．

新人歯科衛生士は日々の業務に関しても共有が必要です．そのために行うのが，毎日診療後の振り返りです．1年目の歯科衛生士，中村と吉泉の頭文字から，なかよし塾という名前をつけてやっています．診療終了後，片づけも全て終わってから30分～1時間，毎日続けています．その日の患者さんについて，どういう理由で今日来院して，どういう理由で今日の処置をしていて，どういう目的で今度の予約を取っていったか．さらには，そのときの二人の動きについてもチーフ歯科衛生士と3人で話し合っています（図⓭）．また，具体的に診療の処置のことについても話しています．

　また，当院では週1回1時間の全体ミーティングがあります．金曜日に診療時間内に1時間だけ行っています．例えば，医院の理念を患者さんと共有，理解してもらうために，何ができるかを考えてやっています．これは全スタッフ輪番制なので，担当が4週間に1度回ってきますが，きちんと考えてきてくれますし，ほかのスタッフも意見を出しています．

　ミーティングのテーマも，彼女たちが入ってきたときに，自分たちで問題点を出し合って，では，それを改善するために何が必要なのか，何がやりたいか，自分たちで選んで行っています．新人のスタッフが真剣になってやれば，歯科医師や先輩スタッフもきちんと真剣に応えなくてはいけませんから，その結果，全体的なモチベーションのアップにもつながります．

　毎月1回は個別のミーティングも行っています．当院はスタッフが少ないですから，毎月1回でもできます．お給料の明細書を渡すときに，診療後に，1人ずつ残っていただいて，話をしています．

衛生士ノートの活用

　次に情報の共有です．彼女たち自身で，院内の情報を共有しています．衛生士ノートというのを書いています．これは過去の情報を新しく入ってきたスタッフに伝える目的もあります．

　私自身もスタッフが何を考えてやっているのか把握しきれないので，衛生士ノートを書いて，それを全員が読むようにしています．これもまだ小さい規模だからできることなので，医院の規模が大きくなったらどうなのかわかりませんが，当院では重要なコミュニケーションツールになっています．

"チーム"に対する考え方

- チームに対して熱い思いがある
- チームの目的に対して自分なりに頑張っている
- チームメンバーから尊敬される人物である
- チームメンバー同士支え合っている
- 自分たちは目的を成す歯科医療チームである！

図⓬ "チーム"に対する考え方

メインテナンス中のデータ蓄積

- 毎日診療後　振り返り（なかよし塾）
- 週1回1時間ミーティング（全スタッフ当番担当制）
- 毎月1回個別ミーティング

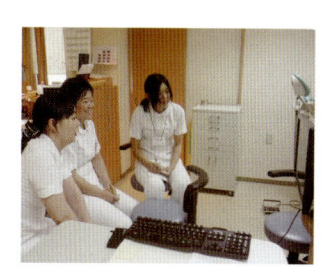

図⓭ チーム医療の源

図⓮　診療以外での取り組み①　禁煙の"実"

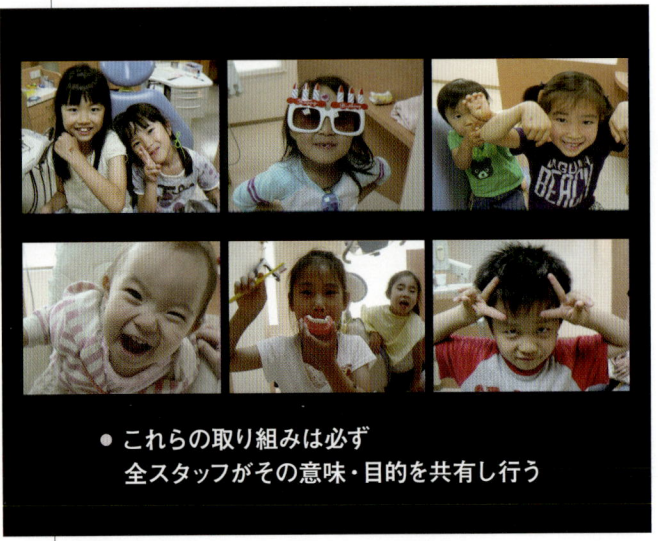

図⓯　診療以外での取り組み②　子供写真館

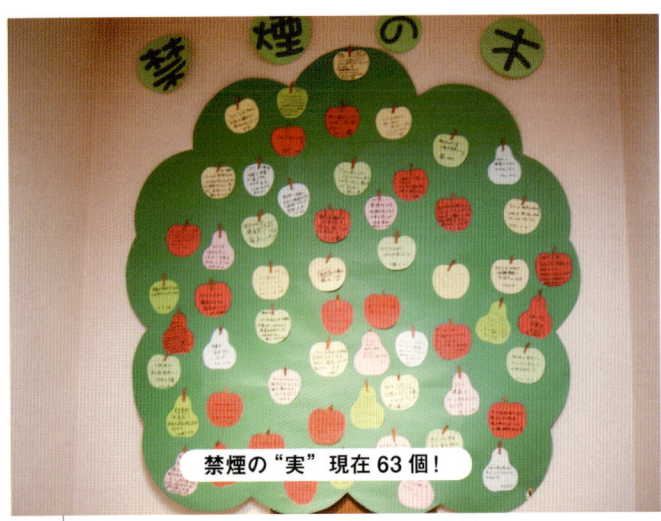

診療以外での取り組み

　診療以外では，セミナーを主催しています．私はセミナーが好きで，よく行きますが，質疑応答の時間が特に好きです．講演のテーマと必ずしも聞きたいことが一致しないこともありますが，自分でセミナーを主催すると，自分の聞きたいことが聞けますし，講師に直接たくさん聞けるので，これは有意義だと思っています．

　夏祭りも行っています．8月の終わりの日曜日に医院内で行っています．手形を取って，石膏を流したり，それを渡したりとか，子どもたちが興味を持てるように工夫しています．今年は100人ぐらい来てくださいました．休みの日にスタッフ全員と遊びに行ったりすることもあります．

　タバコに関していうと，例えばタバコを吸うのは良くないと歯科医師がいうよりも，喫煙していた人が禁煙して，その自分の体験を話すということは，喫煙者にとってはとても心に響きます．これらのことは，ピアサポートと呼ばれています．

　図⓮は禁煙の実といって，禁煙に成功した方がメッセージを書くものです．過去の自分に対してのメッセージや，喫煙者に向けてのメッセージです．2008年の5月にある世界禁煙デーから始めて，2009年までの約1年で63個集まりました．

　図⓯は子供写真館といっています．来院してくださった子供の方で，許可を得られた方には，写真を撮らせてもらって，当院のホームページに写真をアルバムにリンクして貼るようにしています．図⓯の下に，「これらの取り組みは必ず全スタッフがその意味・目的を共有し行う」と書いてあります．

　例えばこの子供写真館は，ホームページの中で必ず当医院の方針を見えるところにリンクしており，その続きに写真館があるようになっています．そうすると患者さんが自分の子供の写真を見たくて，例えばほかの人に見せたりしたときに，医院の理念も自然と目に入ってくるという意図があります．

　他院から学ぶということも行っています．様々な医院に見学も行かせていただいています．スタッフ1人で行くこともありますし，私も一緒に行くこともあります．セミナーや書籍だけではわからないことも聞けますし，実際の行動として見ることができることが何よりも収穫となり

ます．

　こういった診療以外の取り組みの目的は，自分の知りたいことを知ることや，チームメンバー全員で共通の体験をすることです．小さいお子さんたちの歯科医院へのハードルを下げたいという目的があります．これら共通体験を通してチーム力が高まることを実感しています．

　きちんと理念や目的・意味を共有するということが大切です．当医院で「医療って何ぞや」というトークイベントをしました．何のために医療をやっているのか．医療は何のためにやるのか．そのために私たちができることは何だろうということを話しました．また，12月に予定しているセミナーのテーマですが，カリオロジーとかペリオドントロジーが昔は流行していたので，よくテーマとして扱っていましたが，最近あまりそれをメインとして学ぶ機会が少ないので，それならばと自分たちで企画して，1年目のスタッフと一緒に学びたいと思っています．

データから学ぶ

　当医院のデータからわかることですが，治療をどこまでやっているか，どこで中断しているかということについて述べたいと思います．初診で来院して，検査の前の初診のところで終わった人が2006年4月からでは図⑯の黄色い部分です．その後検査まで進んだ人が青い部分までです．こういったようにメインテナンスまでたどりついた人，今，メインテナンスに来ている人が，どれくらいいるかすぐにわかります．

　最初のハードルが非常に高いようで，当院の中では初診，主訴を解決して，その次に進む方が少ないことが問題点だと思っています．反面，そこをクリアすると，結構メインテナンスまで通院される患者さんが多いようです．

　小児はそれがさらに顕著で，メインテ

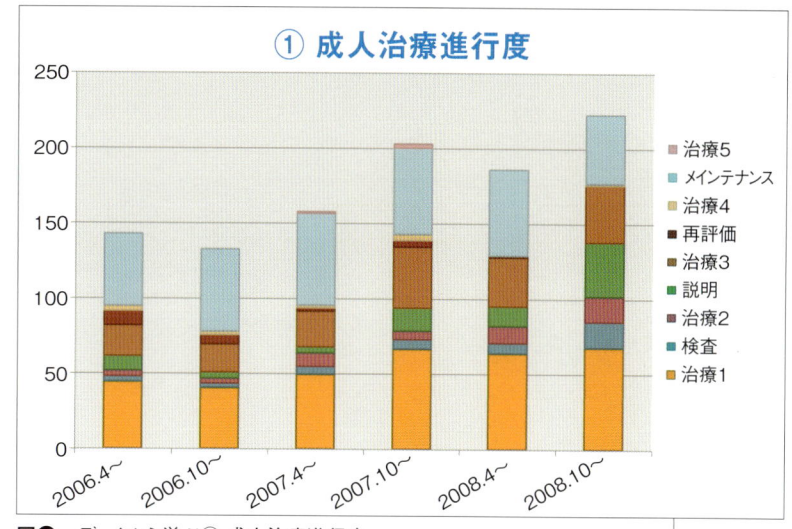

図⑯　データから学ぶ①　成人治療進行度

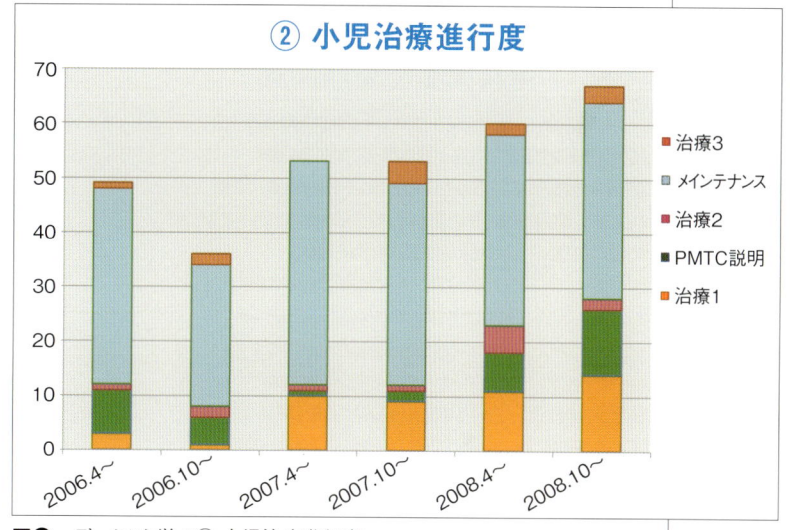

図⑰　データから学ぶ②　小児治療進行度

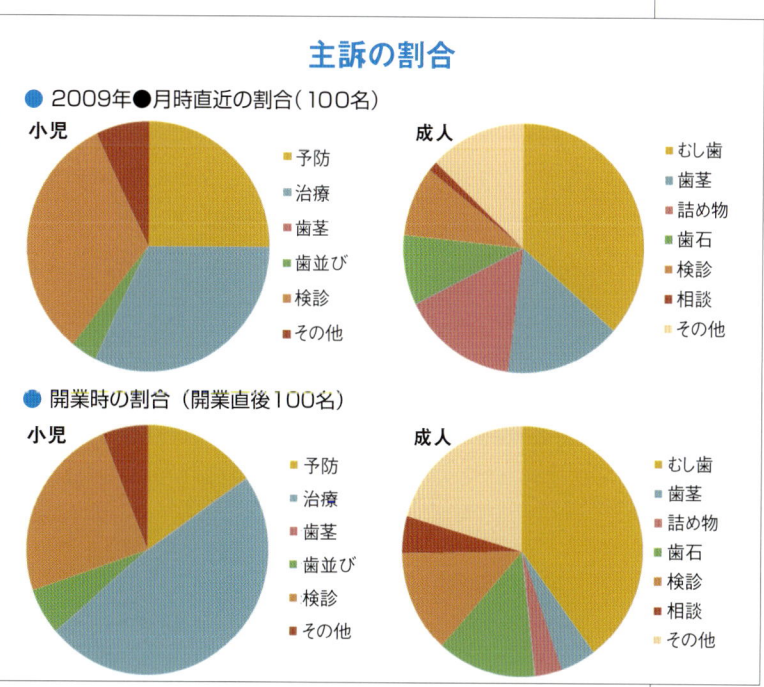

図⑱　主訴の割合

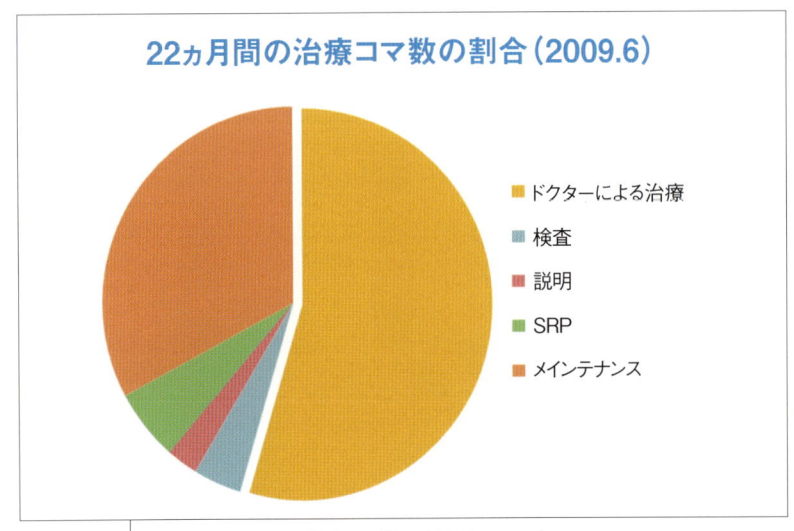

図⑲ 22ヵ月間の治療コマ数の割合（2009.6）

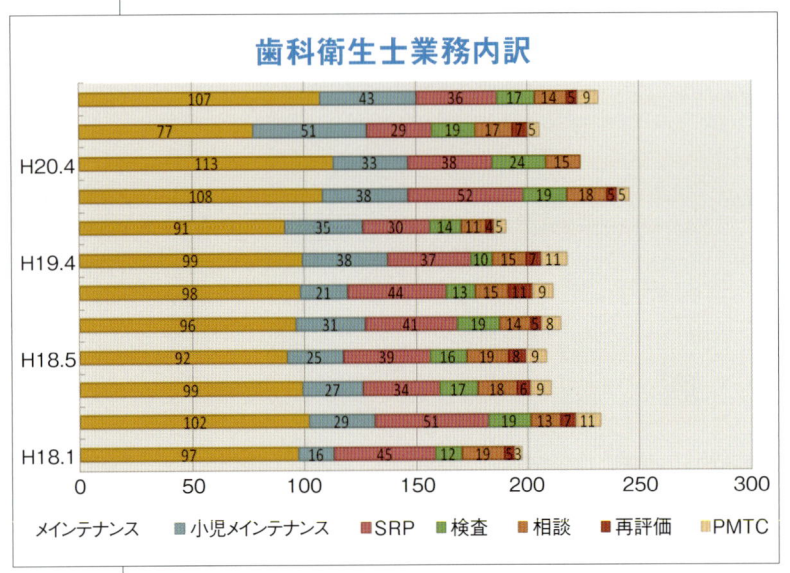

図⑳ 歯科衛生士業務内訳

ナンスに結構来てくれます（図⑰）．治療が終わって，メインテナンスに来てくれる人が多いと感じています．

主訴の割合

2009年6月の時点で，直近100名の主訴を分析しました（図⑱）．小児に関しては，開業当時は予防の部分が1/5程度であったのが，2009年6月では1/4程度まで増えてきています．しかし，増えたといっても，まだ1/4です．予防を中心とした歯科医療を展開したいといって，10年間頑張ってきても，まだまだ全然足りていません．

成人に関してはさらにそれが顕著です．全然健診目的の来院は増えていません．ただ，歯周治療に関係する，歯石の除去は増えてきました．歯茎の部分です．昔は歯がぐらぐらするとかいっていても，歯科医院に行かなくていいと思っていたのが，行けば何とかなるというふうに感じてくれている人が増えてきたと解釈しています．

業務の内訳

図⑲は2009年6月の時点での当院での治療のコマ数の割合です．これは6月ですから，新人歯科衛生士たちは患者さんに何も処置をしていない状態です．医師が半分程度，10年目の歯科衛生士が行うメインテナンスが大体2/5程度の割合を示しています．検査，説明，SRPとなっていますが，ほぼメインテナンスです．メインテナンスの周期は短いと3カ月に1度，長いと1年に1度の患者さんがいます．患者さんは帰りに自分から予約をとっていかれます．

業務の内訳を調べてみると，やはりメインテナンスがすごく多いです（図⑳）．なぜ多いのか分析ができていませんが，こういった状況ですと，医院はパンク状態です．もっと早く後輩の歯科衛生士を育てられれば良かったのですが，至りませんでした．年内の土曜日の歯科衛生士の予約はとれませんし，平日の予約でも3カ月先でないととれない状況になっています．そうなってくると，初期治療も進まなくなってきます．ですから，先述した初診で中断するケースが非常に増えてきます．それは当院の課題だと思っています．

症例

　Tさん，女性．初診時年齢31歳．2000年11月初診．主訴は左上顎6番近心の歯茎の腫れでした．全身疾患はありませんが，この患者さんは喫煙者でした．診断として中等度歯周炎です．職業はパートタイマーで，母子家庭です．

　初診時の口腔内の状態は図㉑，㉒です．この患者さんは，私と同じ年ということもあって，いろいろお話をさせてもらいました．このときに私はタバコのことを勉強していたので，タバコに関して話しました．しかし，そのときにはまったく禁煙してくれませんでした．後から「そのころいわれても聞く気はなかった」と聞きました．タバコの説明や，ペリオの説明もそうですが，自分でそういったことを説明する力，説得する力を今よりも身に付けたいと思っていました．皆さんはどうでしょうか？　説得力を付けたいと思いますか？

- Tさん　女性
- 初診時年齢　31歳
- 初診来院　2000年11月
- 主訴　左上歯肉が腫れた
- 全身疾患　なし
- 喫煙者
- 診断　中等度歯周炎
- 生活背景　パート　息子さんと二人暮らし

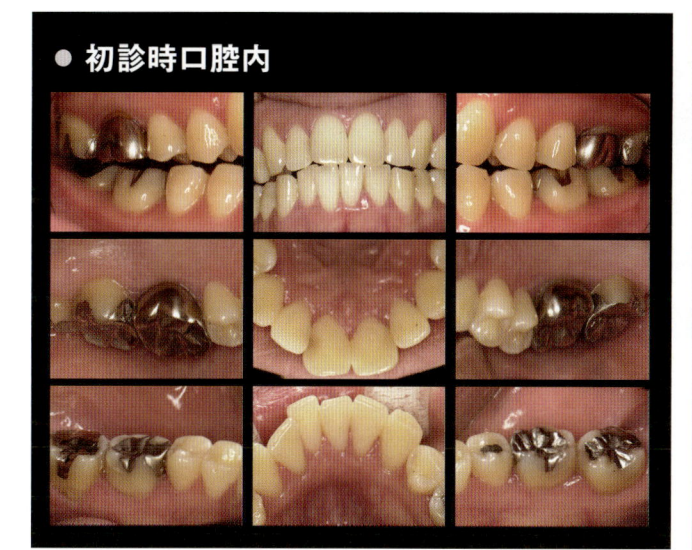

図㉑　概要

図㉒　初診時口腔内

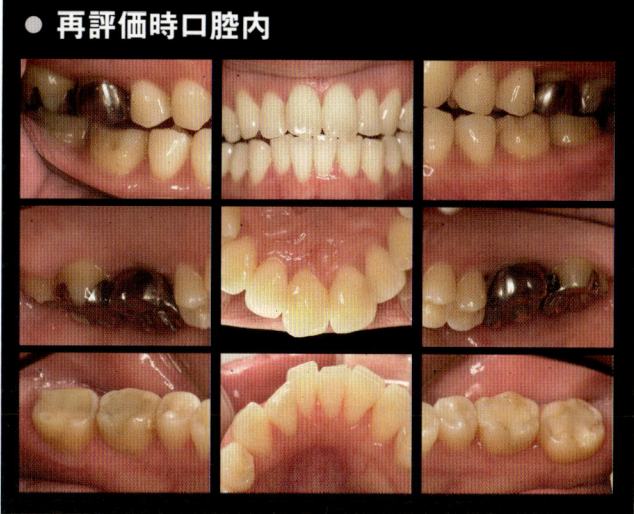

図㉔　再評価時口腔内

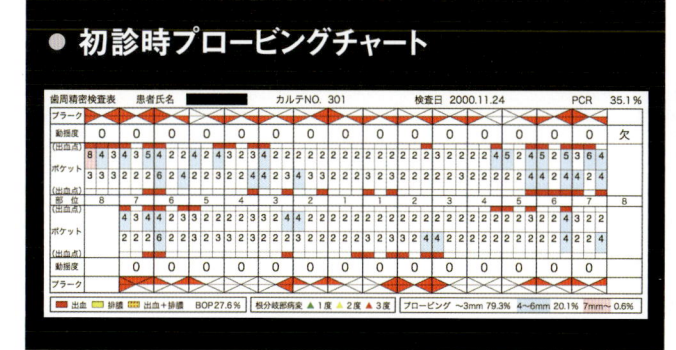

図㉓　初診時プロービングチャート

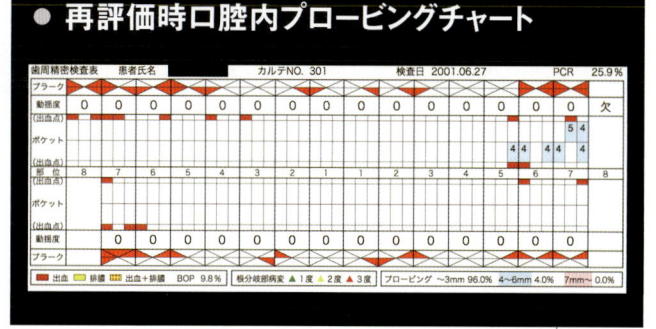

図㉕　再評価時プロービングチャート

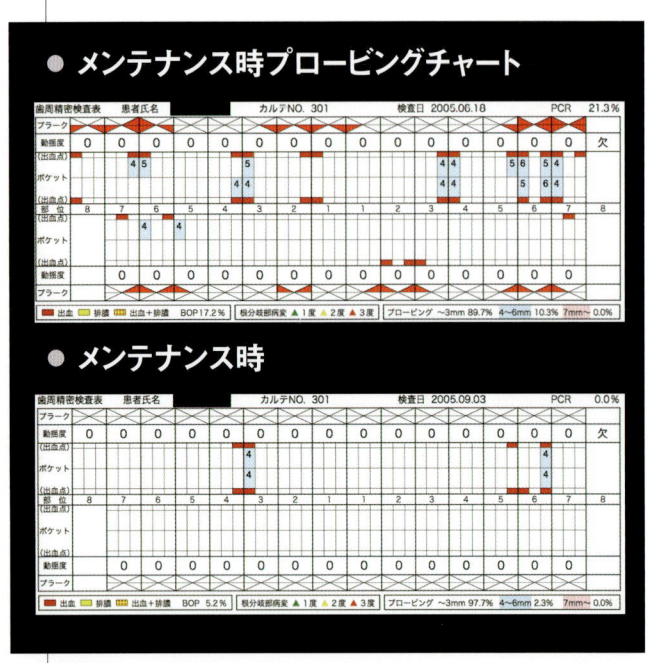

図㉖ メインテナンス時プロービングチャート

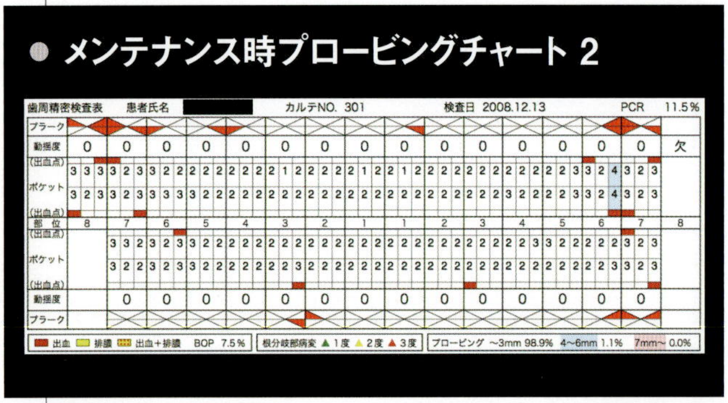

図㉗ メインテナンス時プロービングチャート2

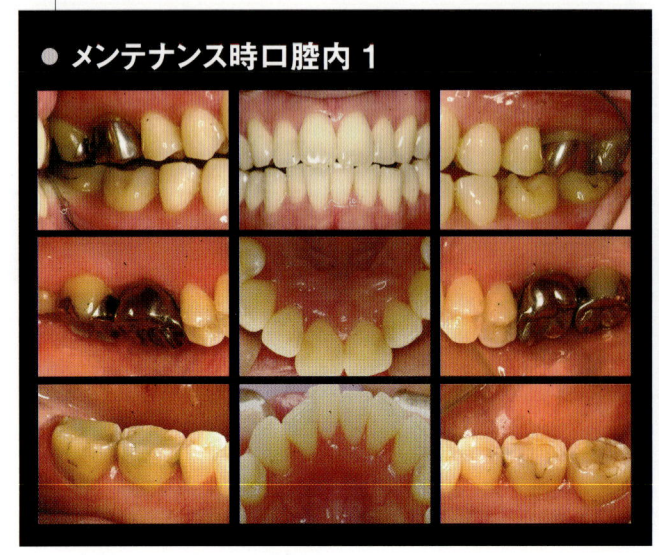

図㉘ メインテナンス時口腔内1

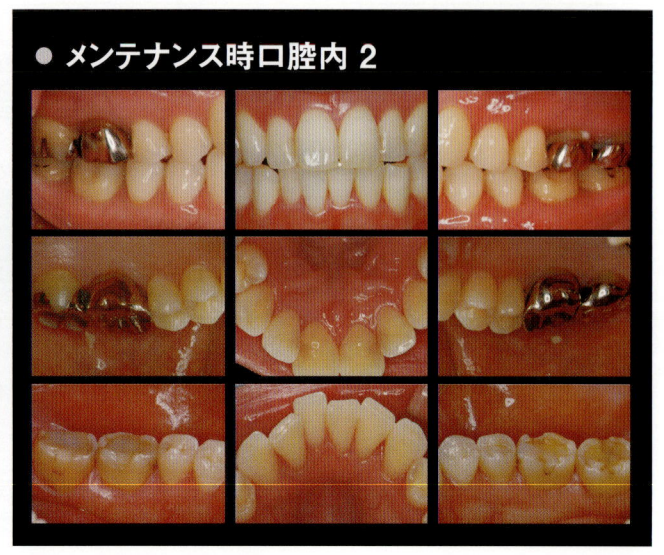

図㉙ メインテナンス時口腔内2

　自分が購入したい物があったとして考えてみてください．ものすごくいいものだとしても，店員さんから説得されて物を買いたいと思う人はあまりいないのではないでしょうか？　店員さんに説得されて物を買いたい人はいないはずなのに，自分たちは説得して患者さんをなんとかしようとしてしまいます．そうすると患者さんというのは離れてしまいますし，うまくいかないことが多いです．

　幸い，この患者さんの場合は歯科衛生士が引き留めてくれていたので，継続して通院して，図❽のマトリックスでいうと，歯科衛生士が未来のプラスのこと，「やめると肌がきれいになりますよ」など，そういったことを患者さんにささやき続けたおかげで，しばらくして禁煙に成功しました．

　図㉒，㉓が初診時の口腔内の状態です．ポケットがあり，治療計画として，プラークコントロール禁煙支援，SRPを行いました．下顎左2番は歯形態が最初から下がっているので，プラークコントロールがやりにくいです．

　再評価時の状態は図㉔です．再評価中のプロービングチャートは図㉕です．最初，コンタクト部が多少残っていましたけれども，その後メインテナンスで継続的にある程度歯肉の状態を落ち着かせていくことができましたが，2005年のプロービングチャート（図㉖）で見てみるとわかるように，1回再発をしま

した．このときに，私は歯医者ですから，悪いところに目が行ってしまいます．歯科衛生士さんというのは，それでも継続して来てくださったことに目が行きます．そうすると，その次も来てくれてこういうふうになる．そんなことをすごく感じた症例でした．

メインテナンス中の状態は図㉗～㉙です．X線的には結構落ち着いていましたが，コンタクト部のプラークコントロールが確かにうまくできていませんでした．しかし，大まかな部分は維持していっています．

地域に対しての寄与

例えば「Minds」という，日本語のサイトですが，コクランという文献をまとめてやるイギリスの団体が運営するサイトがあります．そこの歯科の文献を翻訳するのを手伝っています（図㉚）．

本も出版しました（図㉛）．この本は，楽しみながら学べるように，クイズ形式で，クインテッセンス出版の方と一生懸命相談して制作しました．

厚労省が管轄しているサイト「e－ヘルスネット」があります（図㉜）．歯間ブラシの使い方や，フロスの使い方の動画をつくったりしたこともあります．これは"歯間ブラシ"で検索すると閲覧することができます．これを医院の待合室とか流しておくとすごく良いものができたなと思います．

市民情報誌「ぱど」にも，ミニコラムを載せてもらうようにお願いしています（図㉝）．

理念を普及するということで，あすなろ歯科さんや，武内歯科さんに，当院のチーフが行って，一緒に活動しています（図㉞）．シンポジウムで話すだけではなく，実際に行って，実際に体験してみないとわからない部分や，伝わらない部分とかもありますから，実際に行動することは大事だと思っています．

将来に向けての診療所づくりの目標

現在考えていることは，自他共に認められるようなヘルスケア型診療所をつくり上げることです（図㉟）．各種予防を啓発している団体との連携，自分の中で考え方として，その後加わってきたCHPや，ウェルビーイングなど，そういった団体の方から教わったことが身に付いて，役立つことがたくさんありました．そういう方たちと連携して活動できたら，大変患者さんのためになると思います．笑顔と健康のサポーターであり続けたいと思っています．

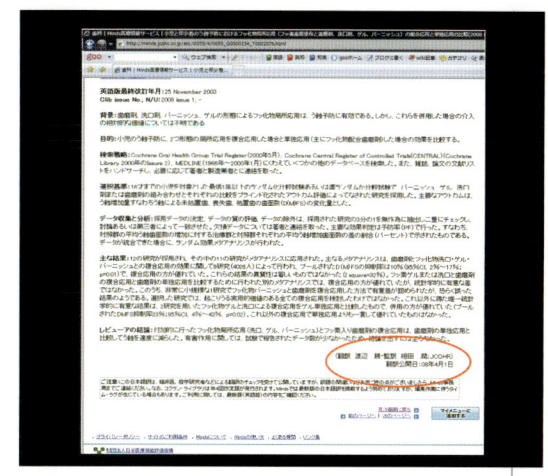

図㉚　MINDSへの協力

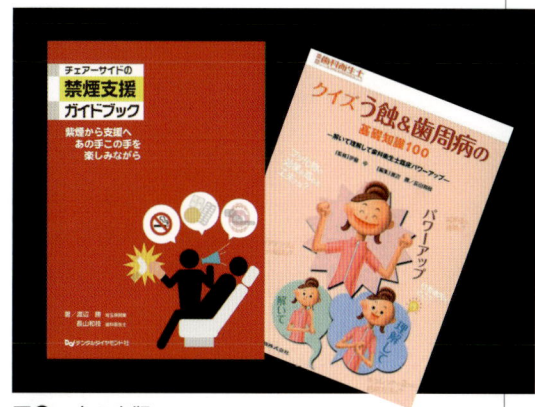

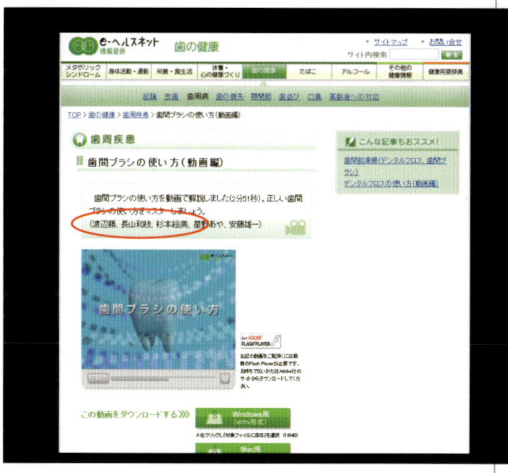

図㉛　本の出版

図㉜　厚生労働省への協力（e‐ヘルスネット）

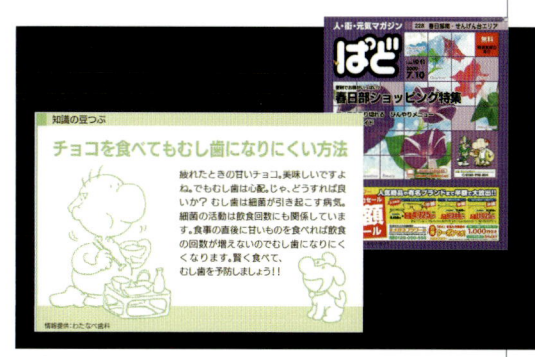

図㉝　市民情報誌への健康情報提供

ヘルスケアの理念を普及中！

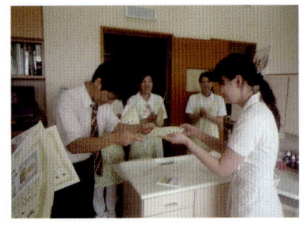

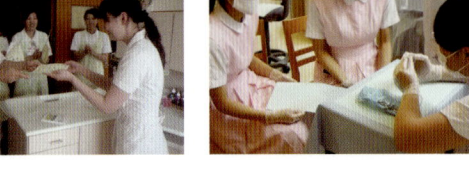

あすなろ歯科さん　　武内歯科医院さん

図㉞　他の医院に行ってヘルスケアの理念を普及

■ 健康情報の発信所に

　私の夢ですが，歯科医院が"お口を通した健康情報の発信所"になることです．なぜならば，むし歯や歯周病は本来まれな疾患であるにもかかわらず，お口の悩みのほとんどがこれに起因しています．本来まれな疾患のはずです．これらに罹患するのが当たり前と思われている常識を本来あるべき姿にし，より多くの方たちが笑顔と健康で，そしてビジョンを持って生活できるような社会にしていきたいです．

　歯科医師は自分たちでも，歯科疾患であるカリエスやペリオが本来まれな疾患で，予防が可能な疾患だと知っています．それにも関わらず，歯科医師が歯を治すことが歯科医院の仕事と思っていることが多いです．そして患者さん自身も"歯科医院は歯を治すところ"と思って来る方が多いです．そうではなく，"歯科医院は歯を守るところ"といった認識が常識となるような世界にしていきたいと思います．それが実現すると私たちの存在意義は，もっと社会的価値において高くなると思っています．

　あるとき患者さんから「出会えて本当によかった．ヘビースモーカーのマイちゃんは，客先の伊達さんのご紹介でわたなべ歯科さんを知りました．歯痛の原因はタバコと説明され，その日にタバコをやめました．健康はいいなと思えるようになって，毎日が楽しいです．本当に感謝しています」とういう手紙を頂きました．時々こういうふうに手紙や，ファクスなど患者さんからの感謝の言葉は大変うれしいです．本当はこういった情報を効率的に集められるシステムを院長としてはつくっていくと，スタッフのモチベーションはもっと上がると思っていますが，まだまだそこまではできていません．

■ 歯科衛生士の収益

　歯科衛生士さんから，予防で収益はどのぐらい上げられるのかという質問がありましたが，当院のチーフの売り上げは大体月120～150万ぐらいです．医師と違って，経費がかからないですから，120万上げてくれれば，かなりの利益につながります．どうしたら利益を上げられる歯科衛生士を育てられるのでしょうか．関西で千房という有名なお好み焼き屋の女将さんが「社員がハエだというやつは，社長がうんちだ」といっていました．「社員がチョウだと思っている人間は，社長が花だ」といっていました．結局，鏡の法則だと思います．利益を生むチーフやスタッフを育てたかったら，院長自身が成長しない限りは，まず無理だと思っています．

　最後に1つ，この言葉で終わりにしたいのですが，「ただより高いも

のはない」という言葉を聞いたことがあるでしょうか．この諺は，だまされたりするときや，悪い意味で使われることが多いと思います．私はある方に「これの本当の意味を知っていますか」と聞かれました．その方は「あなたのその目はいくらで売ってくれるんだい．500万出したら売ってくれるかい．あなたのその手はいくらなんだい」つまり，"タダ"というのは，お金じゃ買えないものを指していたんです．

今は，インプラントがメインの歯科経営というのが流行りかもしれませんが，本当に大切なものは，私たちが親からもらった，健康なきれいな歯だと思います．それより価値が高い物はないと考えています．

もう1つ，お金では買えないものは"友人"や"仲間"です．今まで様々な勉強をしてきましたが，自分1人の力では限度があります．やりたいことをやるためには，患者さんやスタッフと一緒にやっていくことがどうしても必要です．

私が学んできたことというのは，すべて皆さんにお渡しすることもできますし，皆さんに話すこともできます．本当にこれから大事なことは，いろんな団体が自分のやり方が1番だとかというのではなく，いろんな団体が組んで，お互いにそのノウハウを提供して協力していくことこそが本当の国民の健康につながるのではないかなと思っています．

将来に向けての診療所つくりの目標
- 自他共に認められるようなヘルスケア型診療所をつくりあげる
- 各種予防を啓蒙している団体との連携
- 笑顔と健康のサポーター

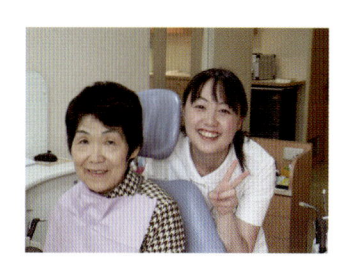

図㉟　診療所つくりの目標

Q & A

Q 新人のスタッフさんが入っているときに，想いを引き出すことが重要だとおっしゃっていました．歯科衛生士やスタッフ，それぞれの個人が元々生まれ持ってできているものかもしれませんともおっしゃっていました．しかし，どうしてもマニュアルに頼りがちというか，マニュアルをつくることの必要性というのを感じると思いますが，想いを引き出すというような姿勢を身に付けてもらうために，ドクター，もしくはチーフが意識していたことを1つ教えてください．

渡辺 マニュアルよりも，スタッフ自身が患者さんに興味を持つこと，病でなく人として患者さんを診ることが大切だと感じています．こういったことは自分が体験して体感してわかったことが多いです．
　今いる1年目の歯科衛生士2人のうち，1人に関しては人の思いを聞くということがすごく苦手なので，聞きたくないということをはっきりいわれたことがあります．私は，それに対しての答えがまだ見つかっていません．CHP（クリニカル・ヘルス・プロモーション）のセミナーも1つのヒントにはなるかと思います．諸井英徳先生の医院に見学に行ったときに，すごくそれは感じました．"想いを聞く"というのは，僕が思っていた"想いを聞く"と全然レベルが違っていて，すごいなと思いました．そして，諸井先生はもちろん，CHPコースを受講したスタッフさんからも感じることができました．
　また，「健康学習学会」というところも参考になると思います．会話の中から返す部分を意識的にポジティブな面を引き出すテクニックは秀逸です．学会に参加するとわかるのですが，そこら中から笑顔があふれ出ている空間で，何度も行きたくなります．そんな空間に触れさせるのも効果的だと思います．

Ⅳ 未来型歯科医院の人財・TC ― ❶

いぶき歯科クリニックでのTCの役割
～受付とTC業務を兼務～

竹歳 さおり
いぶき歯科クリニック　トリートメント・コーディネーター／高崎市

PROFILE
竹歳 さおり（たけとし さおり）
1995年 玉川女子学園短期大学卒業
1995年 幼稚園に幼稚園教諭として勤務
1999年 診療所に医療事務・受付として勤務
2002年 保育園に保育士として勤務
2006年 いぶき歯科クリニックに歯科助手・受付として勤務

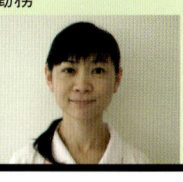

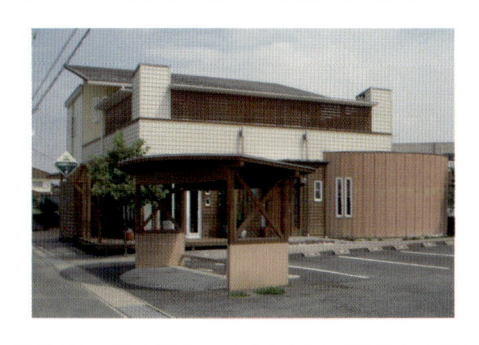

クリニック紹介

　私はいぶき歯科クリニックでの勤務は約3年になります．TC（トリートメント・コーディネーター）としては，勤務9カ月目からのスタートで，2年目になります．それ以前は，幼稚園や保育園で保育士の仕事や，医療機関で受付・医療事務の仕事をしていましたが，縁あって当院の院長夫妻と知り合い，勤務することになりました．

　そうした経緯で，患者さんにより近い感覚としての良さはありますが，TCとしては，まだまだ奮闘中の毎日です．様々な方にサポートしていただきながら進んできて，悩んだこと，解決してきたことなど，これから述べるなかで何か1つでもTCとしての思いが皆さんの心に届いたら，嬉しいと思います．

　当院は群馬県の中心地，高崎市にあります．周辺は，一方は田畑で穏やかな景色，反対の一方は住宅地が広がっています（図❶）．学校，病院，商店などの生活基盤も充実しており，静かでとても住みやすい土地です．歯科医院も半径約1km圏内に15軒ほどあります．

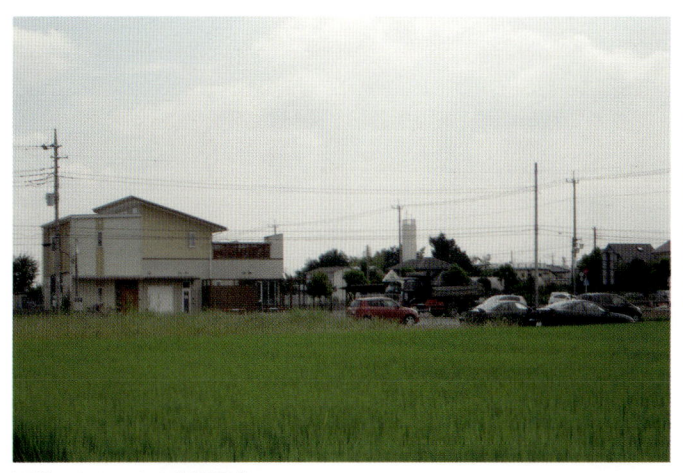

図❶ クリニックの外観写真

- 群馬県高崎市
- 開院7年目
- 歯科医4名・DH6名（うちパート3名）・DA2名
- 受付1名・受付＆TC1名・その他2名

図❷ クリニック紹介

　当院は開院7年目，現在図❷のようなスタッフ人数構成です．ユニットは治療ユニット4台（図❸），メインテナンス専用の個室ユニットが2台（図❹）．定期健診が定着してきて，8割くらいの患者さんが4カ月，6カ月先のメインテナンス予約をとって帰るので，キャパシティー

図❸　治療ユニット

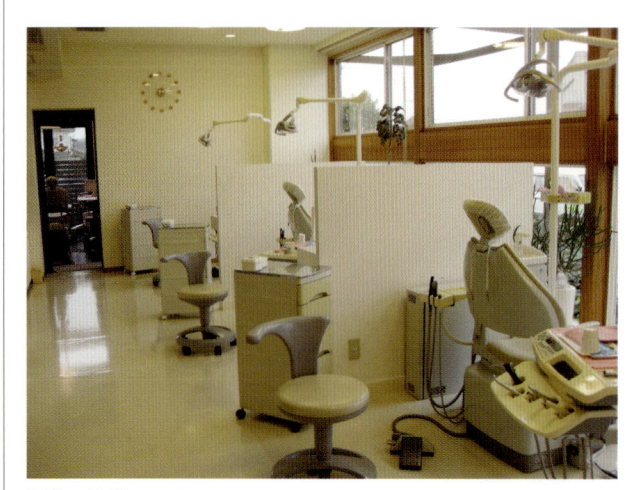

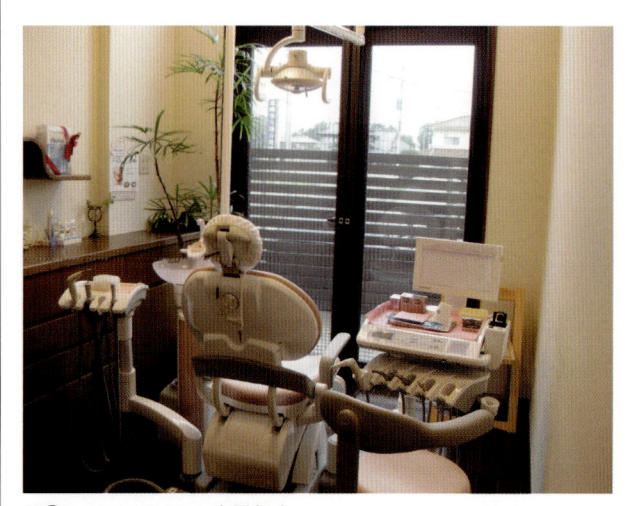

図❹　メインテナンス専用個室

が足りない状態です．初診の予約の問い合わせも多く，来年から増築して，ユニットがあと3台増える予定です．

患者層は，3世代で通ってくるご近所の家族の患者さんもいます．女性のドクターがおり「子どもが通いやすい」と，午後は小児の診察が多いです．また，「ホームページで，歯周内科治療やFAPホワイトニングをやっているのを見た」と，遠くから来院される患者さんもいます．

医院の目指すものとして"心と心をつなぐ幸せ発信地になること"スタッフ同士，スタッフと患者さん，さらには患者さん同士が心と心で触れ合えるような，そんな温かい場所として貢献していきたいと思っています．

TC導入の経緯，なぜTCを導入しようと思ったのか．

TC導入前のドクターの想いとして，"一生懸命治療しても，一時は患者さんの役に立っても，長いスパンで考えたときにはどうだろうか？　治療しても，またむし歯ができて治療するという繰り返しで，口腔内しか見ていないのではないか？　歯のことでしか付き合いがないのではないか？　患者さんとのコミュニケーションをスタッフ各自が取るようにしていたけれども，そのコミュニケーションが治療に生かされにくいのではないか？"といった想いがありました（図❺）．

その想いのなかから"もっとその人の人生を応援したい，その人に深く関わりたい．医院全体で，チームとして，その人に関わっていきたい"という想いが生まれてきました．

とても大きな目標ですが，そのためには，どうしたら良いのでしょうか．

患者さんがどんな想いを持って来院したのか．生活背景，生活習慣はどうだろうか．それらは1人ひとり違います．過去に歯科治療で嫌な体験があり，強い恐怖心がある方もいます．「何々されたことがある」，「説明されないまま削られた」という話もよく聞きます．

また，その人のして欲しい，こうなりたいという希望も様々です．例えば今までの歯科治療でとても苦労してきたので，これ以上歯を失いたくないと，予防を希望される患者さん．今までの治療に不満があり，セカンドオピニオンを求めて来院する患者さん．「とにかく今あるむし歯

を全部治してくれ，それだけでいい」という患者さん．生活背景も，家に介護者がいる，乳幼児がいる，調理師をしている，仕事が忙しくとも不規則な生活をしている，など様々です．

まずは，その想いを聞き出さなければ始まりません．患者さんから訴えてくる場合もありますが，いい出せない患者さんもいます．

そして，その人が本当に困っていること，本当に知りたいことは何かを把握して，解決を目指すことが大切であり，患者さんの期待を知ることで，その対応ができるようになると考えました．大事なのは全員に同じサービスをするのではなく，個々に合わせた対応をするということです．

その聞き出す役目ですが，治療時間内にドクターが行おうとすると限界があります．また，ユニットサイドでは患者さんもいいにくいことがあるのではないかということで，当院ではＴＣがカウンセリングルームで聞き出す役目をするのが良いのではないかと導入することになりました（図❻）．

全てを最初からやろうとするのはとても大変です．約２年前，まずは初診カウンセリングのみから始めて，患者さんはどんな気持ちで来院するのだろうかということを，たくさんの患者さんと接するなかでポイントや傾向をつかむことを意識しながら聞き出す練習をしていきました．自分の話し方，話す順序などのコツをつかむこと．最初は手探りでしたが，数をこなすうちにわかってくることが，沢山ありました．

半年ほどして，補綴カウンセリングというのを少しずつ始めて，そこからまた１年経過した頃から，クロージングに関わるようになりました．コンサルテーションというのはドクターの診断，クロージングというのは，その診断を受けてのＴＣと患者さんとの相談・アドバイスの時間です．今後の方針の決定や患者さんの意思の確認をしていきます（図❼）．

なぜTCを導入しようと思ったのか？

導入前のDr.の想い

- 一時は役に立っても長いスパンで考えた時にはどうだろう？　治療してもまた治療……の繰り返し
- 口腔内しか見ていない．
- 患者さんとコミュニケーションをとっても，治療に活かされにくい

図❺　TC導入の経緯①

- 患者さんが，どんな想いを持って来院したか？
- 患者さん１人１人の生活背景・生活習慣の違い

聞き出す・知る ＝ TC

歯科医院として，その人に合わせた治療法アピール・治療優先順位などの対応を行うことができる

図❻　TC導入の経緯②

TC業務を取り入れていった流れ

★ 初診カウンセリングのみ(TC)＋コンサル(Dr.)

↓ 半年

★ 補綴カウンセリングを少しずつ

↓ 一年

★ 初診(TC)＋コンサル(Dr.)＋クロージング(TC)

図❼　TC業務を取り入れていった流れ

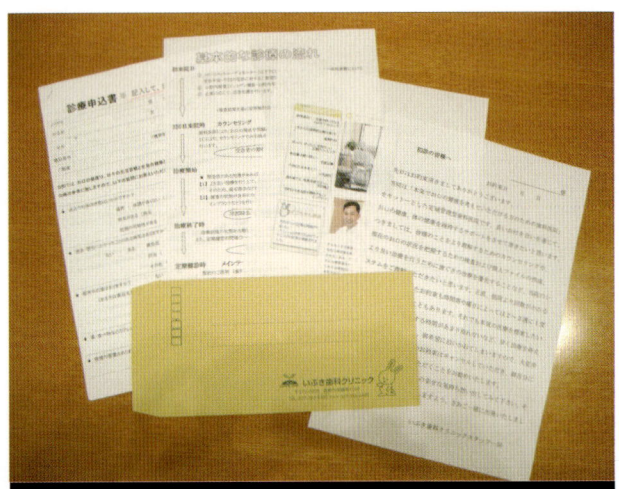

現状のシステムの流れ（図❽）
TCの役割，業務

予約の日時が決まると，まずは患者さんへ書類を郵送します（図❾）．当院のシステムをまずはきちんと理解して，事前に自分のことをゆっくり振り返っていただきたいということで，問診票などの書類を郵送しています．

続いて，患者さんが初めて来院される初診カウンセリングです．図❿のような感じで，個室のカウンセリングルームで行います．

初診カウンセリングは，当院で一番重要視している部分です．まずは想いを聴く．実際，自分が病気で通院するとき，あれも聞こう，これも聞こうと思って行くけれど，うまく聞けなかったり忙しそうなドクターを目の前にすると，いい出せなかったりということがあると思います．ですから「思っていることを全部吐き出してもらう時間」ということを常に忘れないように心掛けています（図⓫）．

さらに来院したということは，その人の必要としていることがあるということです．なぜ"当院"に通院しようと思ったのか，来院理由，歯科医院を変えた理由，当院を選んだ理由，それから，過去に嫌だったことがないかということを，まずは聞き出すことです．それから，なぜ"今"なのか．ずっと前から痛かったのなら，何か歯医者に行かなくてはと思うようなきっかけがあったのではないか，まずは聞いてみることです．

先入観を持たず，自分勝手な解釈をしない．聞いたことから，患者さん本人の言葉を使い，本当にいいたいことをまとめて，「それでは，何々ということなのでしょうか」と返事を返して，最終的に患者さんの「そうそう，そうなんです！」という言葉を目指しています．

それから，何か1つでも褒めることを心掛けています．昔禁煙した，歯磨きを頑張

図❽ 現状のシステムの流れ

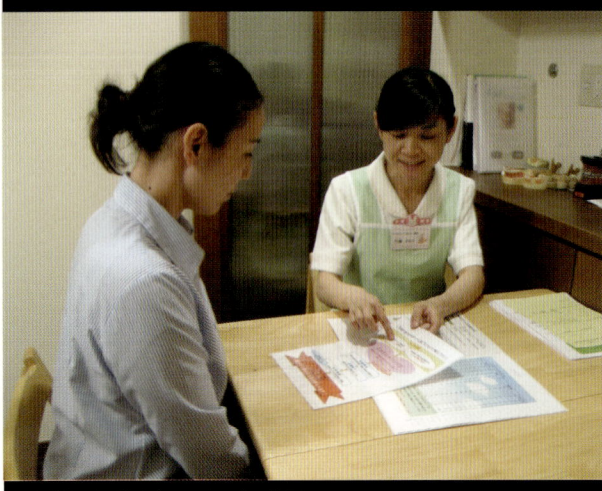

図❾ 郵送する書類

図❿ 初診カウンセリングの様子

っている．夜寝る前に食べない，来院したこと自体など，大人になると褒められることがとても少ないので，何でもいいので1つでも褒めることを探すように心掛けています．

　また，問診票から知った事実だけでなく，そのときに自分が相手に対して感じた印象を伝えることで，和やかな雰囲気になることもあります．例えば，姿勢がよくてがっしりした体つきの男の方に，「すごく姿勢がよくて格好いいですね．何かスポーツをされているのですか？」と声を掛けることで，その内容から，相手の思いや生活背景を知るきっかけになることもあります．

初診カウンセリングは…

患者さんが想いをはきだす時間

★ とにかく想いを『聴く』
　[・笑顔・あいづち・傾聴・オウム返し
　　・オープンクエスチョン・話の腰を折らない]
★ なぜ《今》《当院》に通院しようと思ったのか？
★ 患者さんの「そうなんです！」の言葉を引き出す
★ 褒める

図⓫　初診カウンセリングのポイント

　はじめの頃は，初診カウンセリングのその場で，こちらから質問して答えてもらうという方法を取っていましたが，その場で考え込む患者さんや，言葉ではいいにくい患者さんもいます．慣れてきたら，話を聞き出すポイントがよくわかってくるので問診票を先に送り，あらかじめ自分の口腔内について考える時間を取っていただくようになりました．

　問診票の記入を見ればわかるような質問を省略できることもありますし，カウンセリング前に問診票に自分で目を通すことができるので，ポイントを絞って患者さんに詳しく話を聞くことができます．

　また，イエス，ノーで答えられないような「ご自身の歯をできるだけ残したいと思いますか．それはなぜですか」または「歯科受診において，お口の中がどのようになれば一番いいと思いますか」という開かれた質問（オープン・クエスチョン）にも，口頭で聞くよりも実際に記入をしてもらうほうが，たくさんの回答が得られるようになりました．患者さんの思いを知るための，大事なポイントになっています．

　ただ，初診カウンセリングはとても重要ですが，その場ですべてを聞き出せなくても，すべてを背負わなくてもいいと思います．時間内に，聞きそびれてしまったと思ったら，ほかにもかかわれるチャンスは待合室でもユニットでもクロージングでもいくらでもありますので，負担に感じる必要はないと思います．

　初診カウンセリング・検査を基に，週1回のスタッフミーティングで院内の症例検討会を行い，患者さんの症状などをスタッフで情報共有します（図⓬）．症例検討会を基に，ドクターから患者さんへのコンサルテーションを行い，その後を引き継ぐかたちでTCがクロージングを行います（図⓭）．

　クロージングのポイントですが，クロージングは患者さんの自立サポートへの入り口ということが大切です（図⓮）．初診カウンセリングや受付で，年配の患者さんから特に歯周病に関して，「ああ，もっとそれを早くに知っていればよかった」という

図⓬ 院内の症例検討会資料

図⓭ コンサルテーション（Dr.）＋クロージング（TC）

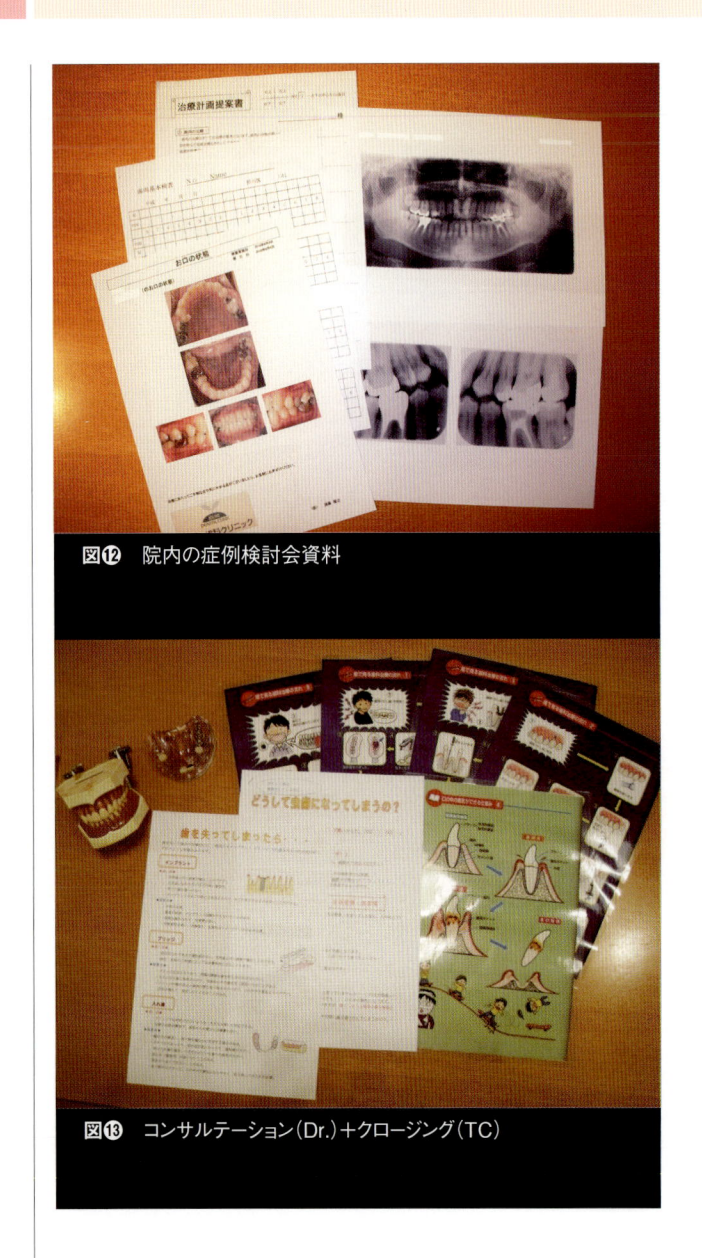

クロージングは…

患者さんの自立サポートへの入り口

★ "現状"と"起こりうる今後の問題点"を伝える

★ 治療の選択権は患者さんにある
（デメリットも伝えた上での選択をする重要性）

★ 生活習慣の改善点を一緒に考える

★ メインテナンスの重要性を伝える

図⓮ クロージングのポイント

言葉をよく聞きます．それを若い人へ伝えるのも役目だと感じています．また，予防が大事ということがわかっていても，では実際，予防って何をすれば良いのだろうという患者さんも多く，そういった意味でも"今，治療をしなければいけない現状"それから"今は大丈夫でも，今後気をつけなければいけない問題点もあるという事実"を知らせることが必要だと思います．この話がメインテナンスにもつながっていきます．

　治療する側が，どんなに歯を残そうと思っていても，欠損になる可能性などマイナス要因があるのなら，初めに治療のデメリットも含めた選択肢というのをきちんと伝えて，最後の選択権は患者さんに委ねるということを大事にしています．

　カリエスリスクが高ければ，治療するだけではなく，なぜむし歯がよくできるのか，気をつけられることは何かなど，生活習慣の改善点があれば患者さんと一緒に考えます．ただ，この改善点のアドバイスのメインは，その後の歯科衛生士との関わりなので，この時点でTCからは患者さんへの無理ない範囲での話をします．

　スケーリングやメインテナンスがどのように重要なのかということを「忙しいし，歯の掃除だけだからいい」と，つい思いがちの人へ特に先に伝えます．できるだけ歯を残すための治療を行っているので，その経過を見ていかなければいけない場所もあります．そういった意味でも「メインテナンスの重要性があるんですよ」と患者さんに話をする必要もあるかと思います．

　クロージングで使うツールですが，初めは医院にあるもので十分です．今後，取り入れてみたい興味のあるものはたくさんありますが，必要と感じるものを自分で使いこなせるようになったら，院長と相談して取り入れたいと思っています．

　視覚的なツールというのも，患者さんにより伝わりやすく大事ですが，会話の中で，「患者さんが知りたいと思っているポイン

トを聞き出す力」それから「わかりやすく説明できる知識と話し方」というのも，身に付けることが大事だと強く感じています．こればかりは失敗を恐れずに，回数を重ねて"慣れ"あるのみです．

当院では，いろいろと選択肢を相談しなければならない場合など，クロージングで話しきれない時には，あらためて治療の合間に必要に応じて補綴カウンセリングの時間を設けています．

TC導入する際に苦労したこと

1つめは，TCの業務自体，自分の仕事の大変さでした（図⓯）．私の場合，何といっても口腔内に関する基礎知識が足りなかったので，知らないことにはあいまいに答えず，「担当ドクターから，後ほどまた説明しますね」とお伝えていました．しかし，自分の勉強のチャンスととらえ，ドクターや歯科衛生士に，何でも質問しました．忙しい中いつもスタッフに丁寧に教えてもらい，とてもありがたいことでした．

また，当院でTC業務というのは私が初めてでした．前例がないので，手探り状態で1からつくり上げなければなりません．セミナーに参加して学んだり，ありがたくもTC導入歯科医院の見学にお邪魔して，まねをさせていただくことからスタートしたり，少しずつ当院に合ったTCというものをつくり上げていきました．今も成長段階で大変ではありますが，やりがいでもあります．

2つめは，院内へのシステム導入の大変さでした（図⓰）．

実は，この本を出版する約1年半前，私がTC業務で悩みを感じていたことが，3つありました．①システムとして，クロージングのあたりで足踏み状態が続いていたこと，②システムをつくっていく段階で思考錯誤の連続でしたが，TCは当院で1人であって，ほかのスタッフに頼めることがわからず，自分1人で抱え込んで孤独感を感じるようになっていたこと，③つくったシステムとしては引き継ぎができるけれど，心構えなどのマニュアルがないということでした．

それを解決するためにもこの発表の機会をいただいて，院内でのTCの役割，立場というのをスタッフに理解してもらおうと，あらためて考えることができました．

結局は，ほかのスタッフとの間に自分でつくった大きな壁ができていたようです．それをまずは自分できちんと自覚し，その思いをスタッフ

図⓯ TC導入する際に苦労したこと ①

TC業務の大変さ

● 基礎知識不足
→ 知ったかぶり・あいまいな答えをしない
　※ でも自分の勉強のチャンス！！
→ Dr.やDHに何でもしつこく質問していた

● 当院でのTC業務を1から作りあげる苦労
→ 他医院を見習う・セミナーでの学びがあった

図⓰ TC導入する際に苦労したこと ②

システム導入の大変さ

● TCの役割・立場をスタッフに理解してもらう
→ 自分の，スタッフとのコミュニケーション不足
→ お互いに理解できるまで，本音で話し合い言いたい事を言い合える関係を！

● 他のスタッフに助けてもらう事が多い
→ 理解を求めると共に感謝の気持ちを忘れずに!!

に伝えて，何より本音で話し合いました．本音を伝えれば本音で返してくれ，あらためてお互いを理解し合えて，仲間であるということを感じ"伝えなければ伝わらない"ということを強く実感しました．これは本当に大きな収穫でした．

　この本の中でも，様々な先生方がおっしゃっていますが，いい合える関係をつくるということは，とても重要だと思います．

　また，カウンセリングの時間は，私1人が診療の場から抜けることで，ほかのスタッフに助けてもらうことも非常に多く，TCの立場に理解を求めるとともに，助けてもらえているからこそTCの業務に専念できているのだという，感謝の気持ちをいつも忘れずにいたいと思います．

▌受付・TC兼任の良さ（図⓱）

　電話や来院で初診の予約を取る対応の際に，人物像，主訴などがある程度把握できるということです．初診カウンセリングでの対応につなげられて，「ここに痛みがあるということでしたよね」など，"自分の言葉がきちんと伝わっている"という安心感にもつながると思います．

　当院には受付の専任スタッフがおり，比較的，私はフリーに動くことができるので，心配な患者さんに声を掛け，全体を見回しやすい位置にいます．

　治療，メインテナンス，両方の患者さんと受付で対応ができるので，どの患者さんとも関わるタイミングがあると思います．どんなに診療室でコミュニケーションを心掛けていても，診療時間の限りがあったり，患者さんも少しユニットでは緊張するものです．

　会計時に会話をする中で，患者さんの不安，不満を聞き出しやすく，比較的患者さんと同じ目線で考えて共感することができるし，また，それを心がけています．

▌TCの業務で心がけていること（図⓲）

　どのカウンセリングでも，対応でも，まずは問い掛けたら"待つ"ということです．

「今まで歯医者に通っている中で，嫌だったこと，治療する側に気をつけてほしいことは，何かありますか」という質問をしても「こんなことをいってもいいのだろうか」と，患者さんには遠慮もあります．

　時には，「そうですね．例えば，あの削る音，なかなか好きな人はいないですよね．後は口に器具を入れられると，気持ちが悪くなってしまうとか，うがいをすぐにしたくなってしまうとか，そんなお答えをする方もいらっしゃるんですよ」など，わかりやすく身近に感じられる言葉を使って，言葉を引き出すお手伝いをすることもあります．

　それから"共感"です．もちろん歯科医院のスタッフと患者さんとい

受付・TC兼任の良さ

- ★ 初診予約対応の際に，ある程度の内容・人物像を把握することができる
- ★ 心配な患者さんに声をかけたりフォローに行ったり，全体を見回しやすい
- ★ どの人とも関わるタイミングがある
- ★ 直接治療に関わる事が少ないので，患者さんが安心して言えることもある

図⓱　受付・TC兼任の良さ

う立場の関係ではありますが，1人の出会った人間として向き合うように心掛けています．自分が相手の立場だったらと，真剣に耳を傾けて相槌を打つという意味での共感です．

また，自分がそのことに対して感じたことを伝えてみるなど，自分の感情をプラスした質問をします．例えば記入していただいた問診票を見て「気になったのはですね，このあたりなんですが」とか，「嬉しかったのは，こういうふうに書いていただいてですね」といった感じに問診を進めるようにしています．「次はあれを聞かなくては」と，マニュアルや順番ばかりを気にしていたころに比べ，真剣に向き合うと気持ちはきちんと伝わる，と患者さんの表情から感じることがたくさんあります．

表情や視線に「あれっ」と感じることがあったら，声を掛けてみます．「何か気になることがありますか」と，視線の先を一緒に追いながら，「その後いかがですか」と，その前のカウンセリングで会話をした内容をきっかけに話し掛けることもあります．初診カウンセリング，クロージング，補綴カウンセリング，どんな時でも「いつでもどんなことでも，お声を掛けてくださいね」と，最後の一言を忘れないことです．

初診カウンセリングは，特に患者さんの当院への入り口です．誰でも緊張や不安があるものです．そのときに話せなくても"当院は，いつでも，誰でも，声を掛けていただいて大丈夫ですよ"という姿勢の歯科医院であるということを伝える時間であると考えています．

ときどき初診の患者さんで，「治療したところがたくさんで，歯医者も何年ぶりで，口を開けるのも恥ずかしくてごめんなさい」と，謝る患者さんもいます．「そんなことありませんよ．謝る必要なんてないですよ．逆に，何年も気にしながらの生活なんて，本当に嫌でしたよね．大変でしたね．そんなふうではなくて，気にすることなく生活できて，楽しみに健診に来ていただけるように，お手伝いさせてくださいね」と声掛けすることもよくあります．

心がけていること

- 問いかけたら"待つ"
- 相手の立場に立って共感する
- 患者さんの表情にも気配りを
  　　　　迷ったら声をかけてみる
- 「いつでもどんなことでも，
  　　　　お声かけてくださいね」

図⓲ TC業務で心がけていること

▍TC業務の中でのやりがい（図⓳）

カウンセリングルームは個室である安心感か，様々な話を聞くことができます．ただし，あまりにも長すぎるのは注意です．時間配分には気をつけています．

初診カウンセリングで聞き出す話．例えば，いろいろと過去に苦い思いがある中，少しの希望を持って来院を決意してくださった患者さんや，高校を卒業してから工場で働いている20歳の男性，夜勤もあって，その年ごろのすごくだるそうな感じだけれど，母親が当院の定期健診に通っ

やりがい

- カウンセリングルームで色々なお話を聞くことができる
- 目の前の人に関わることのできる喜び（ドキドキ・わくわく）がある
- 患者さんの"知る喜び"を一緒に味わえる
- 途中リタイアの人が少なくなった

図⓭　TC業務の中でのやりがい

ていて，自分も健診に行くようにお尻をたたかれて来院したなど，様々な来院理由があり，「それでも来院してくれて，こうして関わることができて嬉しいですよ」と，そのときの私の気持ちを伝えるのも，1つの関わり方だと思います．「この人に，これからどんなアプローチができるんだろう」ということを話しながら考えるのが，とても楽しくわくわくします．

途中で来院されなくなる患者さんもいらっしゃいます．その事情というのは様々だと思いますが，問診票やシステムの流れの説明用紙を郵送し，セカンドクロージングで深く話をするようになってからは，とても少なくなったように感じます．

私も，まだ毎日が新たな発見と勉強の毎日ですが，様々な患者さんと出会える楽しさというのが，TCのやりがいだと本当に感じています．当院のシステム自体も，まだまだ完璧にでき上がっているわけではなく，改善点を1つひとつ見直しながら進化している途中ですが，TCを導入することによって，最初の目的であった"医院がチームとしてその人に深く関わって，たくさんの笑顔が見られるようになりたい"ということが，少しずつ実現できるようになってきました．

おわりに

そもそも当院が定期健診型予防歯科医院，TC導入ということへ本格的に力を入れ始めたきっかけは，約3年前の康本先生のセミナーでお話を聞いて，強く感銘を受けたことでした．その後のS＆Sの岡野さんや，康本歯科クリニックのTCの平田さんとの出会いなど，1つひとつの出会いを大切にしてきたからこそ，今の当院の進化があったと感謝しております．また，今こうして読んでくださっている皆さんとも，1つの出会いです．この時間が，皆さんの幸せへとつながるきっかけ，何かをスタートさせるきっかけになれば嬉しく思います．

Ⅳ 未来型歯科医院の人財・TC ― ❷

TC & DA：
トリートメント・コーディネーター

阪口 歩里
中橋歯科医院　トリートメント・コーディネーター／大津市

PROFILE
阪口 歩里（さかぐち あゆり）
2000年　滋賀女子短期大学卒業
2000年　歯科助手として中橋歯科医院勤務
2002年　結婚・出産退職
2009年　中橋歯科医院再就職
2009年　クリニック・コンシェルジュ認定資格取得
2009年　トリートメント・コーディネーター認定資格取得

■ クリニック紹介

まず中橋歯科医院の紹介をします（図❶）．院長と女性ドクター1名，歯科衛生士4名，専任受付1名，アシスタント兼TC（トリートメント・コーディネーター）3名，クリーンスタッフ1名，事務長1名，以上12名のチームです．チェア7台うち常時4台を予防に使っています．

立地は，滋賀県のJR瀬田駅から徒歩2分です．瀬田駅は京都駅から18分と，大変便利な場所にあります．

■ トリートメント・コーディネーターになった経緯

私がTCという言葉を知ったのは，結婚，出産を機にいったん退職し，7年ぶりに戻ってきたときです．"トリートメント・コーディネーター"という言葉は聞き慣れない言葉で，私は1年ほど前から，"カウンセラー"という呼び名で，患者さんの話をお聞きしたりしていました．これまでは，歯科衛生士が兼務をしていて，全ての初診患者さんにカウンセリングすることがなかなかできない状態でした．来院者の要望に十分応えることもできず，歯がゆく思っていた私は，先輩がどんなカウンセリングをしているのか観察するようになりました．

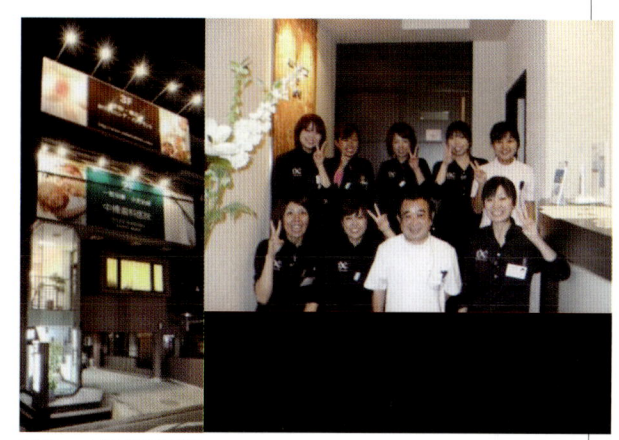

私はいつも"自分にできることは何だろう""私にしかできないことは何だろう"と思い，答えを探していました（図❷）．そんなとき院長から，「いつも笑顔でいるし，気配りもできるから，君ならTCの仕事ができると思う．それに，TCはこれからの歯科医院には非常に大切な役割になってくる」といわれ，ますます興味を持ちました．

図❶　中橋歯科医院

図❷　自分にできることは何？
- 誰かの役に立ちたい
- 私にしかできないことをやってみたい

TC &アシスタント 3名体制　担当制

- 情報共有のため
　　　TCカルテ作成

TCカルテ

- 不安
- 悩み
- 希望
- 対応時の注意事項

図❸　情報共有

TCの役割

- 来院者と医院の信頼関係を構築すること
- 来院者⇔ドクター・歯科衛生士(架け橋)

図❹　TCの役割

まず，TCに関する本を読みました．活き活きと活躍されている記事に共通していえることは，TCとは患者さんの話を聴き，それにより不安を和らげる役目であるということでした．医療従事者にとって一番大事なことは，来院される方の立場に立って，物事を考えることだと考えていた私は，自分にとってTCはやりがいのある仕事だと確信しました．

情報共有

ミーティングで話し合った結果，TC業務はアシスタントが兼務をし，3人体制の担当制にすることに決めました（図❸）．それによって来院される患者さんにいつでも対応できるようになり，現在では初診，再診の患者さん，全ての方のお話を伺うことができています．各自がカウンセリングをした患者さんの情報を記入した"TCノート"をつくり，保管していました．しかし担当制のため，なかなか情報共有することが難しいという問題もあり，TC会議を開き，カルテに挟む"TCカルテ"を作成することになりました．

"TCカルテ"とは，治療をしていくうえでのその患者さんの歯科治療に対する不安，悩み，希望，要望などが書かれており，どのスタッフが見てもわかるようにし，より一層患者さんの満足につながるものとして使用しています．患者さんから戻ってきたアンケートにも「スタッフの方々が，患者の状況，情報を共有されていて良いと思った．このレベルを維持していただきたい．さらにホスピタリティの精神を推し進めていただきたい」と，大変ありがたい言葉を頂き，私たちTCの役割は大きいと感じました．

TCの役割，3つの責任

さて，TCの役割とは，来院者と医院の信頼関係を早い段階で構築することです．そして治療を進めていくうえで，どのようなことも相談していただけるように来院者とドクター，歯科衛生士との架け橋となることです（図❹）．さらに，TCの使命を考えたときに，私たちの果たすべき責任は以下の3つがあると思います（図❺）．

1番目は，来院された患者さんの"自ら健康になりたい"という気持ちを引き出し，豊かで幸せな人生を応援することです．2番目は，医院の特色と良さを伝えること，そして"スターマーケット"医院で働く人々をスターにすることです．ドクター，歯科衛生士は国家資格を持つ

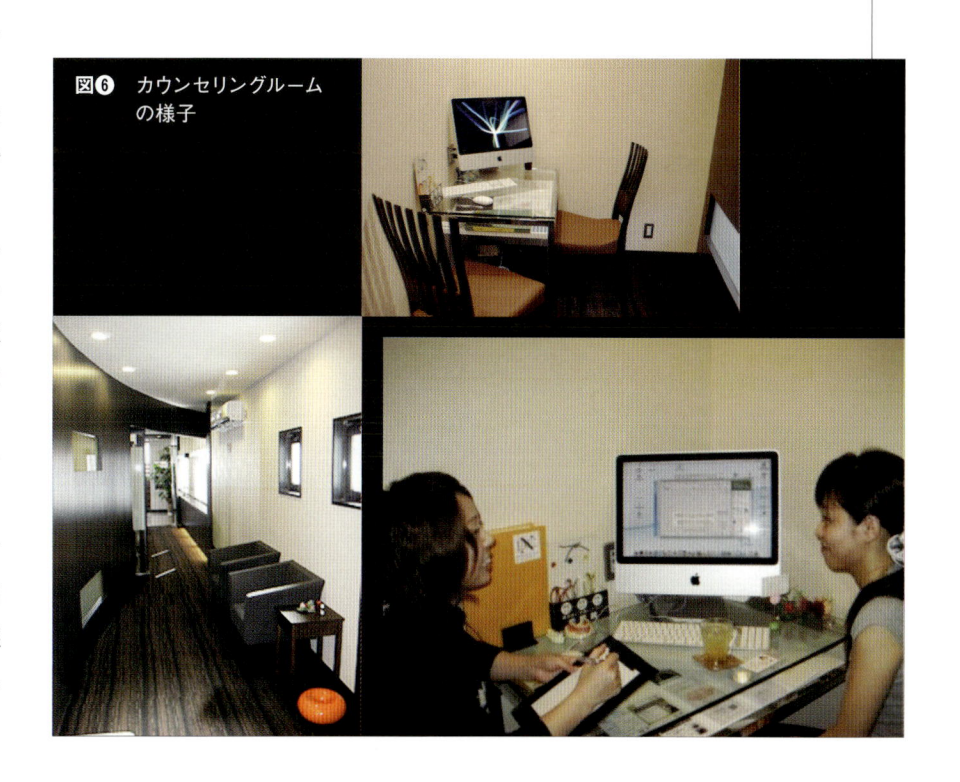

た専門家であること，当院は担当制であることを伝えると患者さんに安心してもらえます．3番目は医院の生産性を上げることです．定期的に予防に通う患者さんを増やし，その中からより良い治療方法を選択してもらい，その結果，自費率を高めることです．これら3つが，私たちTCの果たすべき責任と考えています．

患者さんのQOL向上

当院では毎月約20名以上が，予防クラブに新規に入会しています．年間にすると，240名から250名が増えていっています．これは，医院全体の協力によるものです．当院の予防クラブは，"スマイルクラブ""ハッピースマイルクラブ"との2つのパターンがあります．スマイルクラブは3カ月ごとに来ていただく年4回コースと，半年ごとに来ていただく年2回コースがあります．また，タンクリーニング，ガムマッサージ，ミネラルパックなど，歯のエステとして実施しているのがハッピースマイルクラブで，必ず年4回定期的にクリーニングに来ていただいています．自然に良質の患者さんが増えてきました．ここでいう"良質"とは，自分の健康維持に関心の高い患者さんのことです．

独立のカウンセリングルームもあるので，十分に話を聴ける環境も整っています．図❻でもあるように90度の角度で話を伺い，お茶を出してリラックスしてもらいながら話を聴きます．ここではTCが患者さんに名刺を渡し，名刺の裏には，それぞれのTCとしての理念が書かれています．

TC業務の中で，"信頼してもらえた"と感じるときは，まず，あいさつをしたときの患者さんの表情です．「○○さん，おはようございます」と声をかけると，緊張されている患者さんの顔が安心した表情に変わり「後で聞いてもらいたいことがあるんです」と，相談されることもあります．

また，2回，3回と来院するうちに，心を開いて，自分のことはもちろん，家族のことなど，様々な話をしてくれるようになります．

図❺ TCの使命

図❻ カウンセリングルームの様子

コミュニケーションを取り，信頼関係ができたときには，こちらの話も聴いてもらえます．例えば補綴コンサルのときなどには，特に真剣に話を聴いてくださいます．そして，自費契約につながるケースが多いです．

私たちTCは，来院者をQOL向上へ導く専門家であると自負しています．来院者の治療に対する望みやゴール，また，その方の価値観や理想の生活についてじっくり聴き，ドクター，歯科衛生士に必ず伝え，その方に合った治療内容と治療計画を提案していきます．

中橋歯科医院で行っている初診カウンセリング

まず，受付で書いてもらった問診票に，目を通します．ここで大事なことは，自分の主観を入れないことです（図❼）．つまり，来院者の主観が大事です．私たちTCは，まず患者さんの話を十分聴きます．その次に「それはお困りでしたね」と共感します．それと同時に，患者さんの苦しみや悩みを理解しようと努めます．われわれTCは，来院者の心の声を聴くことを一番大事に思っています．

"聴く"とは，14の心を持って耳を傾けると書きます（図❽）．

この中で，特に2つ目の"新しい心で聴く"ことを心がけています．自分の思い込みを外し，あくまでも"相手がどういった気持ちか"を慎重に観察しながら，会話を進めていきます．

話を十分に聴くことによって「不思議と痛みがなかったわ」「どこの歯医者でも話を聴いてもらえなかったけれど，ここでは聴いてもらえるので安心できる」という言葉を頂きます．このように話を聴いてもらえたと満足された患者さんは，こちらの提案や補綴の相談も，真剣に聴いてくれます．

私が初診カウンセリングを行った患者さんで，紙に自分の歯の絵を描いて持って来られた患者さんがいました．そこには痛いところ，症状が書いてありました．話を聴いていくと，当院に来院する3日前に，ほかの歯科医院に行ったようで，そこでは話をゆっくりと聴いてもらえず，先生は怖い顔で無口なまま，治療内容も納得できなかったといっていました．

私はその方の話をじっくり聴きました．そして，ドクターにそのままの言葉で伝え

初診カウンセリング

- 自分の主観を入れない
- 来院者の主観が大事！
  ※傾聴・共感・同苦

↓

来院者の心の声を聴く

図❼ 初診カウンセリング

"聴く"とは

1	美しい心で聴く	
2	新しい心で聴く	
3	広い心で聴く	
4	楽しい心で聴く	（きいて，楽しくなる）
5	嬉しい心で聴く	（きいて，嬉しくなる）
6	面白い心で聴く	（きいて，おもしろさがわかる）
7	微笑の心で聴く	（きいて，ほほえましくなる）
8	素晴らしい心で聴く	（きいて，すばらしさがわかる）
9	悲しい心を聴く	（かなしみを共感する心できく）
10	苦しい心を聴く	（苦しみを共感する心できく）
11	愛しい心で聴く	
12	労わる心で聴く	
13	憂う心で聴く	
14	感謝する心で聴く	

図❽ "聴く"とは

ました．信頼してもらえた様子で，治療を進めていくうちに，「阪口さんに相談したいことがあるんだけど」といってもらえ，時間をとって話を聴くこともありました．それによって不安や不満を取り除くことができ，この患者さんには最後まで安心して通院してもらえました．もちろん補綴コンサルもしっかりと聴いてもらえましたし，予防クラブにも入会されました．

聴くトレーニング

話を聴くというスキルを向上させるために，当院では6カ月コースでプロのコーチに来ていただき，コーチングの勉強をしました．コーチの語源は，"馬車"です．相手を望むところまで送り届けるという意味です．

では"聴いてもらえた"と感じるときは，どんなときでしょうか．まず，目線を合わせてくれるとき．うなずき，相槌を打ってくれるとき．例えば，「右上奥が，ずきずき痛いんです」といえば，「右上奥が，ずきずき痛むのですね」と，同じ言葉を返し「そうなんですね」と共感してくれるときです．そして話を途中で切らないように，タイミング良く適度に質問してくれるときです（図❾）．

相手が聴いてもらえたと感じる

- 目線を合せてくれる
- うなずき・あいづちがある
- オウム返ししてもらえる
- 共感してくれる……「そうなんですね」
- タイミング良く，適度に質問してくれる

図❾ 相手が聴いてもらえたと感じる

相手が聴いてもらえなかったと感じる

- 聴いてほしいだけなのに「アドバイス」をしてくる
- 話の途中で話題を変えられる
- 話の途中に結論をいわれる
- 何度も同じことを聞かれる
- 興味のない態度をされる

図❿ 相手が聴いてもらえなかったと感じる

では逆に，"聴いてもらえなかった"と感じるときは，どのようなときでしょうか．聴いてほしいだけなのに，アドバイスをされるときや，話の途中で話題を変えられるとき．話の途中に結論をいわれるとき，何度も同じことを聞かれるとき，興味のない態度を取られたときに"聴いてもらえない"と感じるのです（図❿）．意外と人の話を聴くのは難しいもので，人と話していても，つい「私も○○で…」と話に割り込んでしまうことや，「ふうん」という興味のない態度を取ってしまわれたことはないでしょうか．「聴く」というのは簡単そうでいて，その実「聴こう」と思わなければ聴けないものなのだと，勉強をして学びました．

聴くことによって相手の気づきを促すことができ，話し手は話すことによって，自分の中にある潜在的な意識に気づき，その結果，話し手自身の持っている答えや考えを引き出すことになります．

例えば，痛いところだけを治してほしいと来院した患者さんから，このような言葉が聴かれるようになりました．「歯は大事にしたい」，「おいしく食事がしたい」，「歯を気にしないで笑いたい」．患者さんは，答えを持っているということがわかります．しかし，話を聴くにも話をす

タイプ別対応（C・P・A・S）

	↑判断速い	支配性高い↑
	結果大事 コントローラータイプ	人が大事→ プロモータータイプ
←感情を出さない		感情が開放的→
	アナライザータイプ	サポータータイプ
	↓判断速い	支配性高い↓

図⓫ タイプ別対応（C・P・A・S）

●コントローラータイプ	（自分で判断したい）
●プロモータータイプ	（他人に影響を与えたい）
●アナライザータイプ	（自分の正確さを重視する）
●サポータータイプ	（他人との合意を大切にする）

図⓬ 4つのタイプ

るにも，患者さんは十人十色ですから，様々なケースがあります．そこで当院では，コーチングで学んだことを活かします．

4つのタイプ

人は，大きく分けて4つのタイプにわかれているのをご存じですか．"コントローラータイプ"，"プロモータータイプ"，"アナライザータイプ"，"サポータータイプ"の4つがあります（図⓫，⓬）．

コントローラータイプの方は結果重視の人が多く，長々と説明されるのは好きではありません．また，人からコントロールされるのが嫌で，自分が思ったとおりに物事を進めることを好みます．『ドラえもん』のキャラクターに例えるなら，"ジャイアン"です．

プロモータータイプの方は，フィーリングを重視される方が多く，自分の発言や行動に対して，周囲が反応していることを好みます．また，感情豊かで開放的な方が多く「水を飲んだとき，飛び上がるほどしみるんです」など，テンション高く話します．同じくキャラクターに例えると"のび太君"です．

アナライザータイプの方は慎重で，話をするときも，よく考えて言葉を選びながら話す人が多いです．状況を観察し，データを集めてから行動を起こします．ですから，治療のプランはしっかり立ててほしいタイプで，例えるなら"しずかちゃん"です．

サポータータイプの方は，平和重視の方が多く見られます．一言でいうと良い人で，とにかく人間関係を大切にします．人から認めてもらいたいという欲求が強く，良いところを褒めることがお勧めです．「ここの磨き方，すごく上手ですね」などと，伝えるのが好ましいです．例えるなら"ドラえもん"です．

このようにタイプによって接し方が違います．私たちスタッフは，行動や会話を観察しながら，患者さんのタイプを探っていきます．

また，ほかにも視覚，聴覚，体感覚というタイプ別もあります（図

⓭）．補綴コンサルをする上では，この3つのタイプ別も重視します．

　視覚タイプの方には見た目や美しさをアピールし，聴覚タイプの方には金属の成分や耐久性をアピールし，体感覚タイプの方はフィット感や触った感じを重視するので，実際に模型を触ってもらい，説明を行います．この3つのタイプわけは，患者さんと話をするときの目線や，服装を参考にして探っていきます．

　簡単に見分け方を説明すると，話をしているとき，考えながら目線が上にいく方は視覚タイプ，話をしながら目線が横にいったり，耳を触るクセがある方などは聴覚タイプ，話しながら目線が下にいき，中間色の服をよく着ている方は体感覚タイプといえます．このように，患者さんと話をしているなかで患者さんのタイプを探っていきます．

セカンドカウンセリング

　セカンドカウンセリングを行う理由として，次のことがあげられます．まず治療計画の再確認です．これは，ドクターと患者さんの認識のすれ違いをなくすためです．治療のとき，話を聴き，安心感を持っていただきます．また，患者さんの中には，ドクターに直接話を聴きにくいと感じている方も多いので，ドクターの治療説明の補足や，ちょっとした疑問にも答えるようにしています．

　またこのとき，補綴の相談も行っています．当院では，治療＋補綴コンサルの予約に，15分ほど余分に時間を取っています．治療にかかる費用と時間を，その患者さんがわかりやすいように資料をつくり，一緒に見ながら正確に伝えます．信頼関係が築けているので，お互いの緊張もなく，疑問に思われることはどんなことでも質問できるようにしています．

　私が受け持った初診患者さんの中断率は4％を切っています．中断内容は歯石除去の途中です．このようなときは，歯科衛生士ではなく，TCが電話をして様子を伺います．私たちTCは，どんなときでも中立の立場で対応しようと思っています．今後はさらに歯科衛生士と連携を取って，このような中断をゼロにするのが課題です．全ては患者さんと医院のためです．

　そして最後には，担当TCが終了カウンセリングを行います（図⓮）．終了カウンセリングの内容は，初診カウンセリングの

図⓭ 視覚・聴覚・体感覚

視覚……見た目・美しさ	→	鮮やかな色の服・考えるとき目線は上で，比較的やせ型
聴覚……成分・耐久性	→	耳を触る・考えるとき目線は横で，質問が多い
体感覚…フィット感・触った感じ	→	中間色の服・考えるとき目線は下で，比較的ポッチャリ

終了カウンセリング

- 初診カウンセリング時の記入に沿って聴く
- 治療終了≠ゴール
- 生活環境に応じて無理のないメインテナンスプランをともに考える
- 通院中，どのような想いをされたか聴く

図⓮ 終了カウンセリング

ときに記入したシートに沿って聴いていきます．常に健康でいたいという来院者の想いをサポートするために，その方の生活環境に応じて，継続可能で無理のないメンテナンスプランを共に考えます．

そして，定期健診の約束をしてもらいます．当院での治療内容や，どのような想いをされたか，また，要望を伺い，次回につなげるように院長に必ず伝えます．

TCを行う上で，こんなうれしいこともありました．私が初診で担当してカウンセリングをした患者さんが，治療を終え，帰られる際にご家族の予約もとっていかれたのです．2回目に来院のときには，そのご家族と一緒に来られ，当院を気に入っていただけたのだと，本当にうれしく思いました．

TCは花に例えるとかすみ草だと思います．ドクター，歯科衛生士の引き立て役，そしてドクター，歯科衛生士，来院者によって私自身もまた活かされていると，常に感謝しています．

相手の知りたい欲求を満たし，相手に合わせて満足してもらえることを目標とし，さらに勉強して「あなたがいてくれて良かった」といっていただけるように，これからもTCを続けていきたいと思います．

IV 未来型歯科医院の人財・TC ③
エムズ歯科クリニックにおける TCの役割と考え方

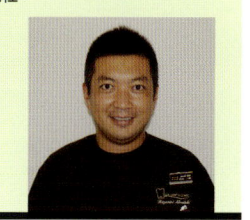

白石 一則
エムズ歯科クリニック東中野　院長／東京都

PROFILE
白石 一則（しらいし かずのり）
1999年　東京医科歯科大学卒業
2002年　新橋四丁目歯科勤務
2005年　エムズ歯科クリニック東中野
　　　　院長就任

■ プロフィール

　私は1999年に東京医科歯科大学を卒業し，2002年から医療法人社団啓歯会　新橋四丁目歯科に3年半勤務しておりました．

　2005年3月から東京都中野区にありますエムズ歯科クリニック東中野（医療法人社団翔舞会）の院長に就任し，現在は東京の4軒の分院のTCとして業務をしています．

■ 歯科治療を旅行に例えると

　例えば，南極や月など，皆さんが旅行に行くという話をした場合に，どんなことを考えるでしょうか．費用はいくらぐらいかかるのだろうか，期間はどのくらい必要なのだろうか，行ってどんなことができるのだろうか，内容はどういったものなのだろうか，などということだと思います．

　ちなみに1つの例ですが，南極旅行は16泊で192万円，月面周回旅行は8〜9日で100億円です（図❶）．

　これを旅行客が知りたいことだとすると，旅行期間，旅行費用，旅行内容，これが自分のニーズにすべて合えば，旅行は決定です．

　これをわれわれの歯科治療に置き換えると，患者さんが知りたいこ

南極旅行	月面周回旅行
16泊17日	8〜9日
192万円	約100億円
● 船内では講師による南極に関する講習会を実施します．（英語）日本語通訳がございます． ● 南極上陸時にパルカ（防寒着）をレンタルいたします．パルカはお持ち帰り頂けます．また，長靴のレンタルもございます． ● 南極での上陸や観光には基本的にソディアック・ボートと言う強化ゴムボートを利用します．	● 本格的な宇宙旅行ですので，出発前にはロシアのガガーリン宇宙飛行士訓練センターにて，のべ6カ月〜8カ月に渡り訓練を行います． ● 必要な研究開発や宇宙船の改装，試験飛行の後，2012年以降には実施可能なプランとなっています． ● 1回の飛行で旅行者2名が搭乗可能です．

図❶　南極旅行，月面周回旅行の例

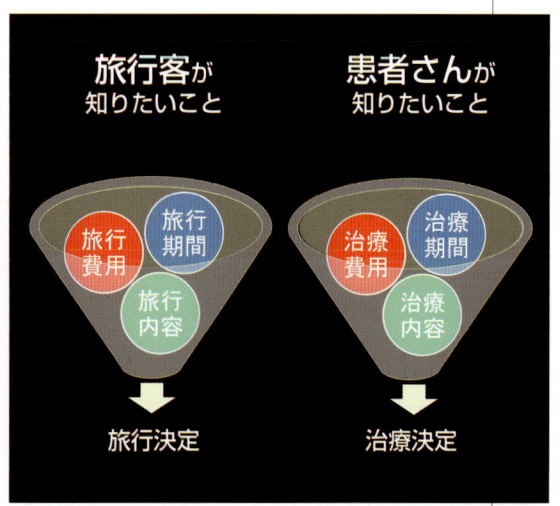

図❷　患者さんのニーズ

と，治療期間，治療費用，治療内容，これが患者さんのニーズに合えば，治療方針が決定ということになります（図❷）．

われわれは新人ドクターが入ってきたとき，その新人ドクターができないこと，つまり患者さんが一番気になる，今あげた費用，期間，内容を答えられるようにする手伝いとして，TCの業務をしています．

治療工程表

こういったパントモ写真（図❸）をたくさん見たことがあると思いますが，新人ドクターがこれを見たときに，さあ，何から始めるのかわからないと思います．

例えば，抜歯をしなければいけない．根管治療をする必要もあるかもしれない．補綴の不適合もありそうだ．欠損がある部位はどうしようか．矯正治療の必要はあるか．CRの必要があるか．全体的に歯周病の治療も必要だろう．そのようなことをいろいろ考えます．

新人のドクターにとっては，その順番を患者さんに説明して，どういった順番で治療すれば良いかということがわかりません．患者さんは「なるべく早く治して欲しい」「悪いところは全部治したいです」「何回ぐらいで終わりますか」といったような様々な疑問を持っています．それに対して歯科医師は，「外してみないと，よくわかりません．同じ治療でも，傷の治り方に個人差があります．期間といわれても，ええと…」といったように患者さんに聞かれたところで考えてしまいます．

治療工程を建築に例えると

ここで少し視点を変えて，例えば荒地に家を建てるときに，完成に至るまでどういった順番でやっていくでしょうか．

まず初めに，木を伐採します．次は残せるような木，良い木を植え替えたり，移動させたりします．そして，土の中にある大きな石など，邪魔なものを移動させてきれいにします．中の土を固めて，表面を平らにし，整地にしたら，コンクリートを流していきます．そして柱を立てます．床，壁，屋根を付けます．これで，だいぶ家の形になってきます．さらに，壁紙や内装を行って，完成です．最後に細かいところのメインテナンスになります．

さて，今，家を建てる上で，このよう

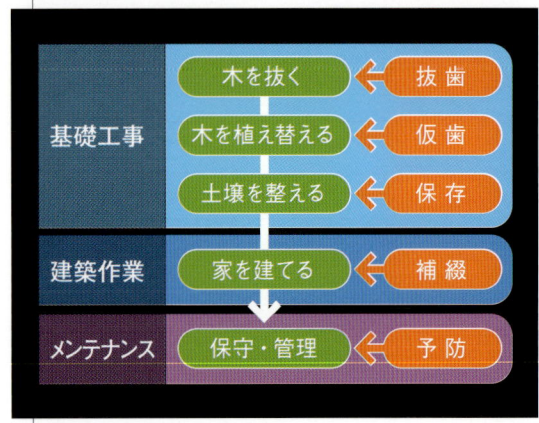

図❸　パントモ写真

図❹　建築と歯科治療工程

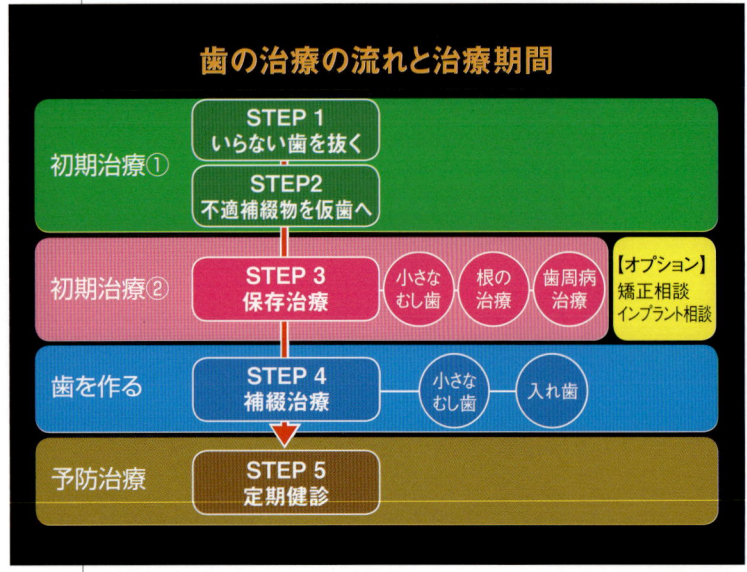

図❺　歯の治療の流れと治療期間

な工程がありましたが，これもまた，われわれの歯科治療に例えられると思います（図❹）．

基礎工事，木を抜く，植え替える，土壌を整えるというところは，まず抜歯にあたります．抜歯の必要がある歯は抜歯します．植え替える，これは仮歯とします．不良補綴物をテックに置き換えていきます．土壌を整える，これは保存治療です．家を建てるというところで，補綴治療に置き換えられると思います．メインテナンスは予防治療です．

これらをもう少しわかりやすく書き換えると，
初期治療①：いらない歯を抜く，不適補綴物を仮歯へ．
初期治療②：保存治療，小さなむし歯，根管治療，ペリオの治療．
歯を作る：補綴治療，クラウンブリッジ，義歯．
予防治療：定期健診，メインテナンス．
オプションとして，矯正治療や，インプラント治療などがあります（図❺）．

何から始めるか

われわれが新人ドクターに伝えているのは，まず，パントモ写真と歯周病プロトコール，それから初診の歯式を見て，問題のある点をすべて表に書き出します．図❻の右の表です．

上から歯を抜く，不良補綴物を仮歯へ，先ほどの図❹と同じ順番です．こういった治療工程表というものをつくって，全てのドクターが上から順番に記入します（図❼）．

そうすると，例えば抜歯3本に2回，仮歯に替えるのに上顎2回，下顎1回．レジン充填，インレー治療，根管治療，抜歯後からTBI，ペリオ，歯周病治療．その後，歯周治療後，補綴を開始します．クラウン形成，印象，バイト，クラウンセット，または義歯セットで，基本的な部分をベースにした回数が決まります．

その中で大事なチェックポイントとして，当院ではファイブルールという5つのルールをつくっています．

　1．複数の歯を抜く場合は治療用義歯を考えよ．
　2．インプラントは，歯周病治療後に行え．
　3．矯正は，保存治療後に行え．
　4．ピックアップ印象を覚えよ．
　5．余裕を持って計画を組むこと．

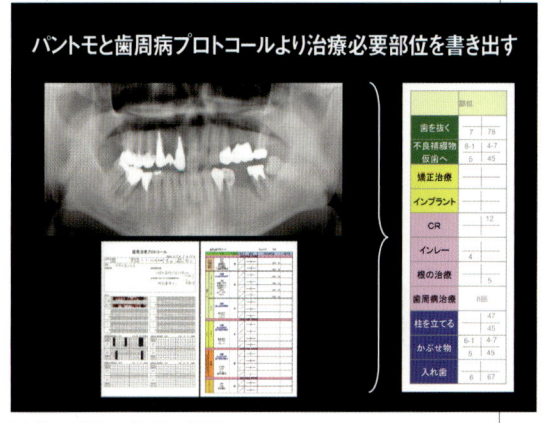

図❻　現状の把握と整理

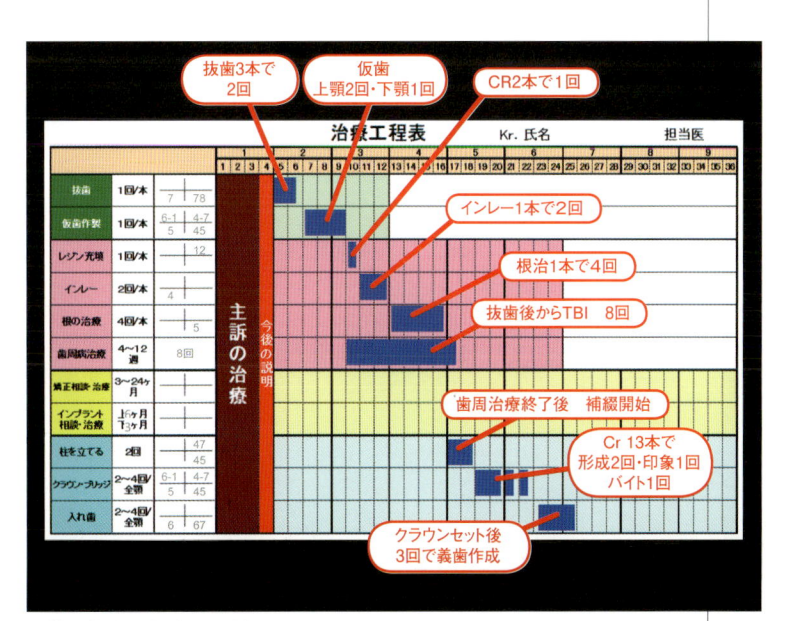

図❼　治療工程表記入例

修復プランニング表

次に，費用のことに関しての説明です．今度は患者さんに別の角度で，「全部でいくらぐらいかかりますか」というふうに聞かれると思います．「保険治療と自費治療の違いはどんなところですか」「クラウン，かぶせものっていわれるんですけど，何種類ぐらいあるのですか」「全体的に自分に最適な治療計画，その費用はどれくらいになりますか」などと質問されます．当然，新人ドクターには答えられません．

保険診療と自費診療についてですが，大体5個のステップで治療を分けると，①抜歯，②保存治療，③矯正，インプラント，④補綴治療，⑤定期健診，となります．

そのうち③の矯正，インプラント以外は，一応保険診療でまかなえるようになっています．例えばCR治療や，根管治療などです．メインテナンスを自費でやるという患者さんももちろんいますが，自費治療のメインテナンスは一般的には矯正，インプラント，それから補綴治療などだと思います．

このように考えると，一見，保険診療でカバーできるところが多いように思えますが，実際に全部の治療方法の種類を考えると，様々な治療方法の中で，保険診療というのは一部に限られてしまいます（図❽）．それは機能性が重視されて，使える材料が決まっているからです．自費診療だと，耐久性，審美性も重視できますし，様々な材料を使えます．

では，クラウンは何種類あるのでしょうか（図❾）．当院では，主に6種類を説明しています．ところが，差し歯・クラウンでかぶせるところが10カ所ある場合では，6種類それぞれの説明をしていくと，合わせて60回も相談したうえで決断しなければいけなりません．これでは，さすがに時間がもったいないですし，患者さんも，いつも同じ話で飽きてしまいます．

図❽　保険診療と自費診療

図❾　クラウンの種類

図❿　診断結果から，修復物の個数確認

そこでまず，患者さんの，大体のイメージを知ることから始まります．図❿の横列左から，かぶせもの・ブリッジの治療，中央は歯のないところ，ブリッジ以外の治療です．縦列が詰めもの，インレータイプの治療表です．

例えば，診断結果より修復物の個数を確認して，インレーが1個，クラウンが9個，欠損が5歯といった場合に．表の上の部分に，9本，5本，1本と修復プランニング表に記入します（図⓫）．そうすると，"A．オールセラミック"を9本で行った場合に，当院の値段でやると，図⓬のように値段が記入されます．下のセラミックで行った場合は9本，ハイブリッドで行った場合は9本というふうに，記入できるようになっています．

図⓭のように金額早見表を用意して，すぐに記入できるようになっています．

これを基に修復プランを作成します．図⓮～⓰のプランを見ると，赤い線，青い線，黄色い線，緑の線とあります．その患者さんのニーズをある程度聞いたうえで3種類，保険の治療を合わせて，計4種類の治療のプランニングを立てます（図⓱）．

例えばこの図⓮のプラン1ではすべて良い材料を使い，ベストな治療でやって欲しいといわれた場合，赤い線のオールセラミック，それから中央はインプラント，インレーはセラミック．黄色のところで，ハイブリッドを使って，アタッチメントの義歯を使い，インレーは強化プラスチックで行います．

その中間ぐらいのプランは，義歯ではなくてインプラントにして，ほかの部分は少し安く抑えたいという3種類があります．

図⓯プラン2や，図⓰プラン3をおすすめする場合もありますが，いずれにしても，1人の患者さんに3種類のプランニングを提案します．

それを当院では，一番上のプランを"プラチナプラン"，二番目のプランを"ゴールドプラン"，三番目のプランが"シルバープラン"とよんで，患者さんに提供しています（図⓱）．

この3種類の中で，どのプランがイメージと合っているか．または，「ここをこうして欲しい」という要望を細かく聞くことで，カスタマイズしていきます．

プラチナプランは，理想を満たす最上級のプラン，最新最高の技術と材料を使います（図⓲）．

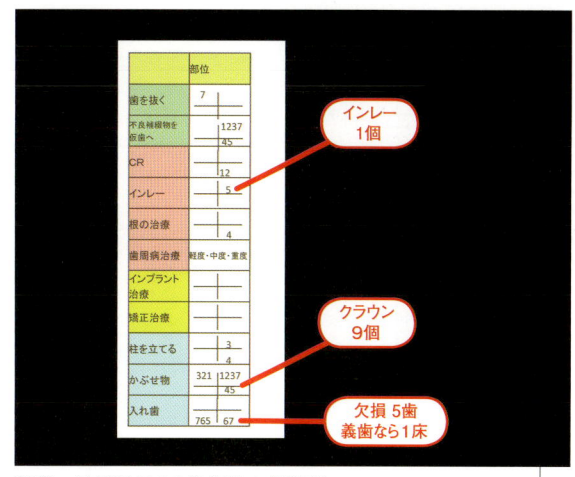

図⓫ 診断結果から修復物の個数額

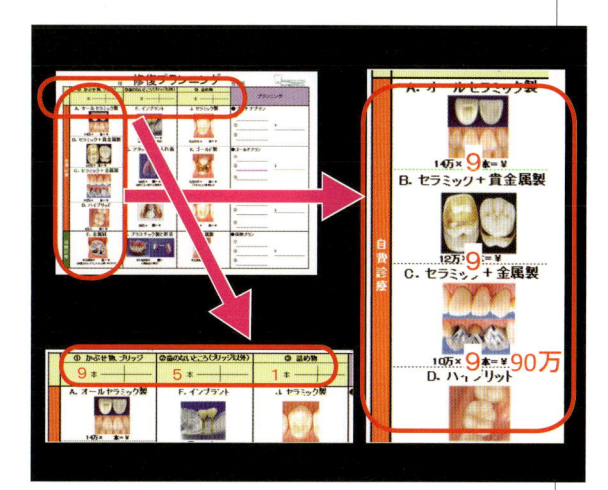

図⓬ 修復プランニングの記入例

図⓭ 治療金額早見表

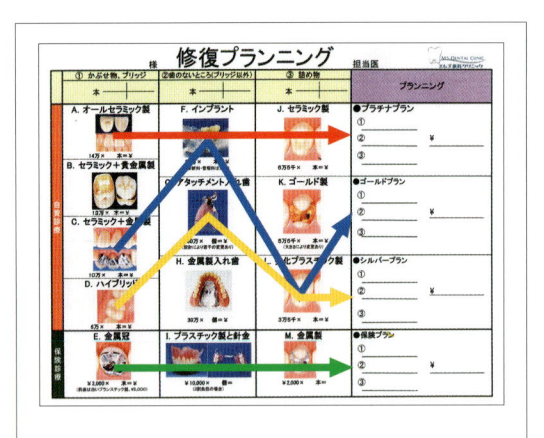

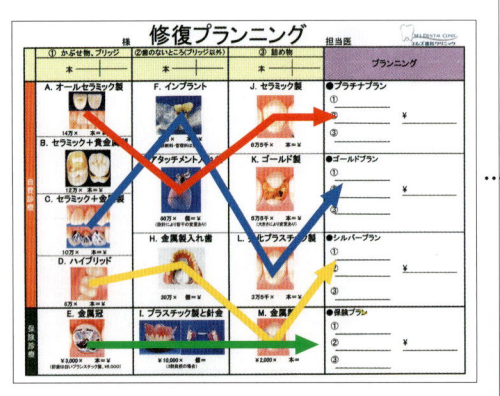

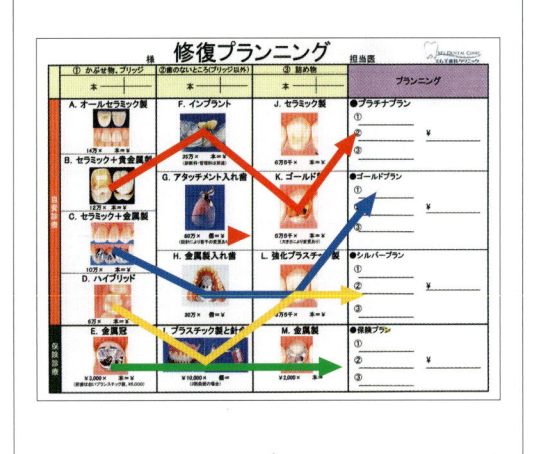

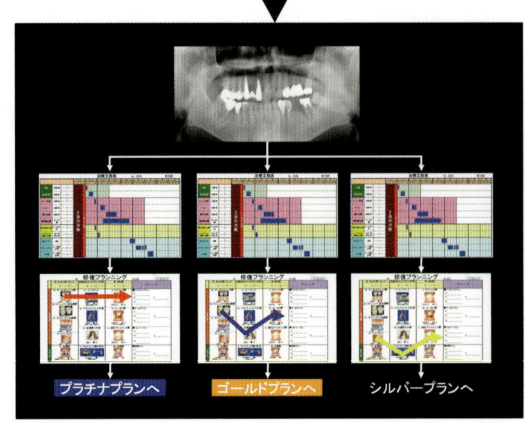

図⓱　プランの作成と提案

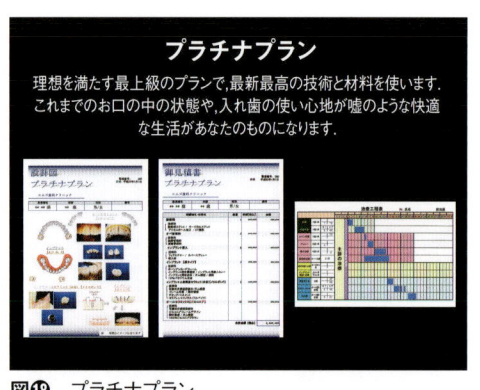

図⓲　プラチナプラン

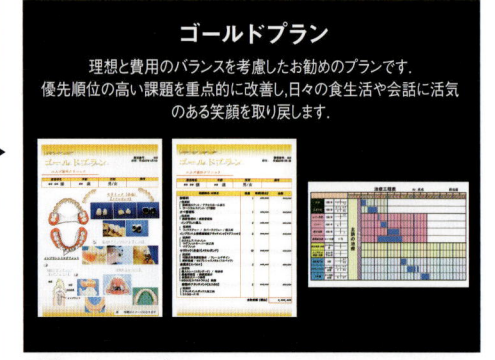

図⓳　ゴールドプラン

図⓴　シルバープラン

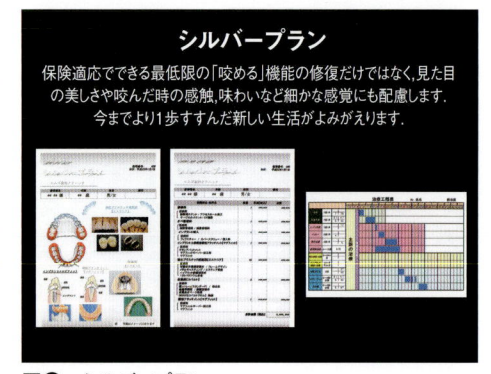

ゴールドプランは，理想と費用のバランスを考慮したおすすめのプランです（図⓳）．シルバープランは，保険適用でできる最低限の，噛む機能の修復だけでなく，見ための美しさや，噛んだときの感触を考慮したプランです（図⓴）．

ファースト・インプレッション

では，これらの内容をいつ，どのように伝えていくかというところが，次に新人ドクターが引っかかるところだと思います．そこで，コミュニケーションの話になります．

アメリカの心理学者アルバート・マレービアン博士の"ノンバーバル・コミュニケーション"の理論なので，ご存じかと思いますが，人が他人から受け取る情報の割合です．1位が表情・外見（55％），2位が声の質・大きさ・テンポ（38％），今まで診療で時間をかけて話をしていた，言葉の内容は7％しかありません．ファースト・インプレッションや，その人の持つ雰囲気が，合わせて90％以上の情報があるという結果です（図㉑）．これもまた，新人ドクターたちに伝えていかなければいけません．

第一印象は，半年間影響するといわれています（図㉒）．見た目で決まるもの，態度で決まるものがあります．見た目は例えば髪型やヒゲ，化粧，服装です．態度は姿勢，表情，挨拶，言葉使いです．見た目は風紀という言葉で，態度は服務という言葉で表わします．

さて，この2つで，どちらが重要でどちらが困難でしょうか．当然，後者です．前者はあまり直したくなくても無理髪型をピシっと整えたり，ヒゲを剃ったりすればすぐにできるものですが，後者は今までの習慣によってどうしても言葉使いが悪かったり，姿勢が悪かったり，なかなかすぐに直せるものではありません．

さらに，親しみやすい話し方が大事になります．親しみやすさは，表情，態度，声の高低，語尾の使い方など，様々なもので表わせます（図㉓）．

さらに，攻撃的な振る舞い，それから安心感を与える振る舞いについても気をつけなければなりません（図㉔）．人と人の距離感や，目線です．攻撃的な距離は80cm以内，角度は真正面で，目線は直視している状態です．安心感を与える距離は80〜100cm以上，角度は斜め，目線は直視していない状態です．

ファーストコンタクト

さて，初診対応の流れ（図㉕）の中で，皆さんの医院でもこのように行っているかと思いますが，たくさんやらなければいけないことがあります．特にエムズ歯科クリニックでは，初めて来院されても，時間がない場合は，図㉕の黄色の部分を中心に説明するようにしています．時間がある

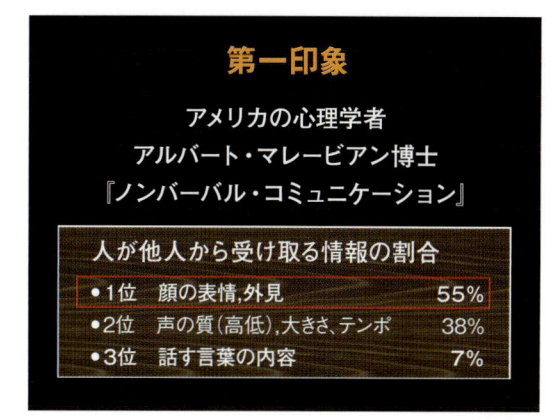

図㉑ ファーストインプレッション

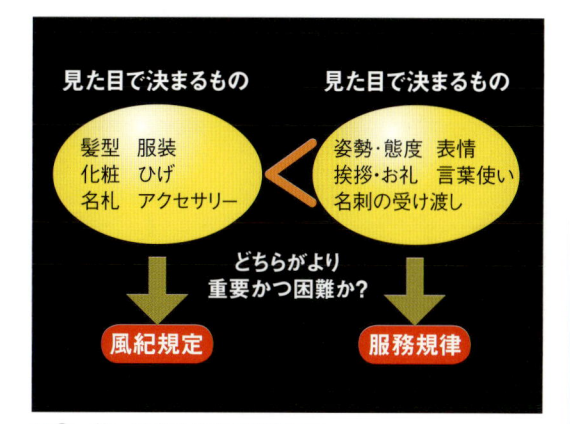

図㉒ 第一印象は半年間影響する

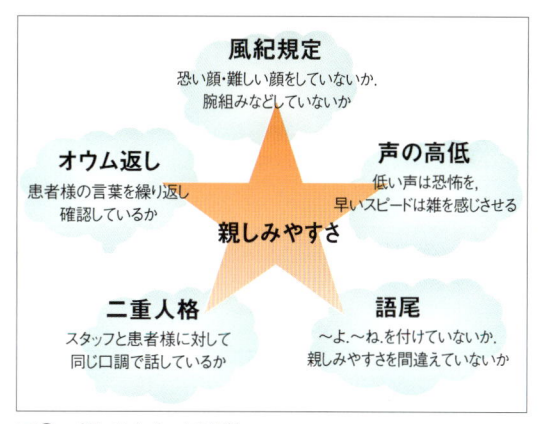

図㉓ 親しみやすい言葉使い

図㉔ 攻撃と安心感

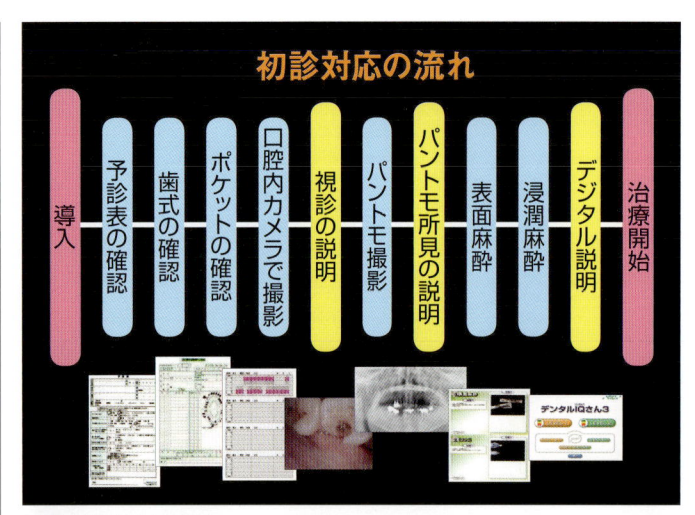

図㉕　初診対応の流れ

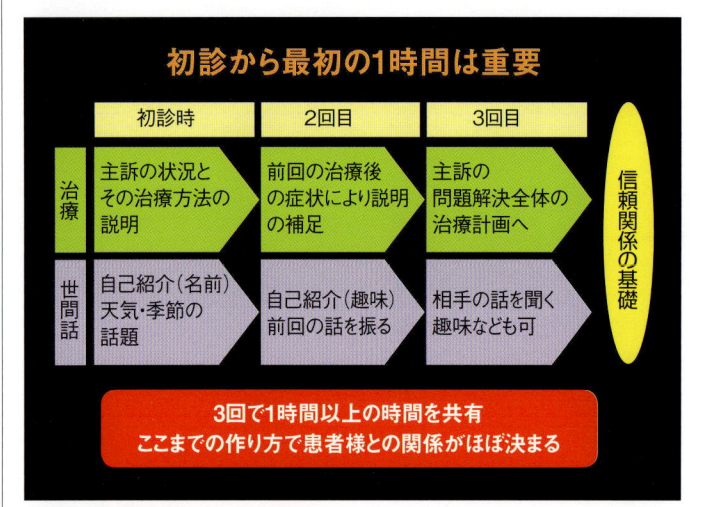

図㉖　初診から最初の1時間は重要

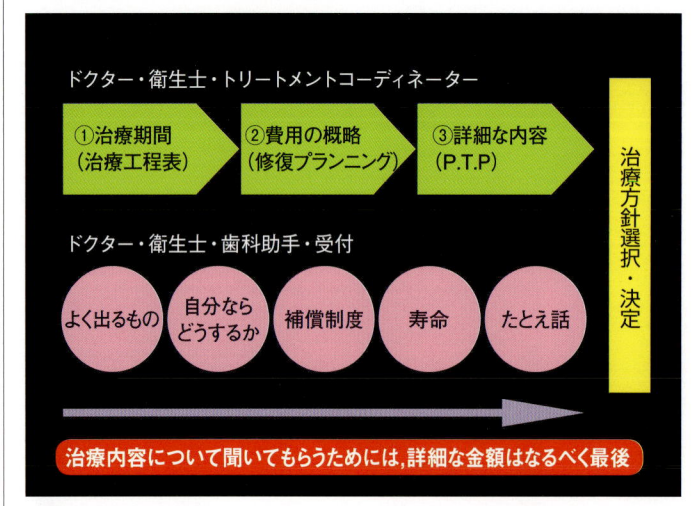

図㉗　初診から4日目

場合は，青い部分も全て説明してから治療を開始するというスタイルです．

　初診から最初の1時間の，ファーストコンタクトは非常に重要です（図㉖）．信頼関係を築くにあたって，1回目は主訴の状況とその治療方法の説明をします．

　次に，前回の治療後の症状により，説明の補足です．主訴の問題解決，全体の治療計画へと進みます．その間に，必ず治療以外のコミュニケーションを取っていくという決まりがあります．この初めの1時間以上の時間を共有したところで，患者さんとの人間関係がほとんど決まると思います．

　そして，その次のところで，治療方針決定までの流れです（図㉗）．先ほどお話しした治療工程表，修復プランニング表，パーフェクト・トリートメント・プログラム，これらを使って説明していきます．さらに，歯科助手，受付のスタッフなども，こういったところでコミュニケーションを取って，さらに患者さんと信頼関係を築いていきます．

　これらによって，治療方針の選択，決定をしていきます．図㉗の下に書いてあるように，治療内容についてしっかり聞いてもらうために，詳細な金額に関しては，なるべく後回しにして話しています．

　さらに，図㉘にあるシートを活用して，初診時から"コミュニケーションチェックシート"を作成しています．どういったことを記入しなければいけないか，どういうふうに話をしていけばいいのか，といったことがどうしてもわからないドクターがいますので，実際に紙に書いて目で見てチェックしても，それによって習慣化していきます．

コミュニケーション チェックシート

	初診時	2日目	3日目
治療の説明	□ 予診表の確認をしたか □ 歯式の確認をしたか □ ポケットの確認をしたか □ 口腔内カメラで撮影をしたか □ 視診の説明をしたか □ パントモの説明をしたか □ 無痛治療の説明をしたか □ デジタル説明を使ったか □ 治療終了後の説明をしたか □ 次回の治療説明をしたか □ □ 本や、パンフレットは有効に使えたか □ 顎模型は使えたか □	□ 前回の治療の説明をしたか □ 本日の治療前説明をしたか □ 治療終了後の説明をしたか □ 次回の治療説明をしたか □ マルモなど必要な情報は得たか □ コンサルシート見せて説明したか □ よく出るものを説明したか □ 自分ならどれにするか話したか □ たとえ話をしたか □ 寿命について説明したか □ メンテナンスと補償について話したか □ □	□ 前回の治療の説明をしたか □ 本日の治療前説明をしたか □ 治療終了後の説明をしたか □ 次回の治療説明をしたか □ マルモなどで全体の説明をしたか □ コンサルシートを見せて説明したか □ よく出るものを説明したか □ 自分ならどれにするか話したか □ たとえ話をしたか □ 寿命について説明したか □ メンテナンスと補償について話したか □ TDTの説明をしたか □ 悪い箇所×補綴数の話をしたか
世間話	□ 季節イベントの会話をしたか □ 天気の話をしたか □ 旅行の話をしたか □ ペットの話をしたか □ その他共通項を探す会話をしたか	□ 季節イベントの会話をしたか □ 天気の話をしたか □ 旅行の話をしたか □ ペットの話をしたか □ その他共通項を探す会話をしたか	□ 季節イベントの会話をしたか □ 天気の話をしたか □ 旅行の話をしたか □ ペットの話をしたか □ その他共通項を探す会話をしたか
印象	□ あいさつは明るくハキハキとしたか □ 髪型・ひげは清潔感があるか □ 制服はきれいなものを着ているか □ 化粧は派手すぎないか □ 名札をつけているか □ アクセサリーはつけてないか □ 態度・姿勢はしゃきっとしているか	□ あいさつは明るくハキハキとしたか □ 髪型・ひげは清潔感があるか □ 制服はきれいなものを着ているか □ 化粧は派手すぎないか □ 名札をつけているか □ アクセサリーはつけてないか □ 態度・姿勢はしゃきっとしているか	□ あいさつは明るくハキハキとしたか □ 髪型・ひげは清潔感があるか □ 制服はきれいなものを着ているか □ 化粧は派手すぎないか □ 名札をつけているか □ アクセサリーはつけてないか □ 態度・姿勢はしゃきっとしているか
言葉使い	□ 難しい顔をせず、微笑んでいるか □ 声にハリはあるか □ 丁寧語で会話しているか □ 声は高い声で話しているか □ 語尾に、〜よ・〜ね、をつけてないか □ スタッフにも同じ口調で話しているか □ 患者様の言葉を繰り返しているか □ マスクをはずして会話しているか	□ 難しい顔をせず、微笑んでいるか □ 声にハリはあるか □ 丁寧語で会話しているか □ 声は高い声で話しているか □ 語尾に、〜よ・〜ね、をつけてないか □ スタッフにも同じ口調で話しているか □ 患者様の言葉を繰り返しているか □ マスクをはずして会話しているか	□ 難しい顔をせず、微笑んでいるか □ 声にハリはあるか □ 丁寧語で会話しているか □ 声は高い声で話しているか □ 語尾に、〜よ・〜ね、をつけてないか □ スタッフにも同じ口調で話しているか □ 患者様の言葉を繰り返しているか □ マスクをはずして会話しているか
距離・角度	□ 距離80〜100cmを保っているか □ 角度は斜め前から話せているか □ 目線 顔全体を見ているか □ 　　 同じものをみているか □ 　　 目の高さをあわせているか	□ 距離80〜100cmを保っているか □ 角度は斜め前から話せているか □ 目線 顔全体を見ているか □ 　　 同じものをみているか □ 　　 目の高さをあわせているか	□ 距離80〜100cmを保っているか □ 角度は斜め前から話せているか □ 目線 顔全体を見ているか □ 　　 同じものをみているか □ 　　 目の高さをあわせているか

図㉘　初診からのコミュニケーションシート

　これらを踏まえてロールプレイングの実習をします．図㉙左のテキストを使って一番大切なこと，先にチェックできることが書いてあります．身だしなみは問題ないか，声に張りはあるか，距離，角度，目線は問題ないか．これを自分なりに1回イメージしてから，ロールプレイングに入っています．図㉙右のように，ドクター同士で行います．

エムズ歯科クリニックにおけるTCの役割と考え方

　それぞれの患者さんに納得，満足してもらうためには，何をどのように考え，どう提案していくのが重要であるかを知ることが大切です．ＴＣの役割は，それができないドクターと患者さんとの架け橋になり，やがてそのドクターにもそれを練習して，できるように手本を見せることです．

　われわれが医院を運営していくうえで，どうしても新人ドクターの教育，レベルアップというものが必要になります．康本征史先生もケアが大事だという話をしていますが，ケアに行く

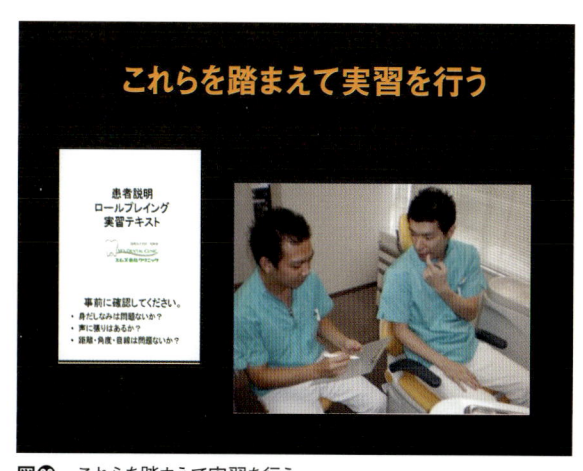

図㉙　これらを踏まえて実習を行う

前のキュアという部分を患者さんに納得してもらい，安心して治療を受けられる医院を目指して，TCとして活動しています（図㉚）．

最後になりましたが，私が尊敬するアインシュタイン博士の言葉を，ここにお借りして締めくくりたいと思います．「Learn from yesterday, Live for today, Hope for tomorrow きのうから学べ．今日を生きろ．明日に希望を持て」という言葉です．

エムズ歯科クリニックの全スタッフには，良い経験をしてもらいたい，そして，それをフィードバックすることにより，それぞれの業務において，日々レベルアップしてもらいたいと常に願っています．

TCの役割と考え方

● それぞれの患者さんに納得，満足してもらうために，何をどのように考え，どう提案していくのが重要であるかを知る

　TCとして，それができないドクターと患者さんとの架け橋になり，やがてそのドクターにもできるようになってもらうよう，手本を見せる．

図㉚　TCの役割と考え方

IV 未来型歯科医院の人財・TC — 4

スタッフ教育
～役割を大切に～

濱田 智恵子
歯科衛生士，有限会社エイチ・エムズコレクション取締役
臨床コンサルタント

PROFILE
濱田 智恵子 （はまだ ちえこ）
1992年　東京都歯科医師会付属歯科衛生士専門学校卒業
1992年　中沢歯科医院勤務
1999年　フリーランスにて活動
1999年　㈲エイチ・エムズコレクション入社

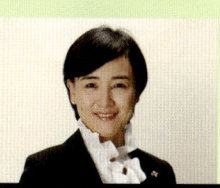

プロフィール

　私の所属している会社，有限会社エイチ・エムズコレクションは，歯科衛生士がつくった会社です．メインスタッフ7名，登録スタッフ170名です．登録スタッフはイベントやマーケティングのお手伝い，公衆衛生活動などでのサポート，セミナーアシスタントなどをしています．

　私はエイチ・エムズコレクションに入って11年目になります．週末などには，セミナーも行ったりしていますが，今実際に私が関わっているのは，クリニックに出向いて人材育成・予防システムのシステムづくりや，ケアゾーンの流れのアドバイスをしたり，またそれに伴ってスタッフの知識，技術，コミュニケーションの3つの部分を同時に育てていく臨床でのコンサルタントを行っています．

予防歯科での医療スタッフの役割

　歯科衛生士とアシスタント，受付，トリートメントコーディネーター（TC），また図❶に記載されてない医療スタッフの方々はたくさんいると思います．

　クリニックを訪ねて一番感じることは，"歯科衛生士"対"ほかのスタッフ"ということです．"対"というのは，別に対決しているわけではありませんが，歯科衛生士，特にケアゾーンを持っている歯科衛生士は，「自分でユニットを持っている」「自分で患者さんをケアしている」という，"ほかのスタッフとは違う"という雰囲気を出しているクリニックが，少し多いのではないかといつも感じてしまいます．

　実際に予防歯科をつくるにあたって歯科衛生士の役割というのは非常に大事ですが，その仕事をするにはやはり医療スタッフ，いわゆるアシスタントの方にお

予防歯科での医療スタッフの役割

DH
患者さまのCURE & CAREに携わり，実際口腔内に触れることができます．

DA&受付&TC
口腔内に触れることはできないが，診療所にとっては重要な役割を担っています．

↓ **真の役割** ↓

患者さんと健康との架け橋です！

■ 活躍のステージが広がっている
● 予防医学の重要性　● 高齢化社会の到来　● 介護ニーズ
● 健康美志向

図❶　予防歯科での医療スタッフの役割

図❷ 定期健診型予防歯科医院をつくりたい！

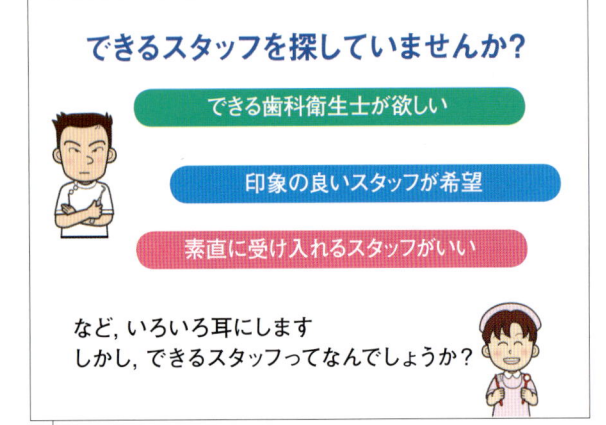

図❸ できるスタッフを探していませんか？

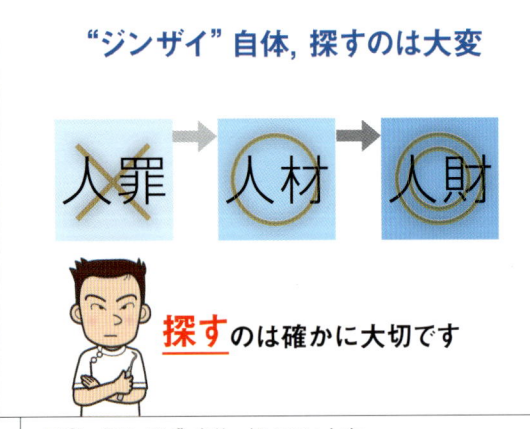

図❹ "ジンザイ"自体，探すのは大変

手伝いをしてもらうことや，受付でインフォメーションなどをするスタッフもとても大事です．また"予防が大切である"ということを歯科衛生士からもインフォメーションしますが，TCの力というのも大事です．予防歯科をつくるにあたって，歯科衛生士以外のスタッフの力がとても大きく大切な力だと私は思っています．

私たち医療スタッフが行うのは，やはり"患者さんとの健康の懸け橋"だと思います（図❶）．これが私たちの真の役割であって，それにより，近年医療スタッフの活動のステージが広がっていると思っています．予防医学の重要性，高齢化社会の到来と，それに伴う介護のニーズ，健康美志向（健康でありつつ，きれいでいたい）などのニーズも，予防歯科では求められているのではないかと思います．

実際に，定期健診型歯科医院をつくりたいという先生によくお会いします．そのときによく「できるスタッフが欲しいんだけど，どこにいるの？」と聞かれます（図❷）．私が「実際にできるスタッフってどういうことですか，どういう人をできるスタッフとおっしゃっていますか」と質問すると「技術的にできるスタッフがいい」「印象の良いスタッフがいいな」という希望や，「素直に受け入れてくれるスタッフがいい」という答えを多くいただきます（図❸）．

確かにこの3つのコンテンツというのは，クリニックで仕事をしていく際には必要です．先生方が思い描いている，理想のスタッフの素質を持つ人を"探す"というのは，非常に大変なことだと思います．

3つの"ジンザイ"

弊社ではいつも"ジンザイ"ということを考えたときに，"3つのジンザイ"があると考えています（図❹）．

まず1つめが，"人の罪"と書いて"人罪"です．このスタッフがいることによって患者さんが急激に減ったとか，仲良くコミュニケーションを取れていたスタッフの輪が乱れたとか，あまりないケースだとは思いますが，実際にこういった影響を及ぼしてしまうスタッフはこの人罪なのかと思います．

2つめのジンザイは，人材派遣という言葉もあるように，クリニックにとって必要だと思うスタッフさんという意味の"人材"です．実際に

人材派遣というのが歯科医療にも参入してきていますが，皆さんがそのまま「ジンザイ」といわれたときはこの2つめの字を書くと思います．

しかし私がいつも「こういうスタッフになってもらいたい」と思うジンザイは，3つめの"人の財産"の"財"と書いて"人財"です．この人財というのは，患者さんや院長をはじめ，ほかのスタッフからも信頼され，その人がいることによって良い影響を与える力を持っている人のことです．こういったスタッフが歯科医療には必要で，歯科衛生士でしたらマネージメント力も大切です．

しかしこの人財を"探す"のは意外と難しいことです．探すということは確かに大事ですが，私がいつも先生方に伝えているのは，素質を持つ人を探し終わったら是非先生方は，その人のことを"育てて"ほしいということです．また，私たち医療スタッフは"育つ"，"育ち続ける努力"ということが必要で，それには周囲のサポートが大事です（図❺）．

10年ぐらい前はクリニックにお伺いすると，初めに「あっ，何か注意されそうでイヤだな」という目で見られたことがありましたが，実際に愛情を持ってスタッフに接し，そのスタッフが育つようなお手伝いをするという意味合いでインフォメーションし，また知識や技術などを伝えると，スタッフというのは本当に育っていきます．これは，経験上断言できます．

実際に患者さんから求められる"人財"ということで，満足度の高い，魅力あるスタッフという部分を考えると，やはりコミュニケーション，知識，施術の3つのスキルが必要だと思います．また，"自分力"を持つということが，今私たち医療スタッフに必要な部分ではないでしょうか（図❻）．

実際に歯科医療スタッフに必要な項目として図❼を作りました．図の一番上の技術に関しては，いわゆる歯科衛生士さんであればSRPや，PMTCなどのスキルですが，これは実際に目で見て，取れたか取れないかというのを感じられるという意味では，目で見える部分です．

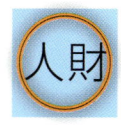

図❺ でも"ジンザイ"って？

図❻ 患者さんから求められる人財

図❼ 歯科医療スタッフ育成プログラム

図❼の以下の部分，確かに技術以下の部分に関しても，その技術を持っている方は目に見えないわけではありませんが，比較的かたちに残るという意味ではこちらのほうがかたちに残り，下の部分は一瞬見ただけではかたちとしてはわかりにくいものです．

　しかし，実際にこのピラミッドで必要なこととは，私は一番初めに"やりがい"だと思っています．社会人としての仕事へのやりがいです．この一番下の部分が欠けていると，そこから上の部分が育ちにくくなります．セミナーで扱う内容は上の部分が非常に多いですが，実際に育ち続けているスタッフや歯科衛生士という以前に，またスタッフという以前に，社会人として仕事へのやりがいを持っている方が多いと思います．だからこそ，サポートが必要なのです．

　実際に私が歯科医院と関わっていくなかで，特に歯科衛生士はスキルをすごく勉強したいといいます．「SRPができないので教えてください」など，技術に走りがちです．もちろんスタッフの要望は実際必要なことですし，きちんと聞いて，スタッフが成長したいと思う部分のお手伝いはしますが，やはり最終的には，このピラミッドを成り立たせるのはスタッフのやりがいだと思います．"やりがい"というのはなかなか人から与えられるものではないと思います．では歯科衛生士だからやりがいがあって，アシスタントだから"やりがい"がないのかというと，それは絶対に違います．職場や職業に与えられるものではなく，やはり自分で見つけるものだと感じます．

　ですから，私たちはこの"やりがい"を見つけられるような，気づきを与えられるような，そういった関わり方をしていきたいと考えています．

まとめ

　私自身も考えているのは，患者満足度の高い，魅力あるスタッフ育成です（図❽）．また定期管理型歯科医院には，マネージメントできるビジネスマインドも必要となります．これからは各スタッフが役割分担をし，きちんとその役割と責任を感じて，業務にしっかり向き合っていくスタッフが必要です．これは，患者さんから認められる，求められるということでもあり，クリニックから認められる，求められる，ということでもあります．また，自分自身でも自分のことを認められるスタッフというのが，予防歯科では必要だと感じています．

　私も人材育成ということで，サポーターとして関わっていますが，愛情をかけて育てれば，スタッフは本当に育つということをここ数年で実感しました．今クリニックの中で新人さんを育てているスタッフさんも，ぜひ愛情をかけて育てであげていただきたいと思いますし，また先生方も愛情をかけて育てていただければと思っています．

患者満足度の高い魅力あるスタッフ

これからは，自分の与えられた業務をしっかり認識し，患者さん＆歯科医院に貢献でき，周りからだけでなく自分でも**認められる＆求められる**ようなスタッフ育成が，予防歯科では必要なのだと考えております

図❽　患者満足度の高い魅力あるスタッフ

Ⅳ 未来型歯科医院の人財・TC ─ 5

クライアントが，喜んで自分自身に投資し始める医院づくり

小窪 秀義
こくぼ歯科　院長／宮崎県

PROFILE
小窪 秀義（こくぼ ひでのり）
1993年　鹿児島大学歯学部卒業
1997年　宮崎県清武町にて開業

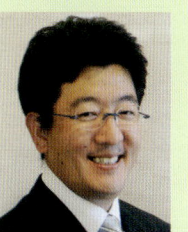

■ クリニック紹介

　当医院にはトリートメント・コーディネーター（TC）が2人いますが，彼女らの働きを通して，当医院が，患者さん自らが自分たちの体を大切にして，自発的に来院し始めるような医院になっていった，その変遷と，今，私が最も考えていることを述べたいと思います．

　まず，ゆでガエル（ボイルドフロッグ）の話です．知っている方も多いと思います．この話はつくり話だと思われますが，カエルは低温の状態から徐々に水温を上げていくと，どんどん水温が上がっていっていることに気付かず，そのままゆでガエルになってしまうという理論です．実際は途中で逃げ出すらしいのですが，なぜこの話を出したかというと，私自身がまさしくゆでガエルだったからです．開業した後，ゆでガエルになった私がどのように変わっていったかを，述べていきたいと思います．

■ こくぼ歯科の歴史

　開業から今までのレセプト枚数をパラメーターにして，変遷を見ていきます．私は，1997年に開業しました．その時期のことを"熱中期"と呼んでいますが，その頃の私は仕事にも遊びにも，熱中していました．

　しかし，ある時期を境目にして，どんどんクライアントが減っていきました（図❶）．まさに，この熱中期を通り過ぎた頃が"ゆでガエル期"状態だったのです．

　よくよく考えてみると，私自身もなまけ者だったのかなという気もしますが，周りに歯科医院が1軒，2軒，3軒と急速にできていくなかで，徐々にクライアント，つまり来

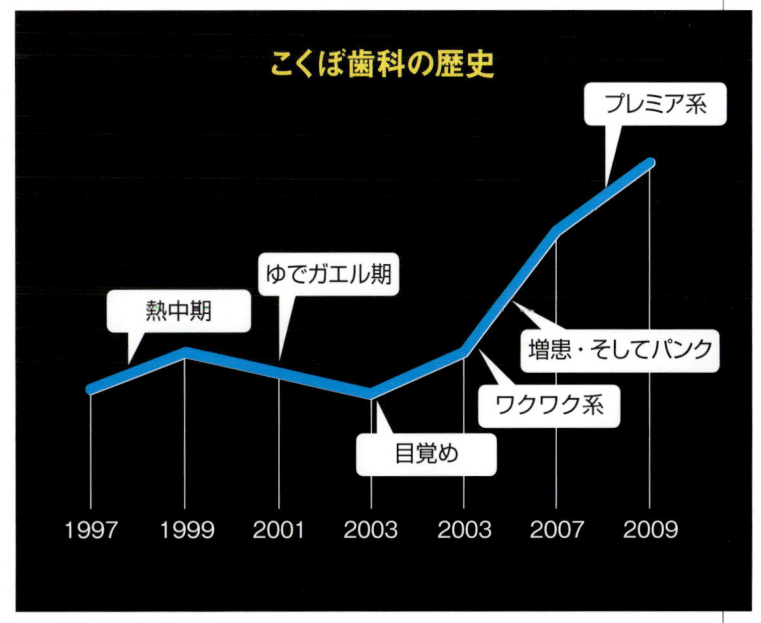

図❶　こくぼ歯科の歴史

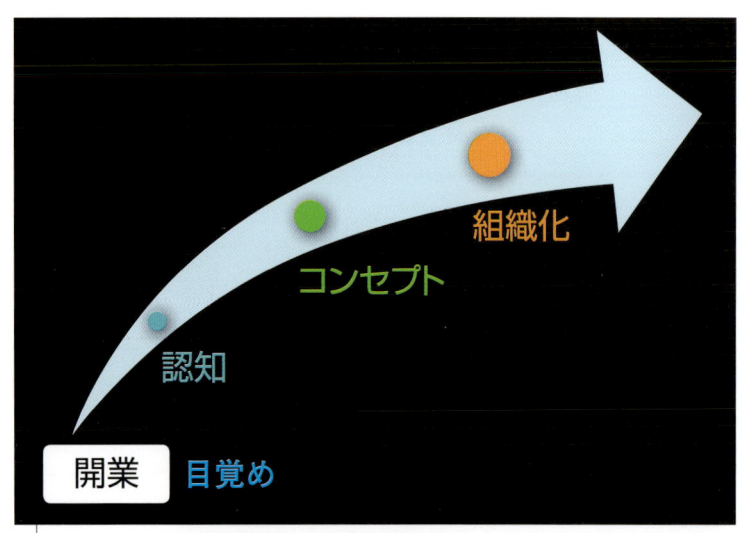

図❷ こくぼ歯科開業以降　今日までの道のり

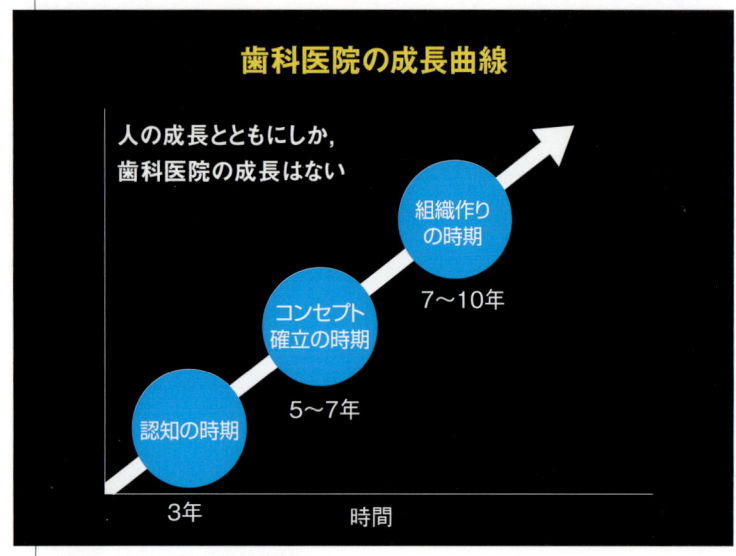

図❸ 歯科医院の成長曲線

院患者数が減っていきました．実は気づいてはいましたが，見て見ぬふりをしていました．

あるときに，これではいけないということに気づき，私は運良くゆでガエルになる1歩手前で（干からびる少し手前で）何とか目覚めることができました．目覚めてから成長していく過程で一番初めに取り組んだのは，"ワクワクする"ことです．これについては後ほど詳しく説明します．

その後，次第に来院患者が増え，やがてパンク状態になりました．

その後，"ワクワク系"にプラスして"プレミア系"という新しいコンセプトを打ち出し，現在に至っています（図❷）．

歯科医院には成長曲線があります（図❸）．初めに"認知の時期"，次に"コンセプト確立期"，その後に"組織づくりの時期"と続いていきます．大切なのは，これらの順番と，それぞれのステージをある程度時間をかけながらやらなければならないということです．

急ぎすぎたら必ず歪みが出ます．また歯科医院の成長というのは，人の成長とともに歩んでいくものでもあるといわれています．この認知，コンセプト，組織化という流れを，私の医院の成長に照らし合わせながら説明します．みなさんも，今いるご自身のステージと照らし合わせながら読んでみてください．

開業から目覚め

まず，クライアントの心理というのを考えてみましょう．クライアントはどのような気持ちで歯科医院に来るのでしょうか．きっと不安な気持ちで来院する人が多いはずです．タービンの音や，処置をされたときのトラウマなど，恐怖心がある患者さんもいるでしょう．

逆に，「きれいな歯になりたいわ」とか，「何でも噛めるようになりたいわ」とか，そういった期待感にあふれている患者さんもいます．

ただ，全体にいえることは，歯科医院に来る患者さん（クライアント）というのは，アウェーの状態だと思います．簡単にいうと，甲子園球場のライトスタンドで巨人軍の帽子をかぶって，「かっ飛ばせ，小笠

原」といっているようなものです．歯科医院に来たばかりのクライアントは，少なくともこのアウェーな状態だと思います．

　こういった，患者さんの不安な気持ちを和ませていって，だんだん安心感に変えていくことが重要です．こくぼ歯科では，TCが特にこの重役を担っています．クライアントの不安でアウェーな気持ちを，ホームゲームに変えていくことが大切だと思います．

図④ クライアントとスタッフの行動基準

クライアントの行動基準

　クライアントはどういう基準で行動していくのでしょうか（図④）．
　まずクライアントは不安な状態です．TCをはじめとしたスタッフの活躍で共感を与えることができると，やがて安心感が生まれていきます．
　オウム返しや，ブロッキングをしない話し方や，オープンクエッションを用いるなど，そういったスキルを使ってカウンセリングをします．傾聴していくと次第に，クライアントは安心感を得ることができます．ただし，クライアントの安心感を得るために最も重要なことは，こういったスキルを駆使することではなく，真心を持ってクライアントに接することであるということはいうまでもありません．
　安心感を得て初めてクライアントの方は，聞く耳を持ち始め，関心を持つことになります．この安心感を得るまでの過程を飛ばしてしまうと，医師がどんなデータを提示しても，どんなことを話しても，聞く耳を持てない状態になってしまいます．聞く耳を持っていないから，クロージングも行えない状態になってしまい，十分なクロージングできないのはこのためです．
　安心感を得て初めて"関心"を持つことができ，こちらの話に納得してもらえれば"行動"へと移行します．これが，歯科医院にやって来るクライアントの行動基準なのではないかと思います．
　実はもう1つ，これと同じような行動基準を持つものがあります．それは，スタッフです（図④）．院長が自分の医院のスタッフに対しても，こういう目で見ることができるかどうかというのは，実は大切なポイントだと思います．私は以前，できていませんでした．そのため，当時の医院の中はうまく回っていませんでしたが，現在は少しずつこういった行動基準を考えるようにしています．

目覚め，ワクワク期

　先ほどの時期（図❷）でいうと"認知の時期"です．"認知の時期"とは歯科医院をある程度周りの人から認めてもらう時期です．

目覚めの時期から認知してもらうようにするために，まず，真っ先に取り入れたのが，実は"ワクワクする"という，クライアントの気持ちを呼び起こすことでした．つまり，楽しい歯科医院をつくるということです．

　私自身も歯科医院に行くのが大嫌いだったので，同じように歯医者さん嫌いな人が少しでも歯科医院に来る門戸を広げ，ハードルを下げるためには，やはり"ワクワク楽しい"というのが，初めは重要なキーワードでした．これは実際に取り組んでみて，大きな結果が出てきました．

　もう1つ取り入れたことは，コーチングや，NLP（神経言語プログラミング）です．それらの技術を習得するために様々な勉強会に行きました．異業種のセミナーを受けに行くこともありましたし，NLPも様々な公認のコースを受講して，勉強しました．

　こういったことを積み重ねて，"認知の時期"を過ぎていくと，必ず結果は出ます．今，患者さんがあまり来ないということで困っている医院があれば，やはり"ワクワクする"医院づくりに取り組めば，必ず患者さんは増えると思います．

　しかし，増患していったとき，何も対策を講じていなければ，必ずパンクしてしまう時期がきます．私たちは何も準備をしていなかったので，当然パンクしてしまいました（図❶）．同時に自分たちにも，"本当はもっとやりたいことがあるのではないだろうか"という意識が芽生えてくるのも，この時期ではないかと思います．

　私の場合は，診療へのこだわりがあったので，コンセプトをもう一度練り直す必要がありました．もちろん，これからも私の歯科医院はワクワクした歯科医院でありたいですし，NLPやコーチングというのも，対応していくつもりですが，それだけではダメだと思い，コンセプトを練り直すことにしました．

　実際，ワクワクすることを一生懸命やっている先生たちも（結局，成功している先生たちというのは）ワクワクだけを追求しているのではないと思います．その先があり，ワクワクを超えるもっと深いものがあると思います．そこを見据えることなく，ただ，目の前のイベントや，飾り付けなど，そういうものだけでクライアントをに来院してもらおうとしていた自分がとても貧困に思えました．

　ＮＬＰもとても大切です．当院でも取り入れていますが，ただの技術論だけではダメです．全体の流れの中でどういうものか理解していないと意味がありません．ただ教科書どおりのオウム返しを単調にし続けても，クライアントにしてみれば「この人なめているのかな」と思われたりすることもあります．上辺だけではなく，本質を見きわめた対応が必要です．

　そもそも「ワクワク楽しいだけでいいのか？」というと，それでは不十分だと思います．困りごとがある人，例えば痛みがあるという急性症状などがある人にとっては，ワクワク楽しいというのが歯科医院に来院するためのハードルを下げるのに役立つと思いますが，困りごとがない人を継続的に来院させるには，ワクワクということだけでは弱すぎま

す．そのワクワクの先が必要です．

　歯科医院でどんなに頑張っても，ワクワク楽しいレイアウトをしても，ワクワクという点においては遊園地やテーマパークには勝てません．こういった遊園地とかと競っているという方向性だけでは，良い医院づくりにはつながらないのではないかと思いました．

プレミア系

　私たちが立てた次のコンセプト，それは"プレミア系"というコンセプトでした．ワクワク系の先にあるものは，必ずプレミア系である，ということではありません．私の医院がプレミア系というのを目指して医院づくりをしていただけで，様々な方向性があると思います．それはそれぞれの医院の方の考え方，あるいはスタッフと全員でミーティングして，自分の歯科医院というのはどういう方向に進むべきか話し合えば良いと思います．

　例えば，私の尊敬している北海道の栂安秀樹先生は，食育という分野で活躍されている非常に素晴らしい歯科医院です．地域に根ざした歯科医院づくりや，それぞれの医院の特色を出していくことが大切です．私はその中でプレミア系というコンセプトを打ち出してみました．

3つの器

　プレミア系というと，言葉だけとればとても華やかなイメージですが，必ずしもそうではありません．こくぼ歯科が立てたプレミアコンセ

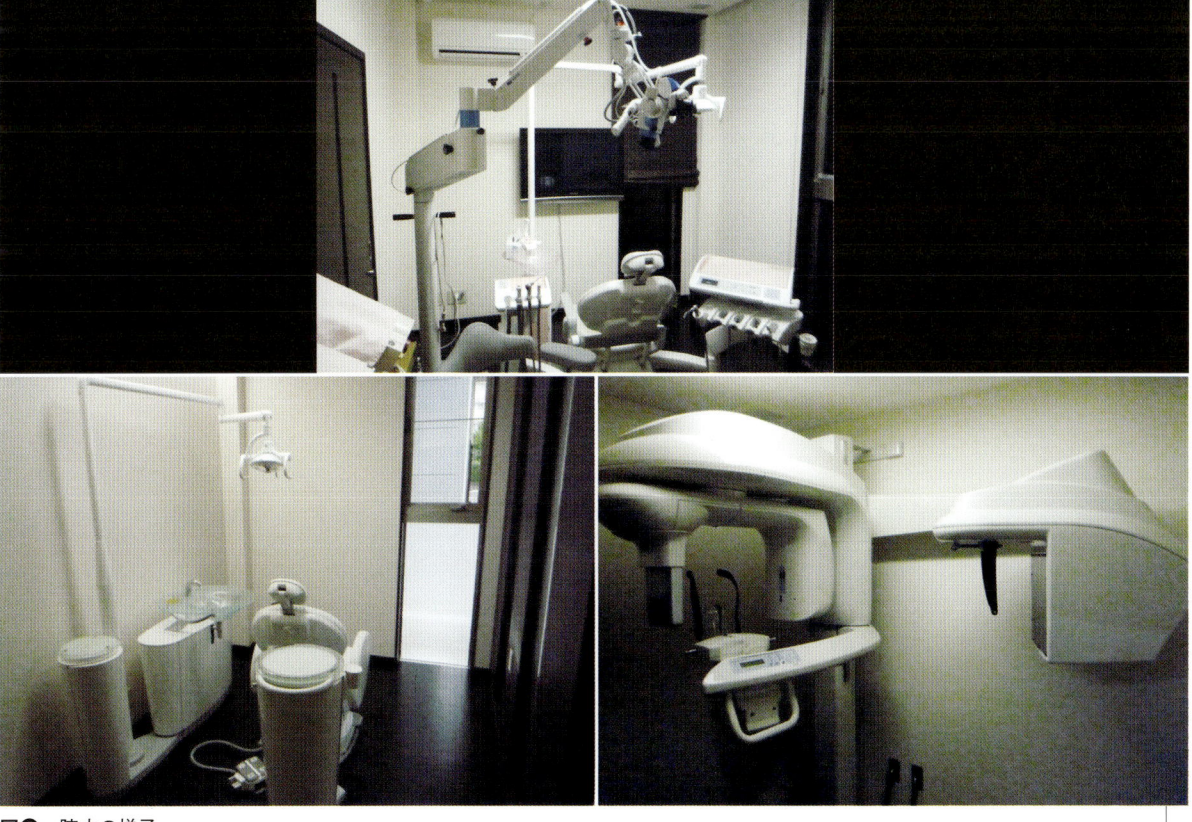

図❺　院内の様子

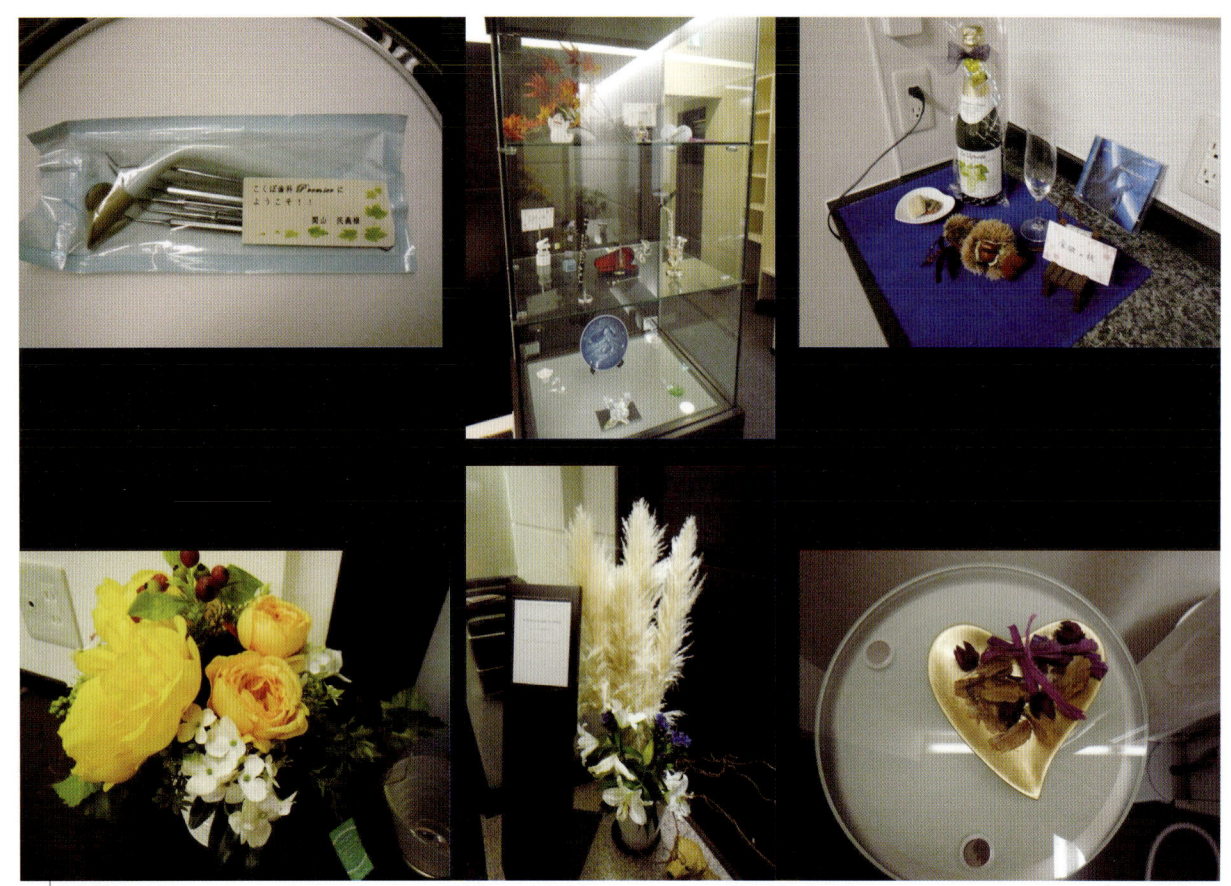

図❻　スタッフと一緒に飾りつけ

プトの三本柱は，①器，②技術，③応接の３つです．

　まず器についてですが，急激にクライアントの数が増えていったこくぼ歯科では，ユニットの台数や従業員の数といったキャパシティが不足してしまったため，パンクしてしまいました．そのために早急に器を広げる必要がありました．

　まずは設備の増設や新しい機械の導入をしました．図❺は増設した院内の写真です．特に歯科医師として診療分野の設備は充実させたかったので，高額な機械も購入しました．

　また，スタッフにも一緒に医院づくりに参加してもらいたかったので，様々なアイデアを出しながら，スタッフと一緒に「プレミアな応接というのは，一体どんなことができるのだろうか」ということを考えて，スタッフそれぞれが医院の中を飾り付けしていきました（図❻）．

　私の考えるプレミアの器は，質と量の問題があります．その中でも特に質の部分にこだわりました．これはもちろん診療の質もそうですし，建物の質の問題もそうだと思います．

　次に受け皿としての量の問題です．このあたりを確保するとともに，応接ということを考えていくようにしました．これが，こくぼ歯科がワクワクの先に考えたことです．

　器づくりはユニットを増設するなど，様々な投資をしました．これは，やはり伸びる時期に積極的に投資していったことが，私にとっては非常に良かったと思います．

やはり歯科医院というのは，アクセルとブレーキを一緒に踏んでしまいます．片方では，どんどん成長したいという思いはありますが，片方では，これで大丈夫だろうかと不安な気持ちになります．左足でブレーキを踏みながら右足でアクセルを踏んでしまうような状態が多いです．両方一度に踏むと非常に燃費は悪いし，車は走らないので大変なことになります．勇気を持って，ブレーキを外してみるということも，大切なことだと思います．

　応接については，院長のみならずスタッフ全員でコーチングのスキルを磨きました．ただし，コーチングを一生懸命やって，安心感や共感だけを得ても，実際の行動には直接的につながらないことがあります．これは，やはりそこの医院の持っている技術的な問題など，1歩先の進んだところを，"関心"から"納得"へ持っていく道筋というのも大切だと思います．

　あるいは，逆にここが一生懸命でも，この事前の部分，聞く耳を持たせるところの分野が全然充実していなければ，これは残念ながらクロージング，行動というところまではいかないのも事実だと思います．

モノを売らない

　私は歯科医院で物を売るといういい方は少し変なので，サービスを提供する，サービスを売るといえばいいでしょうか．治療を売る，売るというのも少し変ですが，このほうがわかりやすいので物を売ると表現させてください．物を売ってはいけないというふうに，うちのスタッフには常々いっています．「物を売っちゃいけないよ」って．

　どういうことかというと，物を売るのではなく，その人の人生のストーリーを売らなければならない．もっといえば，その人の人生のストーリーを，共感していかなければばらないのではかという話をしています（図❼）．

　インプラントをおすすめすることと，車を売ることを例にとってしてみます．私は車の営業マンになったことはありませんが，車のディーラーの人が車を売ることと，われわれがインプラントをおすすめすることは，実は非常に似ていると思います．あるいはインプラントではなくても，メインテナンスを進めていく，あるいはメインテナンスをクライアントがドロップアウトせずにずっと続けていくということは，車メーカーの方が車を売っているのと非常に似ていると思います．

　これを理解すると，クライアントが自発的に予約をとらなくても，リコールはがきを出さなくても，自然と歯科医院に訪ねてくるような仕組みができていくと思います．

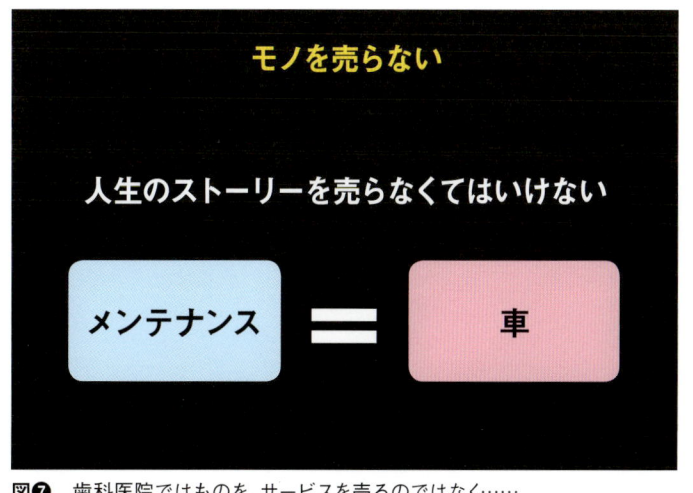

図❼　歯科医院ではものを，サービスを売るのではなく……

『Theory U』7つのプロセス

　C.Otto Schamer（オットー・シャーマー）が書いた『Theory U』という本があります（図❽，❾）．残念ながらまだ日本語訳がありません．私は英語の原著を読んだので，私の訳が正しくなかったら，間違ったことをみなさんに伝えてしまうかもしれませんが，オットー・シャーマーが書いたこの本は非常に良い本だったので，この話に沿って述べていきます．

　この本では"U理論"という理論を説明しています．これを簡単に説明します．

　7つのプロセスがあるという理論ですが，今回は4つのプロセス，ダウンローディング，シーイング，センシング，プレゼンシングについて簡単に説明します（図❾）．

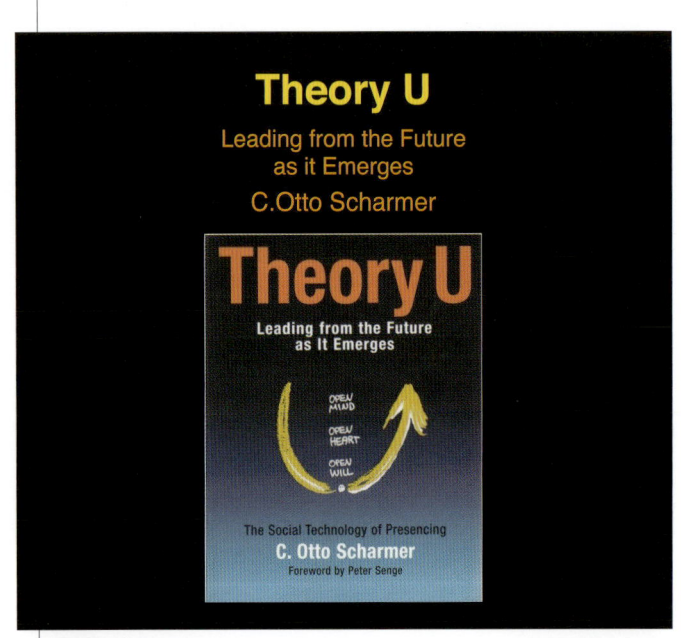

　もともとこの本はリーダーシップについての本です．人がリーダーシップを発揮するためには，どういうふうにすれば良いかということが書いてあります．例えばクライアントがメインテナンスのために継続的に来院することに関してや，インプラントをクロージングしていくうえでも，非常に参考になると思います．

　一度非常に深いところまで，沈み込んで考えるといえば良いでしょうか．一度深いところまで人間関係を構築していくと，その後，急激なカーブを経て，結果が出てくるという理論です．わかりやすく例をあげながら説明していきます．

【レベル1：ダウンローディング】

　まず，レベル1は，ダウンローディングとよばれるものです．ダウンローディングというのは，過去から学ぶ状態です．具体的にいうと，過去の思考パターンの延長や，自分の思い込みから抜け出せない状態，自分の知っていることのみにフォーカスをしている状態です（図❿）．つまり今までの自分の経験と知識だけを基に，物事を考えているような状態のことをダウンローディングといいます．

　例えば絵で描くと，自分の中に視点が常にあるような状態（フォーカスしている状態）です．"I in me"と，オットー・シャーマーは呼んでいます．

図❽　『Theory U』C.Otto Scharmer

図❾　7つのプロセス

自分という境界の中に視点があって，過去の情報をダウンロードするだけ．それを繰り返すだけの状態のことをダウンローディングと呼んでいます．

トヨタのプリウスという車を売る場合を例としてあげます（図⓫）．社長に売れといわれました．売れるでしょうか．それだけじゃ売れないから営業マンはどうするかというと，車のスペックや値段や減税など様々なことをいって，しきりに売ろうとします．しかし残念ながらこれだけでは売れません．例えば「値引き300万です」といわれたらユーザーも買うかもしれませんが，やはり現実的にこれだけでは売れないと思います．

なぜかというと，これはユーザーの常識と一致していないからです．社員は，車のスペックを一生懸命に「この車は何馬力です」「リッター何キロで走るので，燃費がどれだけです」と説明します．一生懸命に説明すれば絶対に売れるのではないかと社員は思ってしまいがちですが，残念ながらそれだけでは売れません．ユーザーが期待しているのは，そういうことだけではないからです．

では，歯科医師がインプラントをすすめるときはどうでしょうか（図⓬）．例えば病気や欠損を見つけたとします．「そのままにしておきましょう」という先生やTCの方はいないと思います．

皆さんはどうするかというと「デンチャーというのがありますよ」「ブリッジがありますよ」あるいは「インプラントというのがありますよ」などと治療方法を複数あげ，それぞれのメリットとデメリットを一生懸命説明すると思います．「ブリッジは歯を削りますが，平均的に何年になったら，再修復が必要になります」や，「デンチャーの場合は，この歯にクラスプがかかりますから…」という話を一生懸命すると思います．

歯科医師はクライアントがこういうことを聞いていると，「これで，あの患者さ

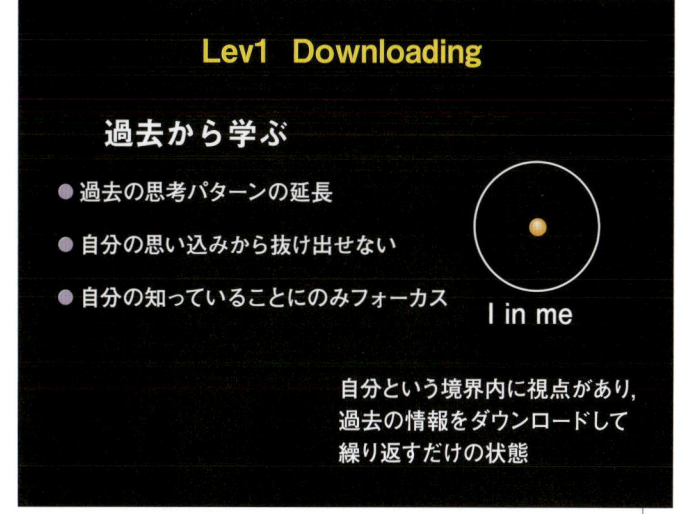

図⓾　Lev1　Downloading　I in me

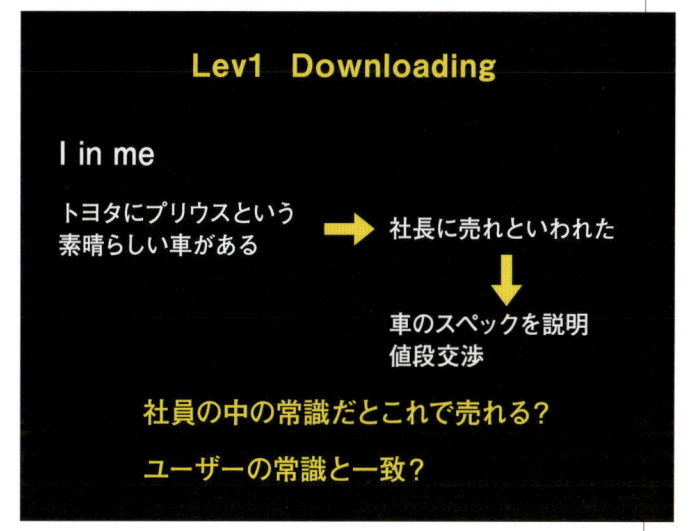

図⓫　Lev1　Downloading　例：車

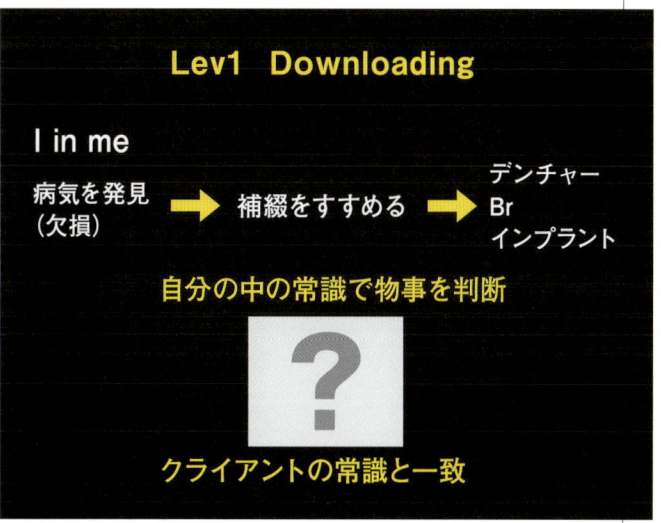

図⓬　Lev1　Downloading　例：インプラント

んは，きっとインプラントを入れてくれるだろう」と思い，話を進めてしまうと思います．しかし，実際そうかというと，ドクターの感覚ではどんどん話が進んでいきますが，一般的なクライアントは，こういうことを要求していない場合が多々あります．

例えば，世の中に出回っているホームページを見ると，インプラントの術式や効能などがたくさん書いてあるので，医師が説明しなくても，「ホームページを見てください」といえば済んでしまいます．しかし，それでクライアントの心に響いているかというと，残念ながら響いていないことのほうが圧倒的に多いと思います．

メインテナンスの話で例をあげると（図⓭），セミナーで定期健診の重要性を学んだとき，「これからは，定期健診が重要だ．絶対すすめていかなければ．よし，定期健診をすすめるぞ」と，メインテナンスの重要性を一生懸命勉強してきた医師がスタッフの人に話して，スタッフがまたどんどんクライアントにすすめていきます．

それで，そのクライアントにメインテナンスに来てもらえるでしょうか．これも先ほどの例と同じです．これで，メインテナンスに来てもらえるのなら，わざわざシンポジウムを開く必要はありません．メインテナンスの重要性を一生懸命説いても，それだけでクライアントが動いてくれるかというと，まずそのようなことはないと思います．

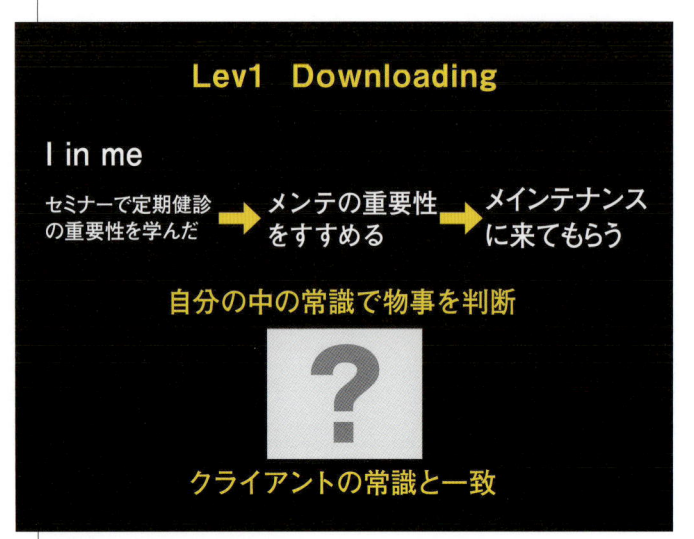

図⓭　Lev1 Downloading　例：メインテナンス

【レベル2：シーイング】

次のレベルはシーイングと呼ばれる考え方です（図⓮）．ファクチュアルな，事実に基づいた考え方だといわれています．やはりレベル1のように過去から学びますが，フォーカス（視点）が自分の中にあるのではなく，自分の周辺にまで及んだ状態，これがファクチュアルな状態です．事実に基づく判断です．しかし，残念ながら事実に基づく判断にとどまってしまっている状態です．

この"I in it"という状態を先ほどの車の例で説明します．ユーザーにプリウスをすすめるときに，導入のメリット，燃費や馬力，それらに加えて他のユーザーの感想などを一緒に付けて，クロージングしていく方法です．要するに様々な客観的事実をたくさん並べて，それをどんどん話していくということです．

先ほどよりもずいぶん進んだので，これだとクロージングする確率は，若干アップするのではないかと思います．しかし残念ながら，これだけではまだユーザーの基準や常識と，営業マンの常識が一致していない状況ではないかと思います（図⓯）．

インプラントの例に置き換えてみましょう．まずは欠損の状態を審

査しましょうといいます．X線検査をしましょうとか，CT検査，マル模，口腔内写真，ボーンサウンディング，粘膜や組織の状態など，こういったものを一生懸命調べます．骨があるとかないとか，付着歯肉の状態は何だとか，噛み合わせはどうだとか，こういうことを一生懸命調べていきます．偉い歯医者さんです．素晴らしいと思います．一生懸命やっていると思います．

　一生懸命やっていますが，なかなかクライアントがクロージングしてくれないと悩んでいる医院はいませんか．先ほどの状態からすれば，かなり素晴らしいことだと思いますが，これだけコンサルテーションをしたから，クロージングできるかというと，残念ながらできないことが多いと思います（図⓰）．

　この"I in it"の状態をメインテナンスに例えてみても，一緒だと思います．歯周組織検査，だ液検査，p検査などを，やってはいけないとはいっていません．絶対にやるべきだと思いますが，このデータをクライアントに説明するだけで，コンサルテーションできるかというと，これもそうではありません．

　ただ，今までの歯科医院というのは，ほとんどが考え方としてはこのレベル1とレベル2のダウンローディング，あるいはシーイングとよばれているこの2つの段階でとどまっていることが多いです．

　実際，オットー・シャーマーがいうには，このダウンローディングとシーシングまでで，日常のオペレーションの95%はとどまっているといっています．その先の5%のところに進むと，とんでもない結果が出てくると述べています．これがセンシングと呼ばれる状態や，プレゼンシングと呼ばれる状態です．

　このプレゼンシングは造語で，プレゼンスとセンシングという言葉を足して2で割ったような言葉です．図❽の理論の深く入り込んでいく部分からボトムにかけての部分です．ここが非常に大切です．

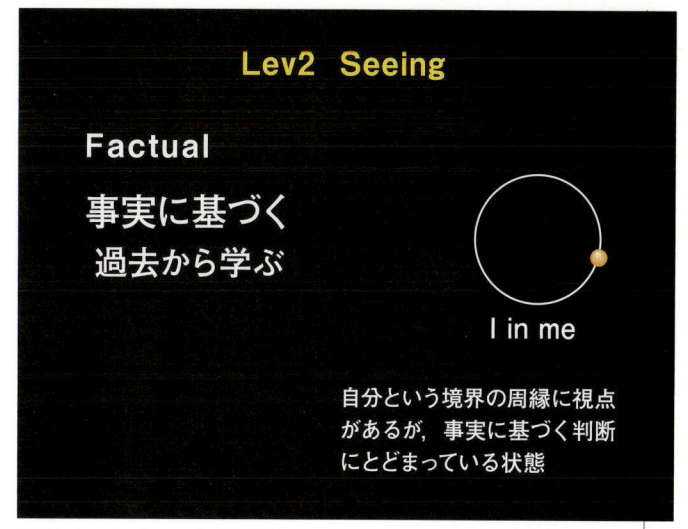

図⓮　Lev2　Seeing　例：車

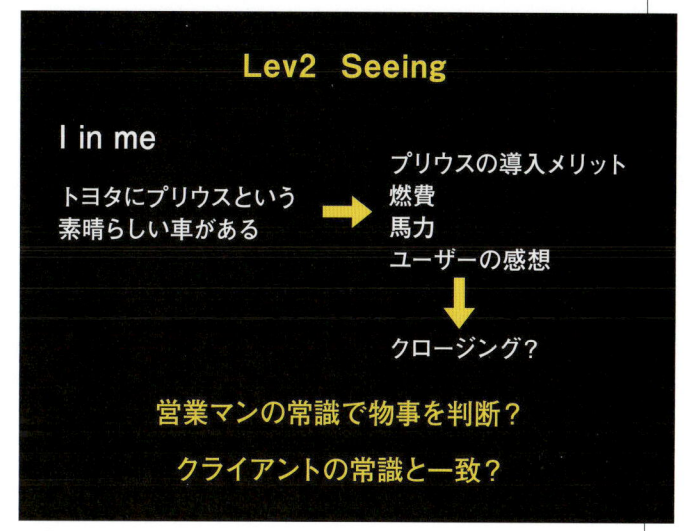

図⓯　Lev2　Seeing　例：インプラント

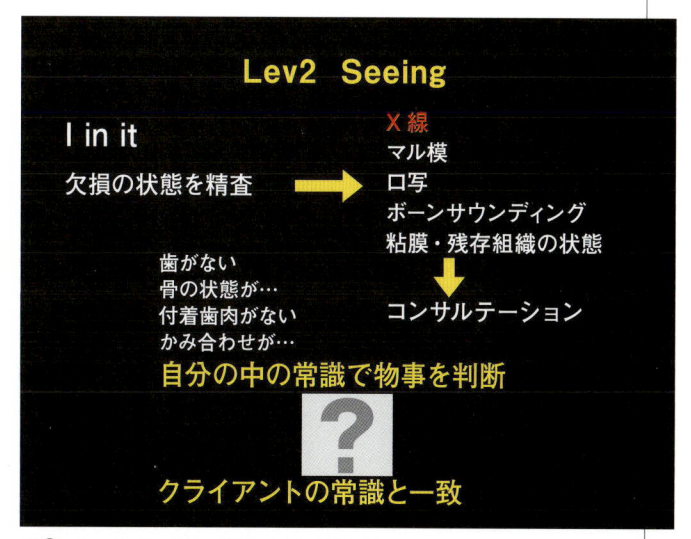

図⓰　Lev2　Seeing　例：メインテナンス

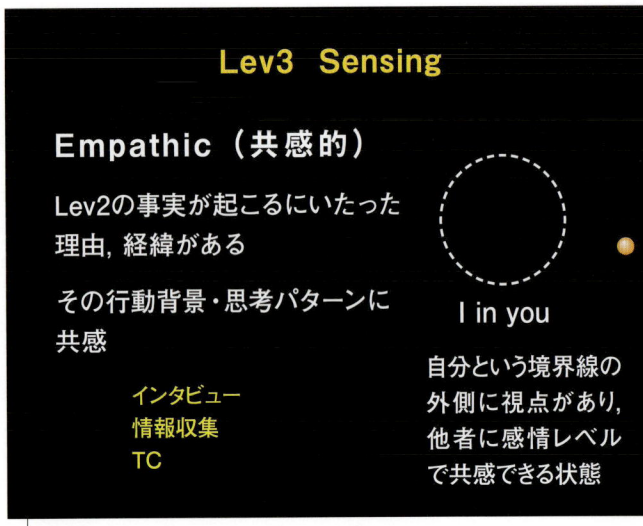

図⓱　Lev3 Sensing　例：インプラント

【レベル3：センシング】

　まずセンシングについて話をします．エンパフィックな状況，共感的であるという状態を指しています（図⓱）．

　例えば，レベル2の事実が起こるにあたった理由や，経緯というものに対する共感です．もっといえば，その行動背景とか思考パターンに，一緒になって共感することです．この状態は，エンパフィックな状態ですけれども，絵で描くと，自分という殻の外側まで視点が伸びた状態です．

　オットー・シャーマーは，"I in you"と呼んでいますが，自分という境界線の外側に視点があって，他人に感情レベルで共感しているような状態です．この状態を，レベル3のセンシングと呼んでいます．このセンシングという状態を，少し私なりに噛み砕いて実例に合わせて説明します．

　当院ではこのセンシングという状況をつくりだすうえで大切なのがTCの存在や，あるいは情報収集，インタビュー能力，NLPやコーチングの能力です．

【ファーストコンタクトの30分で決まる】

　自由診療が増えるためには，患者さんとのコンタクトの時間を30分以上とらなければいけないといわれています．クライアントとの接触時間，コンタクトしている時間が30分以上あると，劇的に伸びるといわれています．しかし，歯科医師である先生たちは忙しいので，その30分を確保するのは難しいです．「いや，患者さんは30分以上ユニットに座っている」と思うかもしれませんが，実際，コミュニケーションの時間を30分以上とっていたら，多分後ろにいる歯科衛生士さんが「先生，いいかげんにしてください．次の患者さんが待っています」ということになると思います．

　その30分というコンタクトをとっている時間は，もちろんコミュニケーションの量や，質の問題もあると思いますが，その量と質をカバーするのがTCであると，私の場合は考えています．

　ドクターがTCの役割まで担えるのであれば，いうことはありませんが，なかなか日常の臨床の中で時間がとれないので，当院ではTCが，そこを補っています．

　エンパフィックな状態をもう少し説明すると，まず，情報を収集し，購入者の状況を把握しましょうということです．

　例えば車の話であれば，所得や家族構成，年齢などがそれにあたります．「年収はいくらぐらいですか」といったイメージでもいいです．その人がどんな服を着ているのだろうかとか，どういう身なりをしている

のか，どういう考え方を持っているのか，家族構成はどんなものだろうか，などそういったことも考えていくのが大切だと思います．例えば，子どもがいないユーザーに，ファミリーカーをすすめても，うれしくないかもしれません．

また，年齢も判断材料になります．年を重ねた方がスポーツカーに乗るのも格好良いかもしれませんが，一般的な年配の方にスポーツカーをすすめても，どうかと思います．ただ，その人の将来のビジョンや，その人がどういうふうなことを考えているのかということを把握することが大切だと思います．

TCの基本的な役割は，やはりクライアントの心の中をスッキリさせることであったり，モヤモヤ感の解消であったり，心の声を聴くことであったり，そういう想いを引き出すことが大切だと，以前は常々いっていました．

しかし，今はもう少し進めたクライアントのビジョンをとらえることが必要です．その人がどういうふうになりたいのか，人生設計をどう考えているのか，この辺まで考えるのが非常に良いと思っています．

車の購入であれば，車が欲しいけどお金がないという人には「リストラにあったりしないかな」「奥さんが許してくれない」など，様々な感情があると思います．われわれ歯科医も，「新しい機械が欲しいな」「CTが欲しいな」「でも，奥さんが許してくれるかなあ」と思います．こういった心の葛藤というのは，買い物をするときには必ずあります．まず，そういうところまで，理解してあげるということが非常に大切です．その行動に共感をしましょうということです．

テクニカルな問題ではありません．こういうふうにいいましょう，とかそういった意味でもありません．"共感する"ということが大切です．「確かに高い買い物ですけどね」というだけではなく「堅実に考えれば，そうかもしれませんね」というふうに，相手のことを心から考えるということです．ですから，私は先程NLPなどの話の背景をよく考えなければいけないという話をしたのは，「こういわなきゃいけないから，こういうんだ」ということではありません．こういうことに対して心から共感するという，要するに，もう少し深いところまで考えてから，行動することのほうが大切です．

そういうことの後に，私たちの医院は未来志向なので，過去を心配するよりも，できるだけ未来にフォーカスするようなことを話しています．「大丈夫です．安心してください」というキーワードなどは，よく使っているようです（図⑱）．

このように話を進めていくと，車の話で

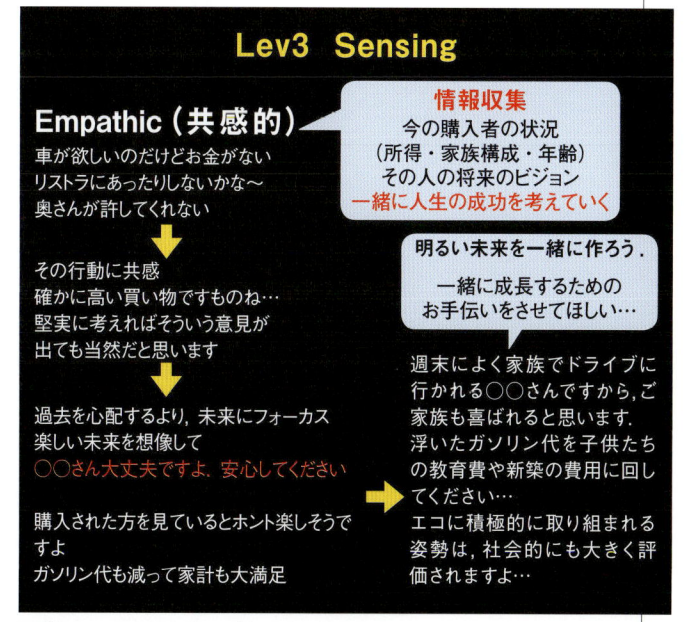

図⑱　Lev3 Sensing　例：メインテナンス

は「購入された方を見ていると，本当に楽しそうです」ということに惹かれることがあります．先ほどスペックで物を売らないという話をしましたが，例えば，車の場合はマニアの人とか車がすごく好きな人には「これは馬力が316馬力あって…」「このタイヤはもうすごいんだよ．グリップ力がすごくって…」など車のスペックの説明をしたほうが良い人も中にはいると思いますが，人が車を買う行動基準や，きっかけは基本的にはそういったことではないと思います．

では何かというと，「この車を買って，今度のシルバーウィークに子どもを連れて南紀白浜までドライブに行ったら，喜んでくれるかなあ」というように，家族の喜ぶ顔を目に浮かべながら買うのではないでしょうか．つまり，スペックよりその人の感情や心です．その人がどういうふうに思うかということにフォーカスを当てなければいけないのではないでしょうか．

大切なことは明るい未来を一緒につくりましょうということ，成長のお手伝いをさせてくださいということです．ですから，営業マンが以下のような接し方をしてきたら，どんどん車を買うように移っていくのではないでしょうか．

例えばお客さんが「この車が欲しい」といっても，その人のライフプランまで考えて「あなたにとっては，こちらの車のほうが，絶対にあなたのライフスタイタイルを満足させることができると思いますよ」と「ノー」というようなセールスをするような営業マンがいたら，ある意味，すごいことだと思います．

インプラントも一緒です．エンパフィックなクロージングというのはどういうクロージングなのでしょうか．歯科医院という存在は大抵，嫌なものなのです．歯科医院に来たくないという理由というのは，必ずあります．例えば「穴が開いたのは，もうずいぶん前でした」という患者さんが来院したとします．では，なぜその人は歯科医院に来なかったのでしょうか．怖かったから，あるいは仕事が忙しかったから．いろいろな理由があると思いますが，そこに共感してあげるということが大切です（図⓳）．

われわれ歯科医師は「この人はpの問題がある」「力のコントロールを考えなければいけないのではないだろうか」といったようなことばかりに気を取られがちです．歯科医師は専門家なので，もちろん専門的なことも考えなければなりませんが，クライアントの心情の部分にも共感していかなければなりません．

共感の仕方はどういった方法でも良いと思います．様々な共感の仕方がありますから，例文どおりにいわないことです．「仕事が忙しくて来

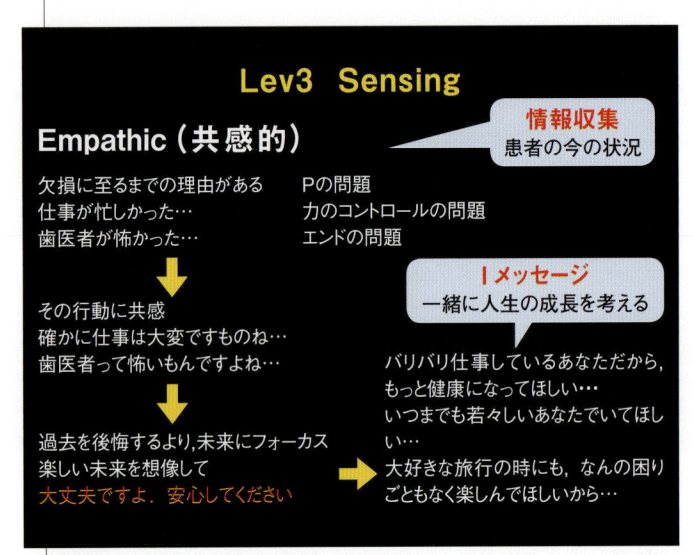

図⓳ Lev3 Sensing　例：インプラント

れませんでした」というクライアントが来たときに，「はい，確かに仕事は大変ですもの」と，そんなことばっかりいっていても，まったく共感を得られるようないい方ではありません．私たちは未来志向なので，明るい未来にフォーカスを当てています．

TCは「あなたにもっと健康になってほしいからです」「何の困りごともなく楽しんでほしいから」といっています．私たちは一緒に，人生の成長を考えていきたい"と，クライアントにこういう提案ができると，大きな成果が出てきます．

【レベル4：プレゼンシング】

この先はプレゼンシングというところまでいきます．少しわかりにくい話だと思いますが，よくよく考えてみると，みなさんもそういった体験があると思います．

プレゼンシングは，ジェネラティブな状態だといわれています．日本語に訳すと"共創"です（図⑳）．「私の考え」と「あなたの考え」は一見違うように見えますが，「何か大きなものでつながっている気がする」「言葉では表現できないけれど，お互いがつながっている」，言葉で表現できないが，安心しているという状態です．

先ほどと比較するとフォーカスがあちこちまで飛んでいます．自分の中にもあるが，外にもあり，境界が不明瞭になって出入りできるような状態です．オットー・シャーマーは"I in now"と呼んでいます．境界線が開かれており，自由な視点でより大きなものとつながっているような感覚の状態です（図㉑）．この状態のことをプレゼンシングといいます．

では，例を出して少し進みましょう．こんなことをいわれたことはありませんか．「私の大切なお口の中ですが，あなたにだったらお任せできます」あるいは「あなたがおすすめするものであれば何でもいいわよ」．

初診のときに「あなたがすすめてくれるものは何でもいいわよ」というのは怪しいですから，誤解しないでください．まだ人間関係ができていないときに，こんな人のいうことを聞いて「ああ，何でもいいんだ」と思って本当に何でもやってしまうと，訴訟になったりします．そういった関係がすぐに生まれてくるわけではありません．

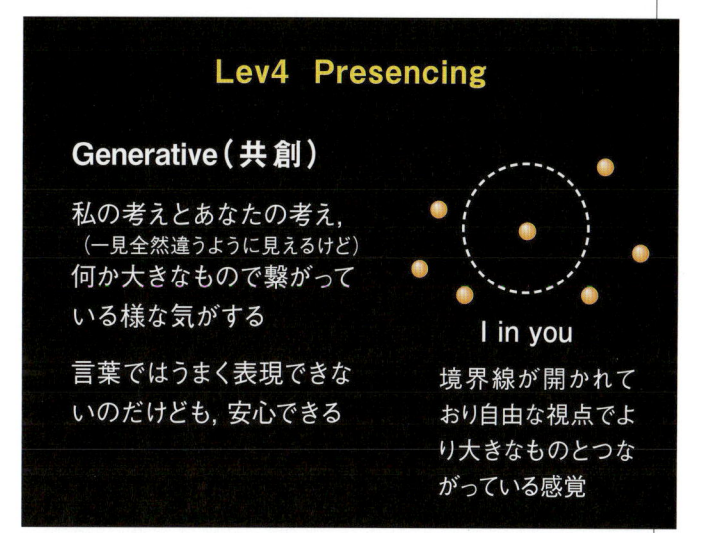

図⑳ Lev4 Presencing I in now

図㉑ ジェネラティブな状態

> **Lev4　Presencing**
>
> **Generative（共創）**
>
> 私の大切なお口の中ですが，あなたにだったらお任せできる
>
> あなたがおすすめするものであれば，なんでもいいわよ
>
> ○○先生が勧めるのであれば，説明なんて必要ないよ　至急始めて！！

図㉒　歯科治療のジェネラティブな状態

先ほど述べたようなレベル1，レベル2，レベル3という状態まで深い関係性になっていると，次のようなクライアントが出てきます．みなさんの経験のなかでもあるのではないでしょうか．どこの病院にも，長年メインテナンスに来ているクライアントや，長年通院してくれているクライアントとは，もうこういった関係になっている方が1人や2人いると思います．「あなたがすすめるものだったら，何でもいいわよ．説明なんていいわよ」っていってくれるようなクライアント．「もうそれをすぐ始めて」っていってくれるようなクライアントです．これがクライアントと歯科医師，あるいは歯科医院とのジェネラティブな関係なのではないでしょうか．

康本征史先生が「顧客の購買基準というのは一体何なのか」とおっしゃっていました．何を欲しいかということではなくて，「誰から買いたいか」ということの方が大きいです．「何を治療してほしいのか」「何を治療されたか」ということよりも「誰から治療されたか」ということの方が圧倒的に重要です（図㉒）．

われわれ歯科医師もそうではありませんか．1つの機械を買うときに，A材料店か，B材料店か迷っているときに，値段というものさしや，天秤もありますが，やはり最終的な決め手は，「B材料屋の営業マンの○○君が良くしてくれるから，やはりこの人から買おうかな」ということはありませんか．

結局，重要なのは，「誰から，何を，どうされたか」ということです．こういうようなジェネラティブな関係がもしできあがったならば，それは最強な関係ではないかと思います．

先ほど述べたように，この4つ目の段階のダウンローディング，シーイングと呼ばれているレベルで日常オペレーションの95％は行われているという話でした．残り5％の話まで進んできたら，劇的な飛躍が得られると思います．

洋服に例えると

このダウンローディングというのは，レディーメードな状態だと思います（図㉓）．安易な，簡単な既製服です．シーイングな状態というのは，プレタポルテという，もう少し高級な既製服だと思います．私たちが目指しているのはオートクチュールです．オートクチュールの洋服をプレゼンテーションできるような歯科医院になれたらいいと思っています．簡単ではありませんが，これをつくることは絶対にできると思っています．

『Theory U』に沿って話をしてきましたが，結局重要なポイントは，

人間関係の構築がファーストステップだということです．その人と共感できるオーダーメードのプランというものを考えて，共に歩んでいくことができるかが大切なのではないかと思っています．

もしスペックを説明したければ，その後，説明すれば良いですし，私は「よその歯科医院のホームページを見てください」といっています．インプラントの説明をするときも，特別に術式などを説明したことはありません．術式を聞いてくる方もなかにはいますが，そういう方は，逆に怖がりだから聞いてくる場合があります．クライアントは，基本的にはその様な話には，正直あまり興味はありません．

これからの課題：組織化

先ほど，こくぼ歯科のステージを"認知期""コンセプト期"と辿ってきましたが，こくぼ歯科は，まだまだ足りないところがあります．"組織づくり"です．組織化というところでは，まだまだ稚拙な歯科医院だと思っています．こくぼ歯科にとっては，それがこれからの課題ではないかと思っています．

私はあるトヨタの広告を見たときに「やっぱり何でも一緒だな」と思いました．私たち歯科医療も，車を売っているトヨタの方々も，同じだと思いました．

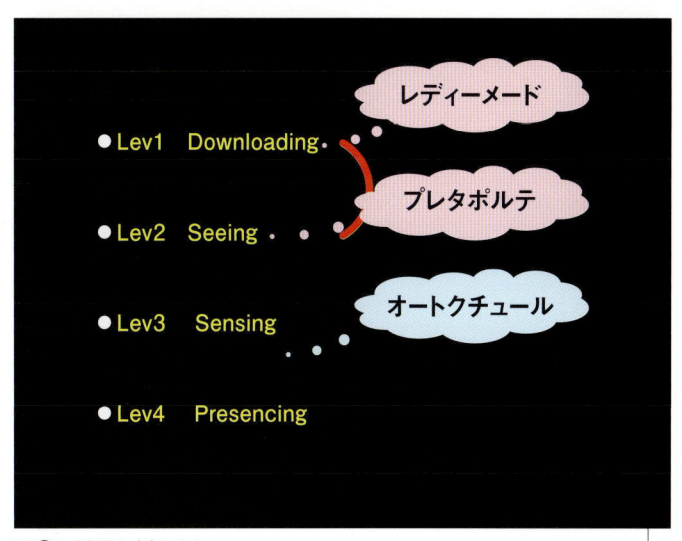

図㉓　洋服に例えると

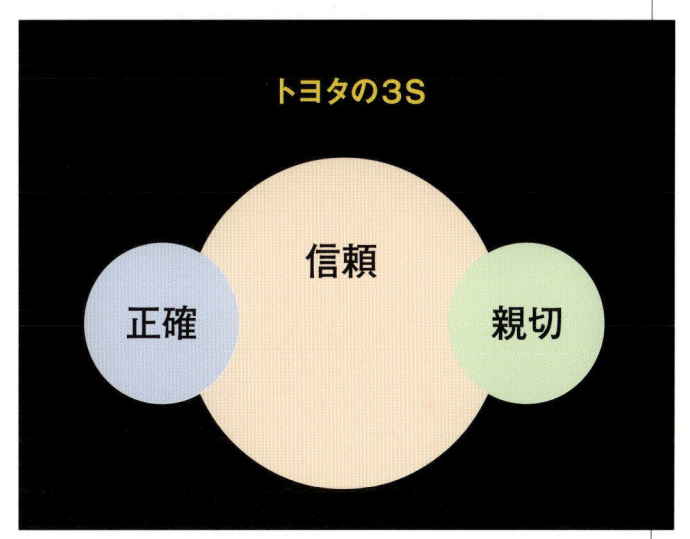

図㉔　トヨタの3S

まず，信頼関係を構築していくこと．その人の成功や，成長などを一緒になって考えていけるかどうか．これが，最も大切なことではないかと思います．

"トヨタの3S"（図㉔）というのは，"正確，親切，信頼"の，この3つのSです．これについてもわれわれも一緒だと思いました．

われわれ歯科医院は，まず，技術的にも施術においても正確でなくてはなりません．われわれは医療従事者ですから，そこはもちろん一生懸命取り組むべきです．同時に，昨今叫ばれているような，ホスピタリティを中心とした丁寧な応接も非常に大切になってきます．これらをばらばらにやっていたらダメだと思います．私はこの2つのことが，お互いに接し合っている状態が良いと思っています．くっついたときに，初めて生まれてくるのが信頼ではないかと思っています．ですから私は，この3Sというのは，ばらばらではないと思います．3つが共に，あるいはもっというと，正確に，親切に，これが共生し合ったときに，信頼

というものが得られていくのではないかと思います．

　もう1回復習ですが，スタッフの行動基準や，クライアントの行動規範は，はじめは非常に不安な状況だということです（図❹）．

　例えば，勤めはじめたスタッフ，新人スタッフというのは，はじめは非常に不安であることは間違いありません．白石一則先生が述べているように，家を空地の状態，荒地の状態から，いきなり家が建つことはありえません．荒地から突然家が建つのではなく，そのステップをしっかり踏んでいって，はじめて家ができるのです．

　しかし，われわれドクターは，ついつい不安いっぱいなスタッフに対して，いきなり「ああしろ」「こうしろ」っていってしまいがちですが，それは無理なことです．それぞれのステップを踏まなければ絶対に行動になりません．私もそうでした．

　クライアントの行動もそうです．いきなり納得，あるいは関心を得ることはできません．データを見せて，「あなたにとっては，こういうプランが最適だと思います．いかがでしょうか」と，いきなり行動を促しても，絶対にうまくいきません．まず，人間関係を構築したうえで，聞く耳を持たせてから行動を促すことです．これが，最も大切なことだと思います．

あとがき

　今春，歯科大学の入学者が激減し，定員を大きく下回りました．歯科衛生士養成学校や歯科技工士養成学校においては，定員割れはすでに当たり前のことであり，なかには廃校となる学校も少なくないと聞いています．国民の生活に最も近い存在である歯科医療を支える歯科医院の役割をすでに終えたということなのでしょうか．"食する"ことなしに人が生きてはいけない以上，われわれ歯科医院の役割が広がることはあっても狭まることなど，私には，到底信じられません．ご一読いただいた皆様もきっと同じ思いをされているのではないでしょうか．

　ぜひ，皆様の医院でチーム医療に取り組み，地域住民の健康に寄与する歯科医院として大きな役割を果たしていただきたいと思います．そして，それだけの力を持っているスタッフに囲まれて仕事ができる喜びを感じつつ，歯科医師人生を謳歌していきましょう．

　2010年は，"疾患を生まない，生ませない歯科医院が全国に続々と誕生した年"として，後年呼ばれることを強く願っています．

謝　辞

　最後になりましたが，第2回定期健診型歯科医院のつくり方シンポジウム「疾患を生まない，生ませない仕組みつくり」には，2日間で延べ750名を超える方々に参加していただき，多くのプログラムを実施することができました．大会関係者，協賛企業および参加者の皆様には，非常に多くのご協力をいただき深く感謝しております．

　そして，本書がシンポジウムの成功によって上梓できたことに，厚く御礼申し上げます．

康本　征史

編者略歴

康本 征史（やすもと まさふみ）

- 1991年　東北大学歯学部卒業
- 1991年　医療法人健真会　村山歯科医院勤務
- 1994年　康本歯科クリニック開設
- 2000年　予防歯科センター・柏開設
- 2010年　柏インプラントセンター開設

所属・会員

- 日本口腔検査学会　事務局長
- 日本ヘルスケア歯科研究会
- NPO法人　Well-being
- 柏歯科医師会　前衛生担当理事
- 康本塾　塾長

未来型歯科医院をつくろう
コンセプト・デザイン・プロセス・人財

発　行	平成22年11月22日　第1版第1刷
編　者	康本　征史
	© IGAKU JOHO-SHA, Co. Ltd., 2010. Printed in Japan
発行者	若松　明文
発行所	医学情報社
	〒113-0033　東京都文京区本郷1-4-6-303
	電話 03-5684-6811　FAX 03-5684-6812
	URL：http://www.dentaltoday.co.jp

印刷・製本　株式会社 シナノ
落丁・落丁本はお取り替え致します
禁無断転写・複写　ISBN978-4-903553-32-0

TAKARA GROUP　DENTAL DESIGN WORKS

治療(Cure)＆予防(Care)からNEXTAGEへ、
新しい診療空間で、次代のモデルとなる歯科医院づくりをご提案します。

現在の歯科治療は、患者様のQOL(Quality Of Life＝生活の質)の向上により、
「回復型治療」から「美・健康創造医療」へと変化しつつあります。
患者様の意識は"より美しい健康な口元"を求め、より高度な専門医療への要望が高まりつつあります。
そのため、より専門性を打ち出した医院、例えば、審美・予防の専門医院、矯正医院、
インプラント手術を併設した医院など、差別化した医院が求められています。
私たちは"快適で機能的な治療空間"を目指し、[ケアゾーン]と[キュアゾーン]を分離したゾーンプランニングを実施し、
さらに、患者様をゲストとしてお迎えするコンセプトの多目的診療空間[ネクステージゾーン]で、
リラクゼーション機能を付加した新しい医院づくりをご提案しています。
この[デンタルデザインワークス]では、理美容サロン設計においても、多くの実績をもつタカラグループだからご提案できる
洗練された空間デザインや、実際に診療別ゾーニングを取り入れたレイアウト、
診療カテゴリーに適した機器導入例などをご紹介しています。
これからの医院づくりのご参考として、どうぞお役立てください。

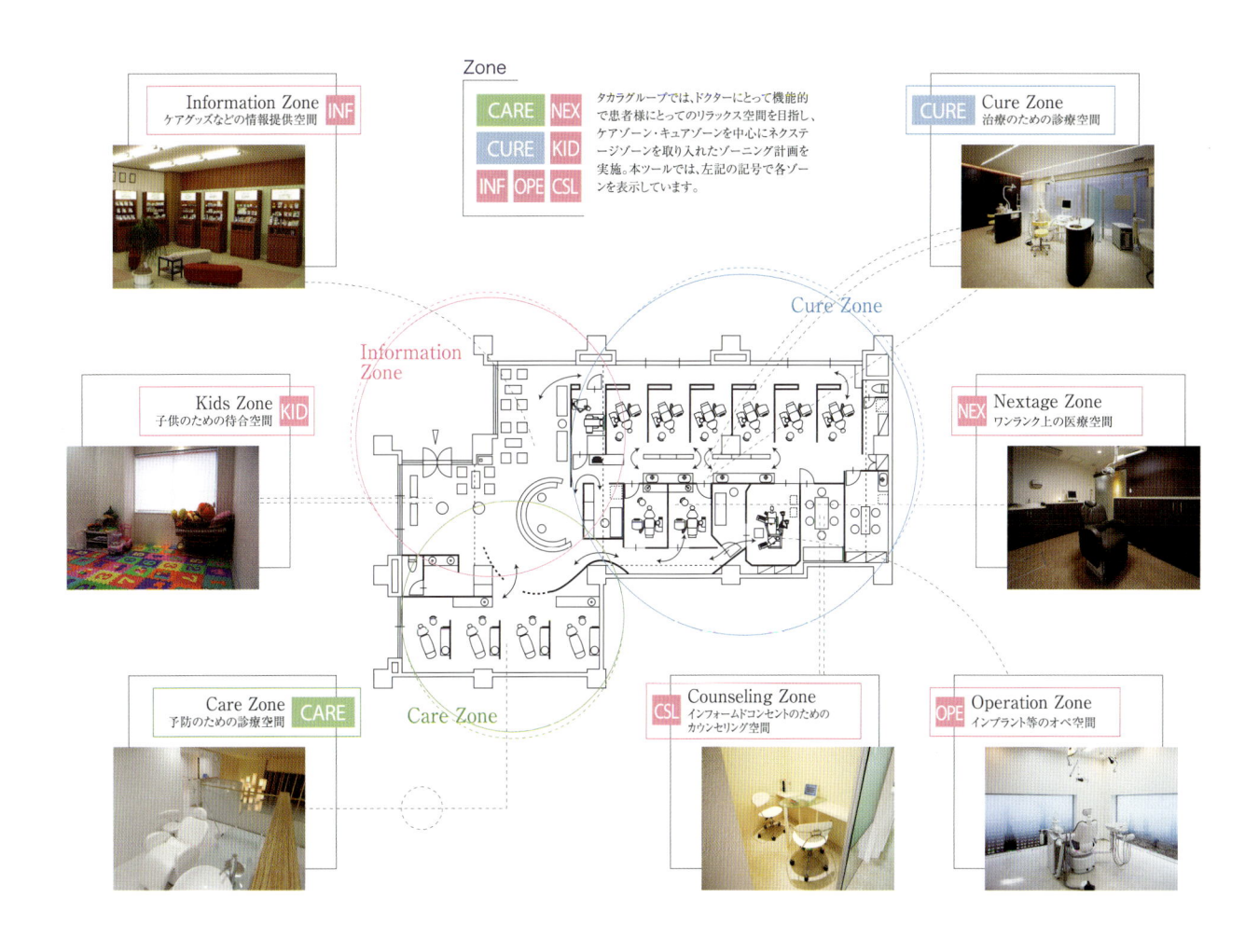

Zone

タカラグループでは、ドクターにとって機能的で患者様にとってのリラックス空間を目指し、ケアゾーン・キュアゾーンを中心にネクステージゾーンを取り入れたゾーニング計画を実施。本ツールでは、左記の記号で各ゾーンを表示しています。

- **Information Zone (INF)** ケアグッズなどの情報提供空間
- **Cure Zone (CURE)** 治療のための診療空間
- **Kids Zone (KID)** 子供のための待合空間
- **Nextage Zone (NEX)** ワンランク上の医療空間
- **Care Zone (CARE)** 予防のための診療空間
- **Counseling Zone (CSL)** インフォームドコンセントのためのカウンセリング空間
- **Operation Zone (OPE)** インプラント等のオペ空間

Project 001 / N Dental Clinic

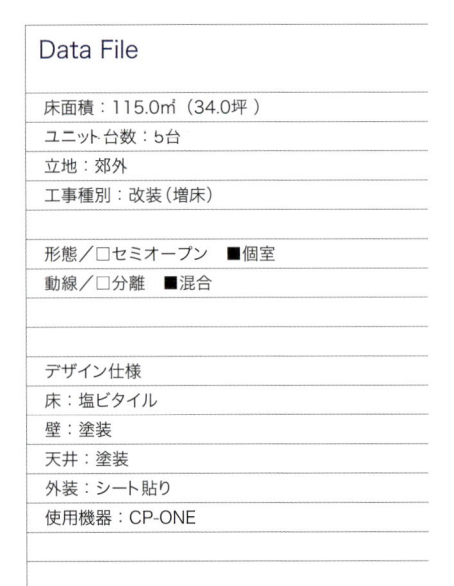

一般 | 小児 | インプラント | 予防 | 審美 | 矯正 | インフォメーション

Data File

- 床面積：115.0㎡（34.0坪）
- ユニット台数：5台
- 立地：郊外
- 工事種別：改装（増床）

- 形態／□セミオープン ■個室
- 動線／□分離 ■混合

- デザイン仕様
- 床：塩ビタイル
- 壁：塗装
- 天井：塗装
- 外装：シート貼り
- 使用機器：CP-ONE

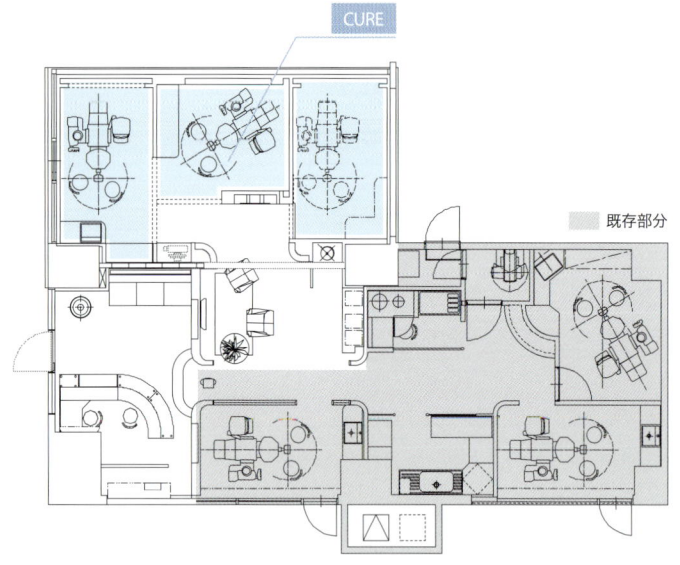

Planning Concept

医院のイメージアイテムが四つ葉のクローバーであることから、グリーンを空間のアクセントカラーに採用。そして、曲線を多用したインテリアでドクターの希望であった"歯科医院を感じさせない"、また"患者様に緊張感を与えない"空間づくりをしました。

Zone

CARE	NEX
CURE	KID
INF	OPE	CSL

ラウンジ空間により、新旧の医院空間を接合。

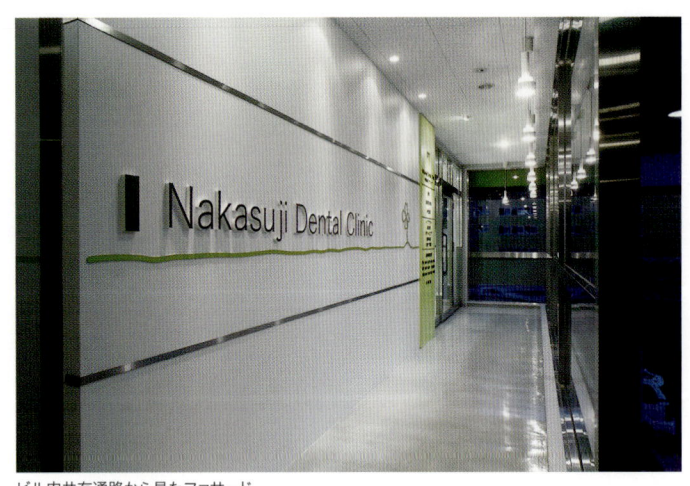

ビル内共有通路から見たファサード。

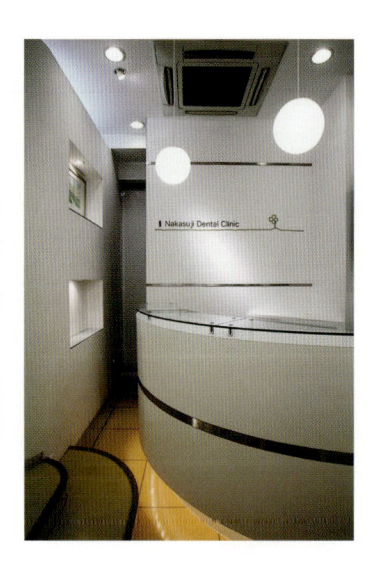

既存医院の隣接テナントが空いたのを機に医院拡張が計画されました。
今までのイメージを崩すことなく、新たなイメージを加えた設計を目指しました。
限られた面積と工期日程の条件面を解決する案として、
既存部分と新規部分の接続部にラウンジ空間が設けられました。
この無駄な要素を加えることが、二つの空間をアレルギーなく融合させ、
上質な空間を創出。また、有効な動線の確保にもつながりました。
デザイン面では、歯科医院の緊張感を緩和するため、空間のコーナー部に曲線を多用。
さらに、間接照明による演出がその効果を高めています。

Before

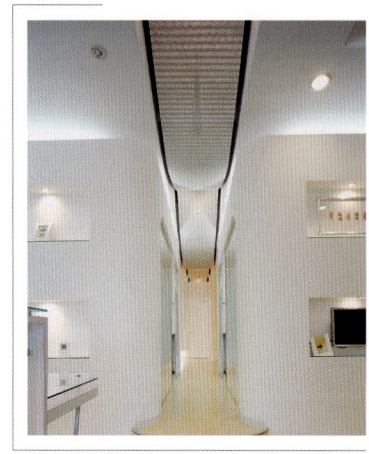

増床前風景

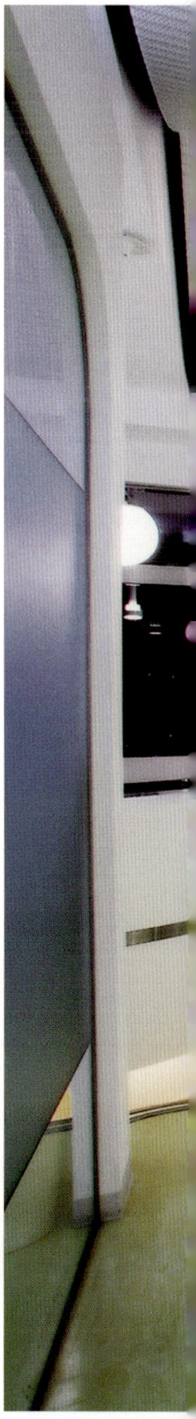

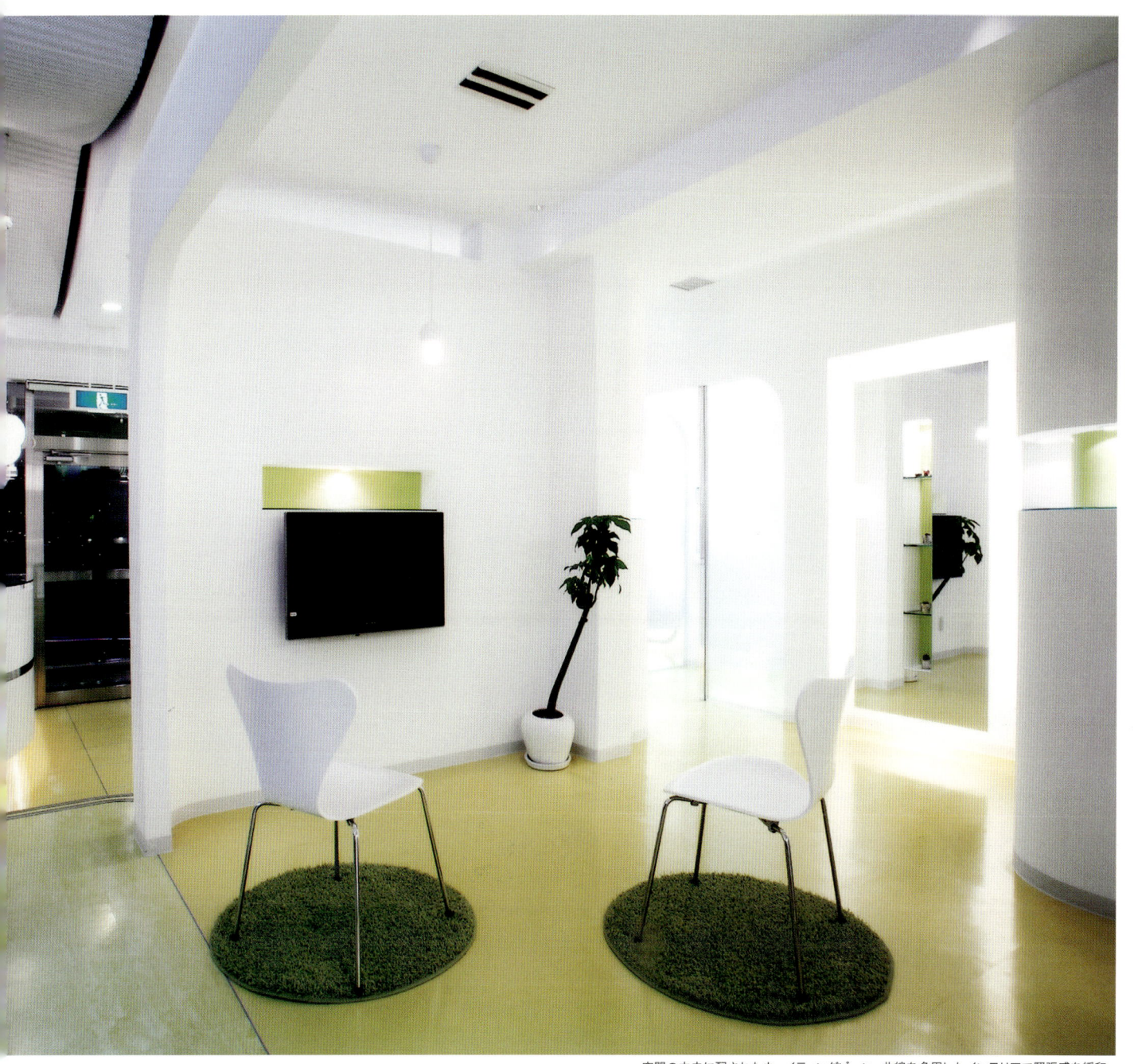

空間の中央に配されたウェイティングゾーン。曲線を多用したインテリアで緊張感を緩和。

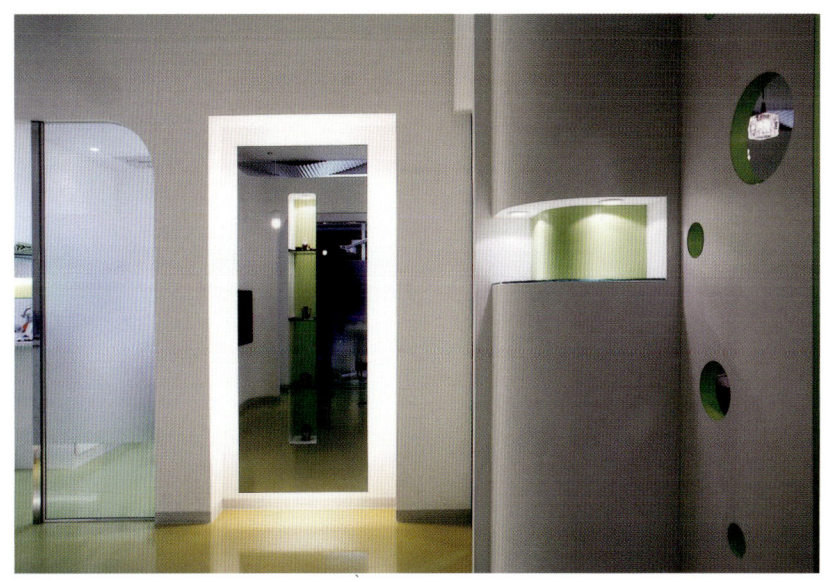

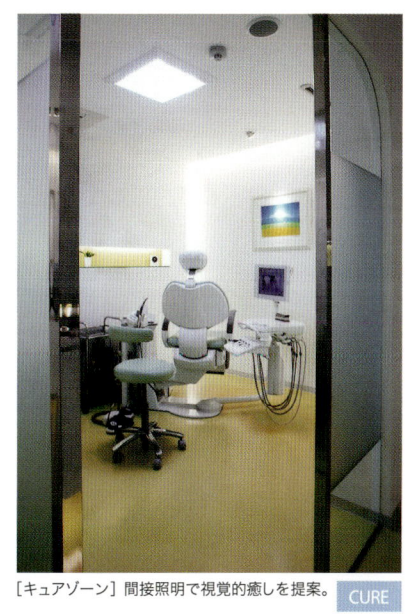

［キュアゾーン］間接照明で視覚的癒しを提案。 CURE

Project 002 ／ アポロニア歯科クリニック

一般 小児 インプラント **予防** 審美 矯正 インフォメーション

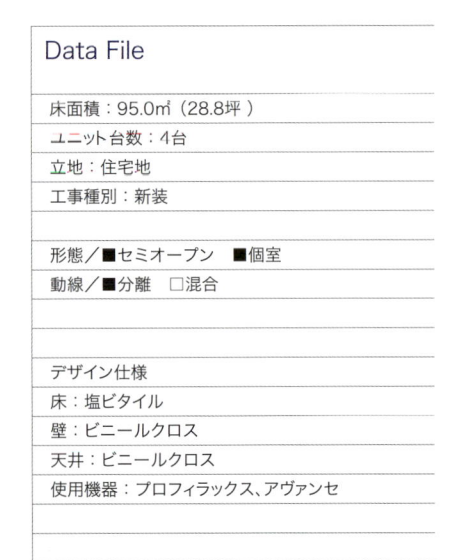

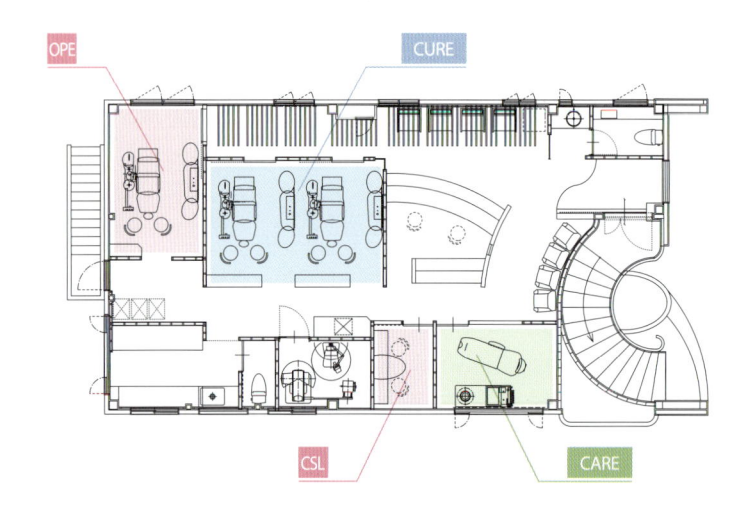

Data File

床面積：95.0㎡（28.8坪）	
ユニット台数：4台	
立地：住宅地	
工事種別：新装	
形態／■セミオープン　□個室	
動線／■分離　□混合	
デザイン仕様	
床：塩ビタイル	
壁：ビニールクロス	
天井：ビニールクロス	
使用機器：プロフィラックス、アヴァンセ	

Planning Concept

レセプションを挟み右サイドにキュアゾーン、左サイドにケアゾーンとカウンセリングゾーンを配置し動線を分離。ケアゾーンとカウンセリングゾーンのそれぞれにウェイティングを設けるなど、ドクターの空間構成イメージを具現化しました。

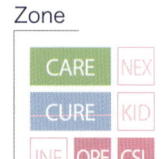

Zone

CARE｜NEX
CURE｜KID
INF｜OPE｜CSL

シンプルな中に込められた、高付加価値空間。

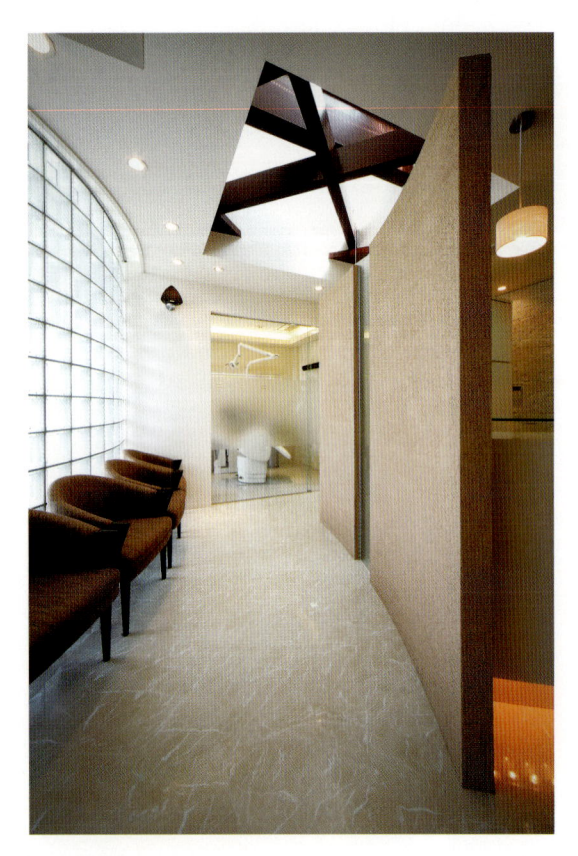

コンセプトは、"おしゃれでハイセンスなイメージの空間"。
機器類を極力見えないようにするなど、
患者様がリラックスできる医院づくりで、
他医院との差別化を図ろうと考えられました。
設計においてドクターからの要望は、
キュアゾーンとケアゾーンを分離したゾーニングを
取り入れたプランに加え、
特別診療室とカウンセリングコーナーを設置すること。
また、キュアゾーンでは動線分離計画が採用されました。
デザイン面では、キュアゾーンは
木製ルーバーと床材の色分けで奥行感を演出し、
石貼の壁に配した間接照明の効果で全体的にシックなイメージに。
ケアゾーンは、光が差し込む明るい空間に
こて仕上げのアール壁が優しい印象を与えます。

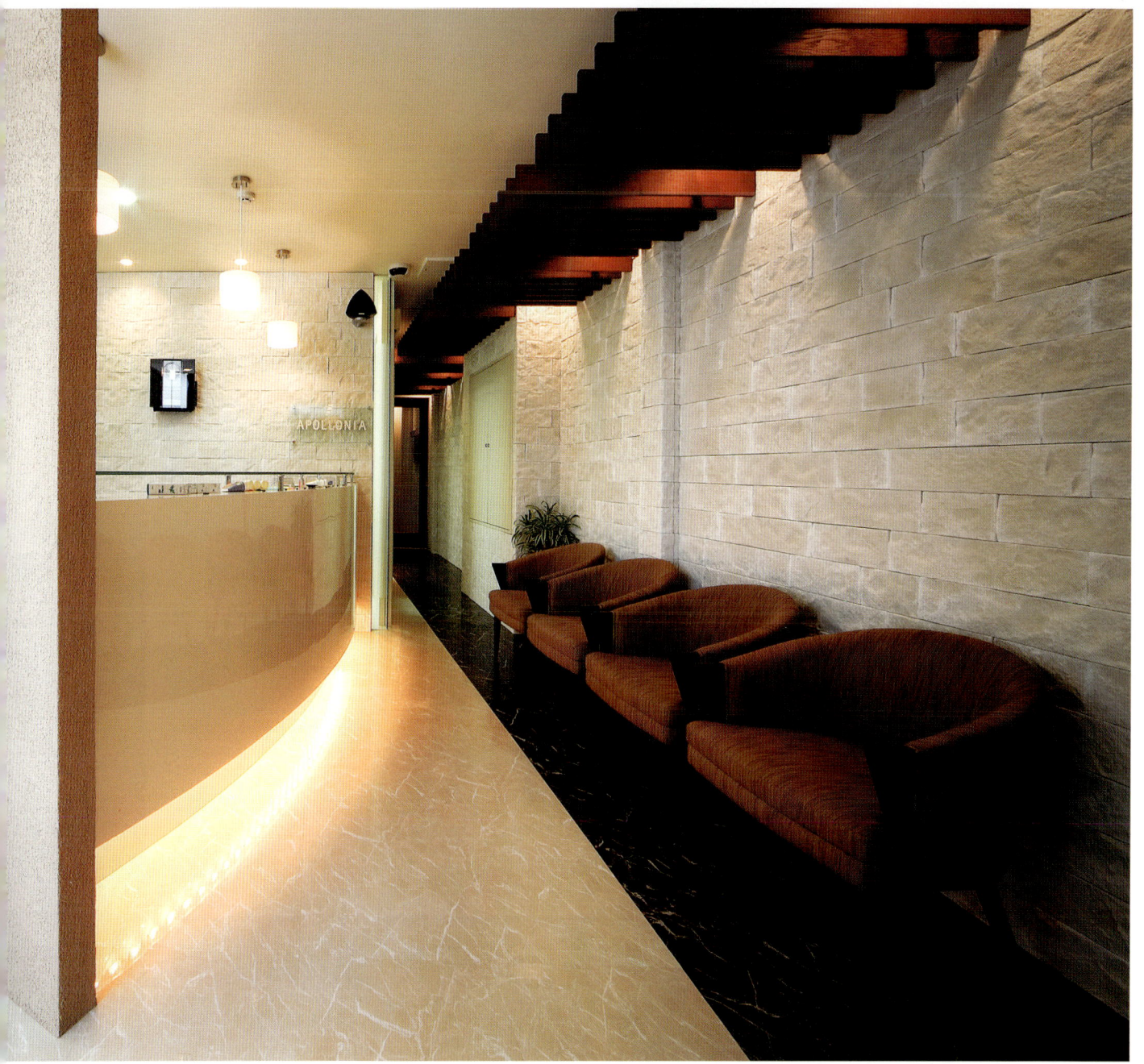

天蓋とカウンターからこぼれる丸い光が優しく印象的なウェイティングゾーン。

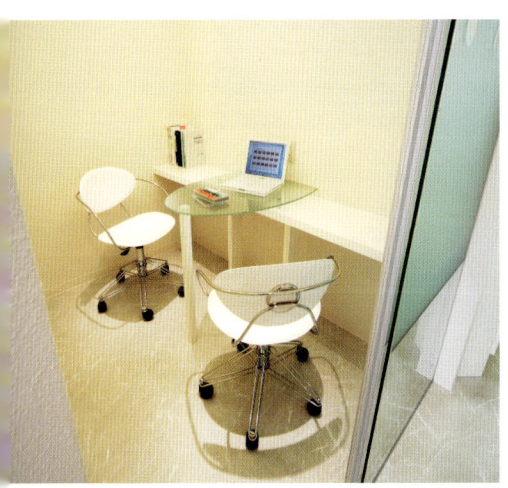

ンプルで清涼感のあるカウンセリングコーナー。 CSL

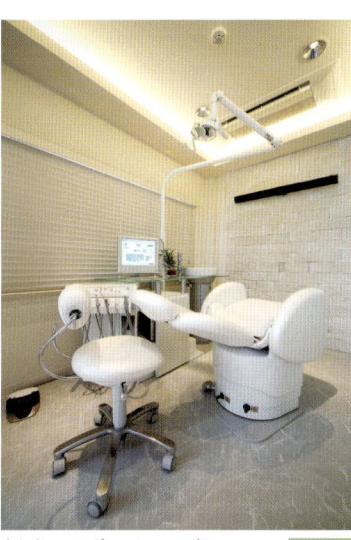

白と光のコラボレーションで癒しの
ケアゾーンを表現。 CARE

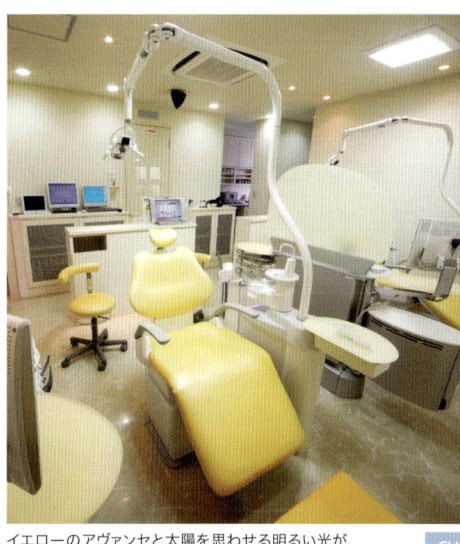

イエローのアヴァンセと太陽を思わせる明るい光が
心を和らげるキュアゾーン。 CURE

Project 003 ／ 医療法人A&D 西田辺歯科 クリニック

一般 小児 インプラント 予防 審美 矯正 インフォメーション

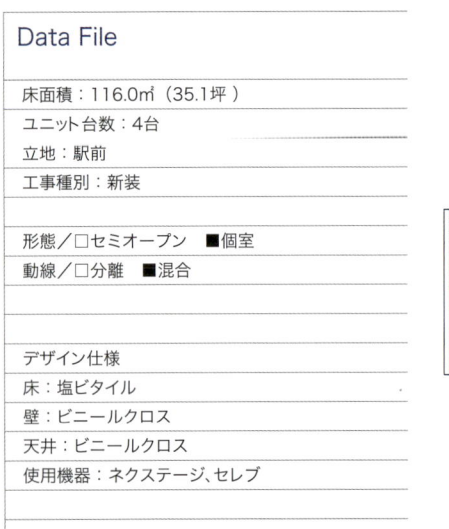

Data File

- 床面積：116.0㎡（35.1坪）
- ユニット台数：4台
- 立地：駅前
- 工事種別：新装

- 形態／□セミオープン ■個室
- 動線／□分離 ■混合

- デザイン仕様
- 床：塩ビタイル
- 壁：ビニールクロス
- 天井：ビニールクロス
- 使用機器：ネクステージ、セレブ

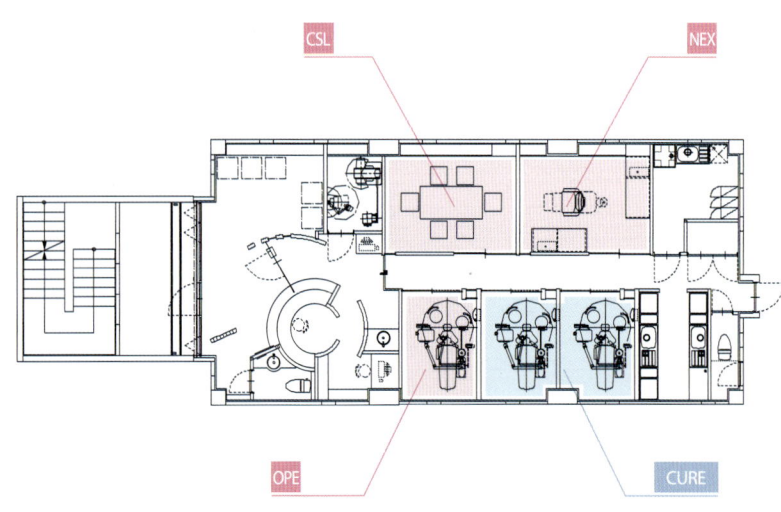

Planning Concept

1階からの階段ホールを前庭に見立て、折れ戸をオープンにした時にウェイティングと一体感をもたせることで、入口の閉塞感を排除しました。

内装は、淡いベージュを基調に黒レザー張りのウェイティングと茶木目で空間にアクセントをつけました。個室キュアゾーンは、ガラスで区画することにより、プライベート感を保ちつつ程よい共有空間を演出。さらに、入口には和紙の行灯照明を設置し、患者様をやさしい雰囲気で迎え入れます。

Zone

CARE	NEX
CURE	KID
INF	OPE	CSL

特別な患者様に対応したワンランク上の診療スタイルを実現。

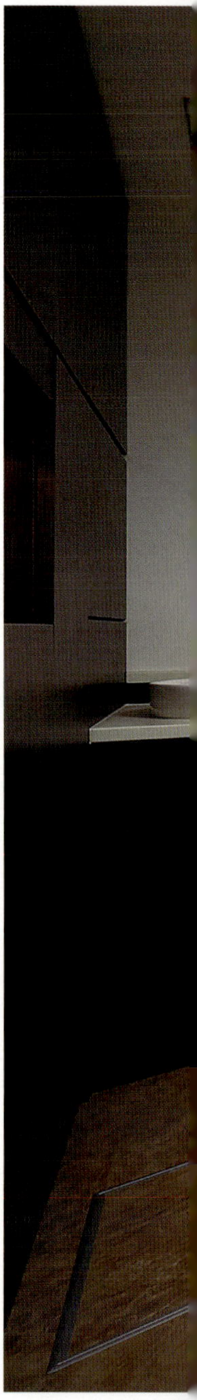

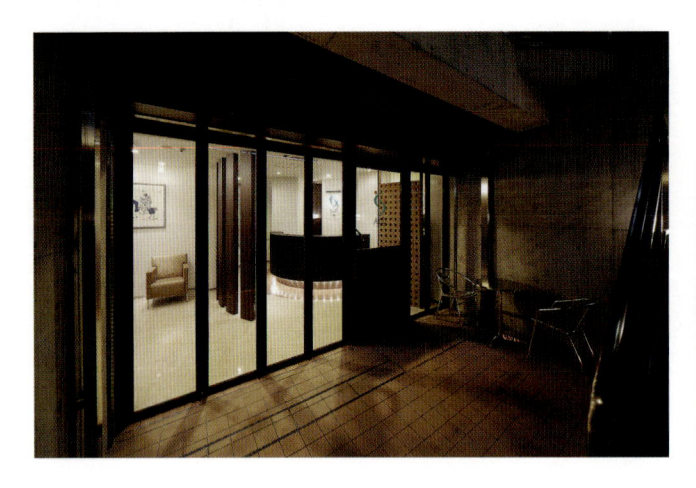

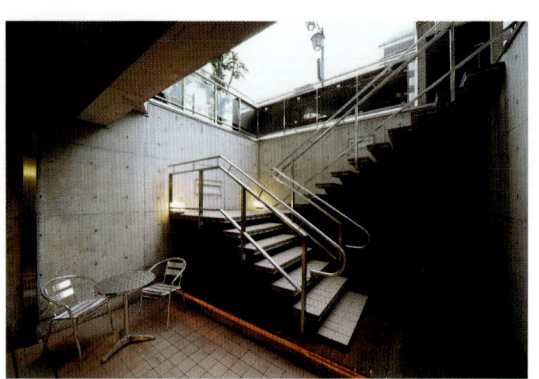

西田辺歯科クリニックは、A&D（アメニティ&ディライト）をコンセプトに、人と人とのつながりを大切にした医院です。
今回のプロジェクトは、本院近くに新たに分院を設立する計画。
本院は子供があふれかえるようなイメージの医院であることから、新医院は重厚感を打ち出した空間づくりが求められました。
デザインテーマは、"隠れ家でみつけた宝物"。
一人ひとりの目的に応じたプラスアルファーの提案ができる空間づくりで、本院との差別化を図りました。
機能面では、ゆったりとしたレセプションとウェイティング、十分な広さを持つカウンセリングルーム、
プライベート感を重視した個室のキュアゾーンなど、ゆとりのある空間で構成されました。
さらに、個室にはNEXTAGEを導入。患者様をゲストとしておもてなし、リラクゼーション機能を付加した
多目的診療空間ゾーン（ネクステージゾーン）で、特別な患者様に対応したワンランク上の診療スタイルを実現しました。

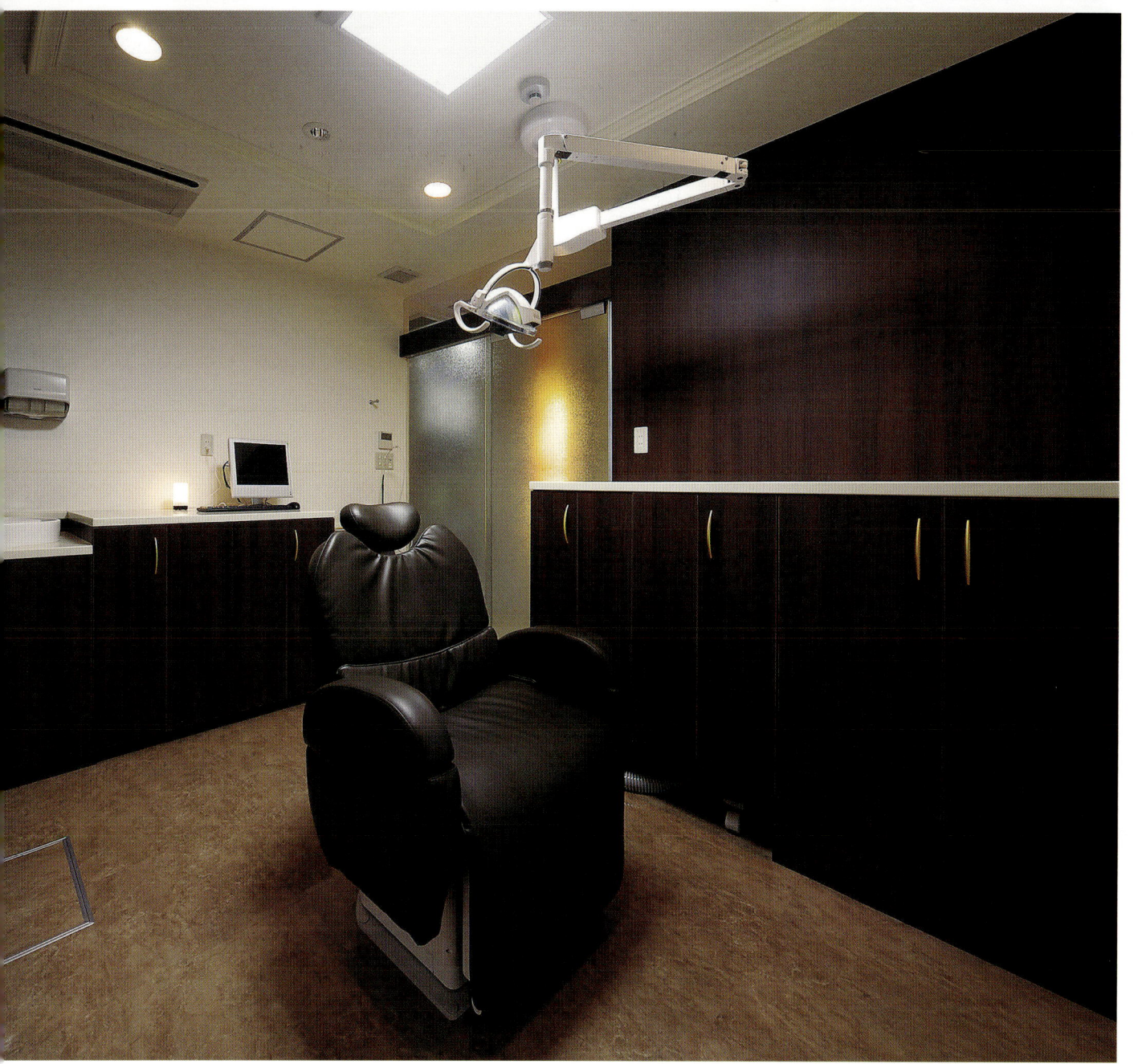

ダークブラウンを基調とした重量感ある落ち着いた雰囲気のあるネクステージゾーン。 NEX

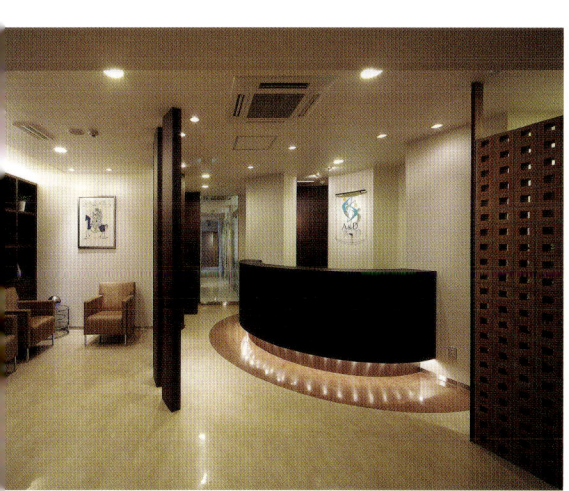

みを帯びたカウンターのレセプションは、患者様をやさしく包み込む空間。

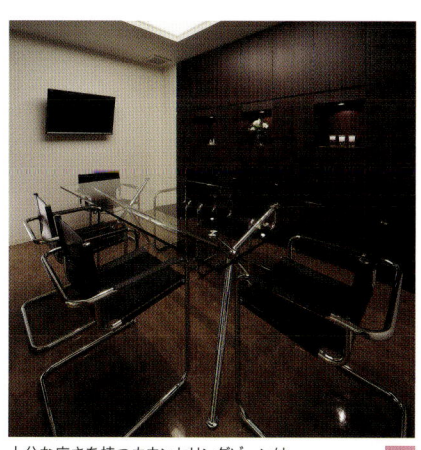

十分な広さを持つカウンセリングゾーンは患者様に安心感を与えます。 CSL

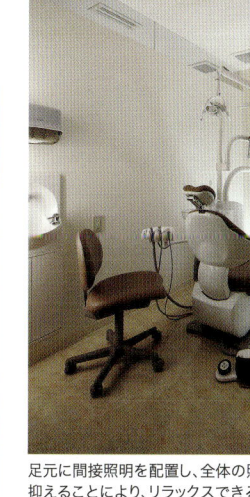

足元に間接照明を配置し、全体の照度を抑えることにより、リラックスできる空間を演出。 CURE

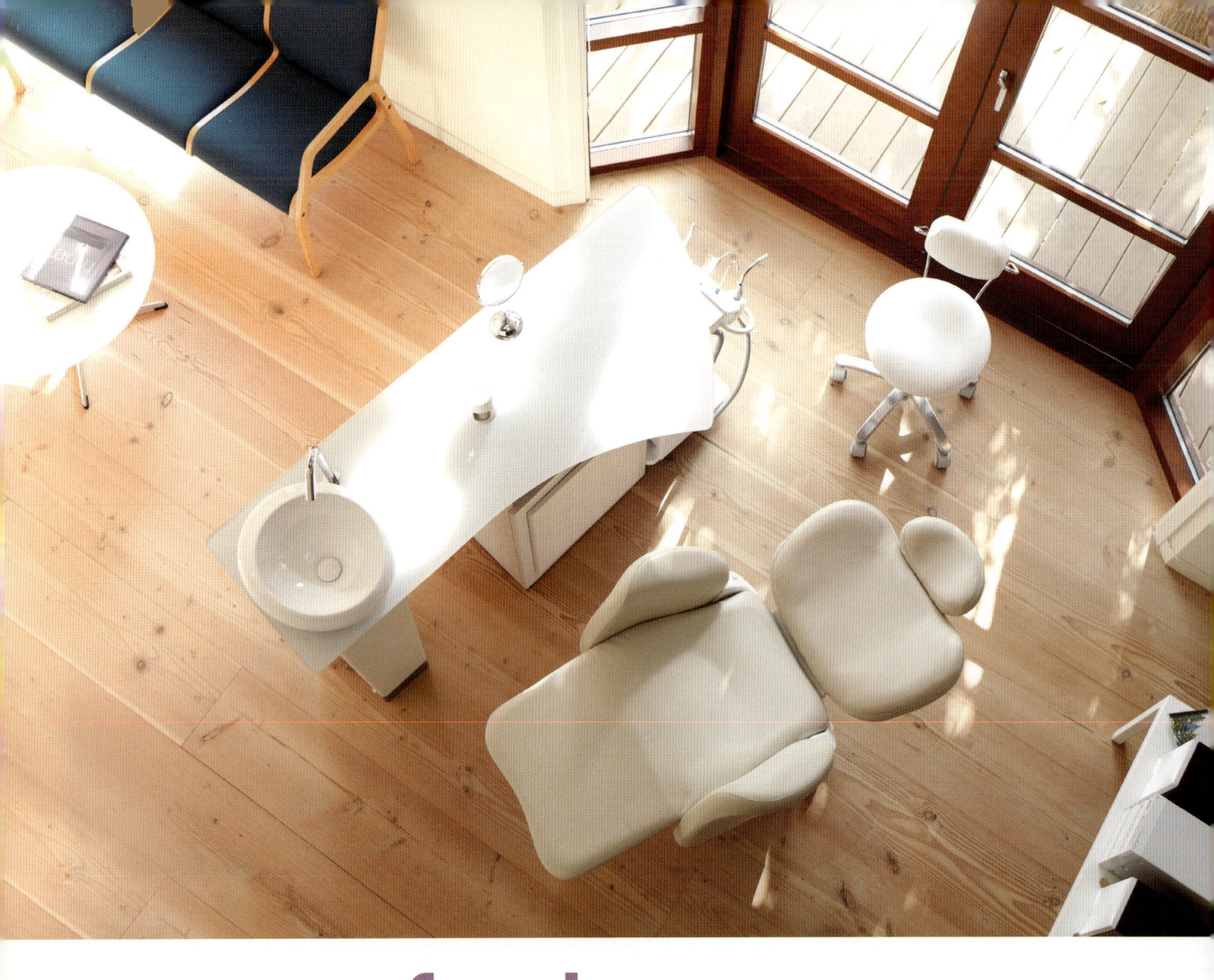

Prophylax ferie
プロフィラックス フェリエ

プロフィラックス ［フェリエ］

それは「休日」という名をもつ新発想のデンタルユニット。
より機能的に、よりスムーズに、患者さんとの信頼関係を築きながら
デンタルケアの新しいカタチを創造します。

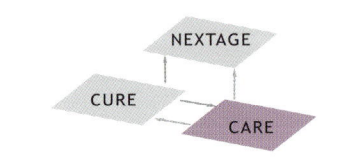

NEXTAGE
CURE
CARE

ケアゾーンでのリラックス感が大きな満足につながり、口もとに対する意識を向上させます。そしてワンランク上の医療サービス空間NEXTAGE（ネクステージ）へ。

Prophylax ferie から生まれる、新しいデンタルケア・プログラム

美しい口もとのためのケア	処置 →	ホワイトニング	リップマッサージ	スマイルトレーニング		
リラクゼーションを含めたサービス	処置 →	ガム（歯肉）マッサージ	アロマセラピー	アロマトリートメント	フェイシャルマッサージ	リンパドレナージュ

イブテイラー・デンタルアロマセラピー

タカラベルモントではケアゾーンでよりリラックスし、満足度を高めるために、アロマオイルによるトリートメントをご提案いたします。英国のイブテイラー社のアロマオイルを使った、ハンドトリートメントをデンタルクリニック向けに、ご案内しております。詳しくは弊社ホームページをご覧下さい。

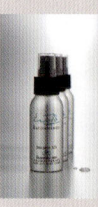

プロフィラックス フェリエ
■ エアーモーター仕様
標準価格：3,262,000円（消費税・取付費別）～
標準仕様　外部注水エアーモーター（DA-270）・スケーラー（バリオス）…各1本装備

販売名		認証・届出番号	クラス分類	特定保守
ユニット部	プロフィラックスⅡ	220AGBZX00250000	管理	該当
チェア部	プロフィラックスチェア（Mタイプ）	27B1X00042001027	一般	該当
ライト部	ルシエライトDL-720S	27B1X00042002020	一般	非該当

タカラベルモント株式会社
東京 〒107-0052 東京都港区赤坂7-1-19　☎(03) 3405-6877代表
大阪 〒542-0083 大阪市中央区東心斎橋2-1-1　☎(06) 6212-3602代表

ホームページアドレス
http://www.takara-dental.jp